Gela Becker, Klaus Hennicke, Michael Klein (Hrsg.)

Suchtgefährdete Erwachsene mit Fetalen Alkoholspektrumstörungen

AF890313

Gela Becker, Klaus Hennicke,
Michael Klein (Hrsg.)

Suchtgefährdete Erwachsene mit Fetalen Alkoholspektrumstörungen

Diagnostik, Screening-Ansätze und Interventionsmöglichkeiten

Unter Mitarbeit von Mirjam N. Landgraf

DE GRUYTER

Herausgeber

Dipl. Psych. Gela Becker
Evangelischer Verein Sonnenhof e. V.
Neuendorfer Str. 60, 13585 Berlin
E-Mail: fasd-sprechstunde@ev-sonnenhof.de

Prof. Dr. rer. nat. Michael Klein
Katholische Hochschule NRW
Wörthstr. 10, 50668 Köln
E-Mail: mikle@katho-nrw.de

Prof. Dr. med. Klaus Hennicke
Nelkenstr. 3, 12203 Berlin
E-Mail: klaus.hennicke@gmx.de

Das Buch enthält 13 Abbildungen und 6 Tabellen.

ISBN: 978-3-11-042511-6
e-ISBN (PDF): 978-3-11-041926-9
e-ISBN (EPUB): 978-3-11-041955-9

Library of Congress Cataloging-in-Publication data
A CIP catalog record for this book has been applied for at the Library of Congress.

Bibliografische Information der Deutschen Nationalbibliothek
Die Deutsche Nationalbibliothek verzeichnet diese Publikation in der Deutschen Nationalbibliographie; detaillierte bibliografische Daten sind im Internet über http://dnb.dnb.de abrufbar.

Der Verlag hat für die Wiedergabe aller in diesem Buch enthaltenen Informationen mit den Autoren große Mühe darauf verwandt, diese Angaben genau entsprechend dem Wissensstand bei Fertigstellung des Werkes abzudrucken. Trotz sorgfältiger Manuskriptherstellung und Korrektur des Satzes können Fehler nicht ganz ausgeschlossen werden. Autoren und Verlag übernehmen infolgedessen keine Verantwortung und keine daraus folgende oder sonstige Haftung, die auf irgendeine Art aus der Benutzung der in dem Werk enthaltenen Informationen oder Teilen davon entsteht.
Die Wiedergabe der Gebrauchsnamen, Handelsnamen, Warenbezeichnungen und dergleichen in diesem Buch berechtigt nicht zu der Annahme, dass solche Namen ohne weiteres von jedermann benutzt werden dürfen. Vielmehr handelt es sich häufig um gesetzlich geschützte, eingetragene Warenzeichen, auch wenn sie nicht eigens als solche gekennzeichnet sind.

© 2015 Walter de Gruyter GmbH, Berlin/Boston
Datenkonvertierung/Satz: Satzstudio Borngräber, Dessau-Roßlau
Druck und Bindung: CPI books GmbH, Leck
Einbandabbildung: Malerei eines Bewohners des Sonnenhofs, 20 Jahre alt, FASD
♾ Gedruckt auf säurefreiem Papier
Printed in Germany

www.degruyter.com

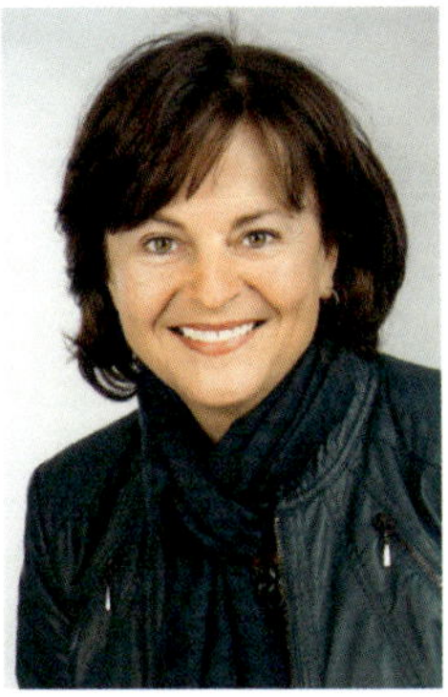

Geleitwort

Liebe Leserinnen und Leser,
erfreulicherweise nimmt allmählich das Bewusstsein in der Gesellschaft dafür zu, welche dramatischen, lebenslangen Folgen Alkoholkonsum während der Schwangerschaft für Kinder haben kann. Denn in dieser Zeit führt nur der absolute Alkoholverzicht zur Vermeidung von Alkoholschäden, von denen jährlich 4.000–10.000 Neugeborene betroffen sind. In der Diagnostik sind wir schon ein gutes Stück weiter gekommen. Auch die Hilfen für die von FAS oder FASD Betroffenen haben sich verbessert. Aber wir dürfen nicht darüber hinwegsehen, dass noch viel zu tun ist; dies gilt insbesondere für frühzeitige Diagnose, die erforderlichen Hilfen und die Integration der Betroffenen ins Arbeitsleben und im Bereich Wohnen.

Inzwischen wissen wir, dass selbst ein großer Teil der intensiv geförderten Kinder mit FAS oder FASD als Erwachsene Alkohol-/Drogenmissbrauch oder Suchtstörungen entwickeln. Diese besondere Situation stellt viele Helfer in den verschiedenen Hilfesystemen – wie der Sucht- und Eingliederungshilfe – vor große Herausforderungen, denn ihnen fehlt oft noch das Wissen über das Verhalten von Menschen mit FAS oder FASD und dementsprechend die Erfahrung, wie diese Menschen gefördert werden können.

Hierzu liefert das vorliegende Buch, das als Hand- und Arbeitsbuch gedacht ist, einen wertvollen Beitrag. Es stellt systematisch die Erfahrung und das Wissen von nationalen und internationalen Experten zusammen, die sich seit langem mit FAS-Betroffenen befasst haben. Ich freue mich, dass dieses Buch im Rahmen eines vom BMG geförderten Projektes zur Situation von FAS-Betroffenen mit riskantem Substanzkonsum entstanden ist. Ich empfehle Ihnen die Lektüre dieses Buches sehr; es stellt meiner Ansicht nach einen „Meilenstein" zur bedarfsgerechten Betreuung von erwachsenen Menschen mit FAS dar.

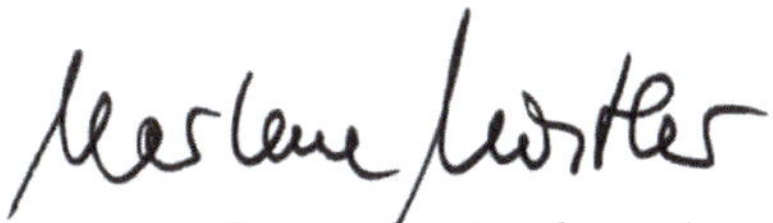

Drogenbeauftragte der Bundesregierung

Vorwort

Der Evangelische Verein Sonnenhof e. V. in Berlin-Spandau hat sich bereits vor 15 Jahren auf die Diagnostik von Kindern und Erwachsenen mit Fetalen Alkoholspektrumstörungen (FASD) spezialisiert. In Zusammenarbeit mit der zuständigen Senatsverwaltung, den Fachdiensten, der Patientenvertretung FASD Deutschland e. V. sowie dem Diakonischen Werk als Spitzenverband hat der Evangelische Verein Sonnenhof 2004 mit dem Aufbau und der Konzipierung der bundesweit ersten Betreuungsformen für Menschen mit Fetalen Alkoholspektrumstörungen begonnen. Nicht zuletzt mit der fachlichen Unterstützung und Begleitung durch Prof. Hans-Ludwig Spohr konnte eine differenzierte Diagnostik in Theorie und Praxis entwickelt und ein therapeutisch begründetes Versorgungsangebot aufgebaut werden. Durch Vernetzungsarbeit sowie durch den Aufbau eines breiten Fortbildungsangebotes konnten weitere Träger und Kooperationspartner gewonnen und zumindest in Berlin die Versorgung im Rahmen der Behindertenhilfe deutlich verbessert werden.

In dieser Zeit wurde deutlich, dass ein großer Teil der intensiv geförderten Kinder als Erwachsene, nach Phasen von Substanzmissbrauch, Suchtstörungen entwickelt haben (konkordant mit der amerikanischen Langzeitstudie von Streissguth et al., 1996) und aus einer Reihe von Gründen, die im Folgenden vorgestellt werden, die vorhandenen Angebote der Suchthilfe nicht annehmen konnten.

Den Schwerpunktsetzungen der Bundesdrogenbeauftragten Frau Marlene Mortler, die sich intensiv für die Belange von Menschen mit FASD einsetzt, verdanken wir den Auftrag, ein Modellprojekt für Erwachsene mit FASD und vergleichbaren Beeinträchtigungen sowie riskantem bis abhängigem Alkohol-/Drogenkonsum zu konzipieren.

Während dieser intensiven Projektentwicklung wurde deutlich, dass die großen Hilfesysteme, wie Eingliederungs- und Suchthilfe, die für die Betreuung der Betroffenen zuständig sind, zunächst Information und Aufklärung über die besondere Problematik dieser Menschen benötigen. Unsere bisherigen umfangreichen Erfahrungen mit FASD wollen wir daher nutzen, um den Erfahrungs- und Wissenstransfer zu beschleunigen: Aus dem (mit Blick auf Einrichtungen, die diese Behinderung noch nicht zur Kenntnis genommen haben) „dritten Schritt vor dem ersten" wollen wir einen Dreischritt machen. Zugang finden können die Betroffenen nur, wenn sie in den sie betreffenden Hilfesystemen auch identifiziert und diagnostiziert werden können. Sie als Leserinnen und Leser erhalten daher als Ergebnis unserer interdisziplinären und multiprofessionellen Projektgruppe ein Hand- und Arbeitsbuch, das Ihnen als ersten Schritt einen Überblick über die komplexe Versorgungsproblematik vermittelt, die unter verschiedenen Aspekten in allen Kapiteln thematisiert wird, eine Art Leitmotiv für die Autorinnen und Autoren. Ausführlich wird die Diagnostik von Kindern und Erwachsenen eingeführt und ein Überblick über Screening-Modelle im Erwachsenenbereich wird gegeben (insbesondere mit Vorstellung des Life History Screen). Im zweiten Schritt diskutieren wir evaluierte Interventionsansätze für Menschen mit

FASD und vergleichbaren Beeinträchtigungen. Im dritten Hauptschritt stellen wir unser interdisziplinär entwickeltes Modellprojekt einer Clearinggruppe für erwachsene Menschen mit FASD/vergleichbaren Behinderungen und Suchtproblematik, vor.

Gela Becker, Klaus Hennicke, Michael Klein und Mirjam N. Landgraf
Berlin, Köln und München im Mai 2015

Inhaltsverzeichnis

Hinweise zur Benutzung

Verzeichnis der Abkürzungen
Allgemeine Abkürzungen sind im Abkürzungsverzeichnis aufgeführt (s. S. XVII).

Im Text verwendete Symbole sowie Sonderauszeichnungen des Textes
Neben den üblichen Symbolen und Sonderzeichen wird folgendes Symbol im Text verwendet:

wichtige Informationen:

Fallbeispiel

Zu den Autoren

Dipl.-Psych. Gela Becker
ist psychologische Psychotherapeutin, langjährige Fachliche Leiterin des Evangelischen Vereins Sonnenhof e. V., Träger von integrativer Jugend- und Eingliederungshilfe. Fr. Becker hat die FASD-Spezialisierung des Sonnenhofs, in den Feldern Betreuung, Diagnostik und Fortbildung aufgebaut und an der S3-Leitlinie mitgearbeitet.
E-Mail: fasd-sprechstunde@ev-sonnenhof.de; www.fasd-fachzentrum.de

Natalie Novick Brown, Ph.D.
ist als Psychologin im Staat Washington und Florida zugelassen und hat sich in ihrer 20-jährigen Berufslaufbahn auf Fetale Alkoholspektrumstörungen, Entwicklungsstörungen und die Entwicklung von Kindern spezialisiert. Dr. Brown gründete und leitet FASDExperts (www.FASDExperts.com), eine multidisziplinäre Gruppe von Fachleuten, die forensische FASD-Evaluationen in den gesamten Vereinigten Staaten durchführt und ist klinische Assistenzprofessorin am Institut für Psychiatrie und Verhaltenswissenschaften der medizinischen Fakultät der Universität von Washington, USA.
E-Mail: drnataliebrown@gmail.com

Dan Dubovsky, M.S.W. (Master of Social Work)
hat sich als Diplom-Sozialpädagoge auf FASD spezialisiert und ist in einer Privatpraxis in Philadelphia, Pennsylvania, USA, tätig. Er ist Vater eines Sohnes mit FASD.
E-Mail: ddubovksy@verizon.net

Therese Grant, Ph.D.
ist Erziehungswissenschaftlerin und Epidemiologin. Sie bekleidet die außerordentliche Ann Streissguth, Ph.D. Professur zu FASD am Institut für Psychiatrie und Verhaltenswissenschaften der medizinischen Fakultät der Universität von Washington, USA. Seit 2005 ist sie dort Leiterin der Abteilung FASD und Sucht und arbeite in dieser Funktion international mit Wissenschaftlern und Klinikern in den Bereichen FASD-Screening, Intervention, Prävention und Politikentwicklung zusammen. Als Expertin in Gesundheitsforschung und -intervention bei Risikogruppen mit verschiedenen kulturellen Hintergründen ist sie seit 2001 die Leiterin eines Eltern-Kind Hilfsprogrammes mit umfassenden Interventionsangeboten für Hochrisiko-Mütter mit Subtanzmissbrauch, das inzwischen in mehreren Staaten der USA und in Kanada angeboten wird.
E-Mail: granttm@uw.edu

Prof. Dr. med. Klaus Hennicke
ist Facharzt für Kinder-Jugendpsychiatrie und -psychotherapie, Dipl. Soziologe und Familientherapeut und seit vielen Jahren mit der Thematik „Menschen mit Intelligenzminderung und psychischen Störungen“ befasst. Von 1995 bis 2014 war er stellvertretender Vorsitzender der „Deutschen Gesellschaft für seelische Gesundheit bei Menschen mit geistiger Behinderung“ (DGSGB). Von 2002 bis 2010 lehrte er Soziale Medizin an der Evangelischen Fachhochschule Bochum im Fachbereich Heilpädagogik. Über viele Jahre war er Leiter des Kinder- und Jugendpsychiatrischen Dienstes des Gesundheitsamtes Spandau von Berlin. Seit 2006 hat er den Vorsitz der gemeinsamen Kommission „Inklusion und Intelligenzminderung“ der drei kinder- und jugendpsychiatrischen Fachverbände in Deutschland.
E-Mail: klaus.hennicke@posteo.de

Prof. Dr. rer. nat. Michael Klein
ist Klinischer Psychologe und Psychotherapeut, langjährig in der Suchtforschung und Suchttherapie tätig mit Schwerpunkt „Sucht und Familie“, Leiter verschiedener Fachkliniken im Bereich Alkohol- und Drogenabhängigkeit, seit 1994 Professor für Klinische Psychologie, Mental Health- und Suchtforschung an der Katholischen Hochschule NRW, Köln. Leiter des Deutschen Instituts für Sucht- und Präventionsforschung (DISuP) und Präsident der Deutschen Gesellschaft für Suchtpsychologie e.V. (dgsps).
E-Mail: Mikle@katho-nrw.de

Dr. med. Dipl.-Psych. Mirjam N. Landgraf
ist Kinder- und Jugendärztin, Funktionsoberärztin, Psychologin, Leiterin der TESS-Ambulanz (für Risikokinder mit Toxinexposition in der Schwangerschaft) im iSPZ des Dr. von Haunerschen Kinderspitals der Universitätsklinik München, war Leitlinienkoordinatorin und -autorin der S3-Leitlinie zur Diagnostik des Fetalen Alkoholsyndroms und ist FASD Beauftragte der Gesellschaft für Neuropädiatrie GNP
E-Mail: mirjam.landgraf@med.uni-muenchen.de; www.ispz-hauner.de

Dipl.-Soz. Päd. Gisela Michalowski
ist diplomierte Sozialpädagogin, Vorsitzende der Selbsthilfegruppe FASD Deutschland e.V. und hat sich bereits jahrzehntelang sowohl im persönlichen als auch im professionellen Bereich für Menschen mit FASD engagiert.
E-Mail: info@fasd-deutschland.de

Dipl.-Psych. Ellen Scholz
ist psychologische Psychotherapeutin mit Schwerpunkt FASD, Mitarbeiterin in der FASD-Beratungsstelle von 2007 bis 2010, im FASD-Fachzentrum des Sonnenhofs seit 2014 und führt Supervision und Fortbildung in Institutionen mit FASD-Betroffenen durch.
E-Mail: scholz.ellen@gmx.net

Dipl.-Psych. Jessica Christine Wagner
ist Diplom-Psychologin, Psychologische Psychotherapeutin/Verhaltenstherapie, Leiterin für therapeutischen Tanz (DGT) und arbeitet als wissenschaftliche Mitarbeiterin am Institut für Gesundheitspsychologie an der Europa-Universität Flensburg. Seit 10 Jahren ist sie national und international im Bereich FASD tätig und hat sich auf die neuropsychologische Diagnostik, Beratung und Therapie von Menschen mit FASD und vergleichbaren kognitiven Beeinträchtigungen spezialisiert.
E-Mail: jessica-christine.wagner@uni-flensburg.de

Dr. phil. Theo Wessel
ist Diplom-Psychologe, approbierter Psychotherapeut, Supervisor, Gesundheitswissenschaftler und Geschäftsführer des Gesamtverbandes für Suchthilfe Fachverband der Diakonie Deutschland in Berlin. Seine Arbeitsschwerpunkte sind: Suchtkrankenversorgung und Suchthilfeverbund, Psychoedukation bei Suchterkrankungen und Doppeldiagnosen, Geistige Behinderung und Sucht, Motivierende Gesprächsführung (Trainer).
E-Mail: wessel@sucht.org

Abkürzungsverzeichnis

4DDC	4-Digit Diagnostic Code
ADHD	attention deficit/hyperactivity disorder
ADHS	Aufmerksamkeit-Hyperaktivitäts-Syndrom
AE	alkoholexponiert
ARBD	alkoholbedingte Geburtsdefekte
ARND	alkoholbedingte entwicklungsneurologische Störungen
ASI	Addiction Severity Index
AUDIT	Alcohol Use Disorders Identification Test
BEW	Betreutes Einzelwohnen
BGB	Bürgerliches Gesetzbuch
B-MAST	Brief Michigan Alcoholism Screening Test
BRIEF	Verhaltensinventar zur Beurteilung exekutiver Funktionen
BzgA	Bundeszentrale für gesundheitliche Aufklärung
CAGE	Detecting alcoholism – The CAGE questionnaire
CBCL	Child behavior checklist
CD	Conduct Disorder
CDC	Centers for Disease Control and Prevention
CFT	Children's Friendship Training
C-MRT	craniale Magnetresonanztomografie
CMV	Cytomegalie-Virus
DEGS	Studie zur Gesundheit Erwachsener in Deutschland
DGSGB	Deutsche Gesellschaft für seelische Gesundheit bei Menschen mit geistiger Behinderung e.V.
dgsps	Deutsche Gesellschaft für Suchtpsychologie
DHS	Deutsche Hauptstelle für Suchtfragen
DIDAK©	didaktisch handlungsorientiertes Primär- und Sekundärpräventionsprogramm für erwachsene Menschen mit geistiger Behinderung
DISuP	Deutsches Institut für Sucht- und Präventionsforschung
DSHS	Department of Social and Health Services
DSM III	Diagnostisches und statistisches Manual psychischer Störungen III
DSM IV	Diagnostisches und statistisches Manual psychischer Störungen IV
DSM 5	Diagnostisches und statistisches Manual psychischer Störungen 5
EBV	Epstein-Barr-Virus
EEG	Elektroenzephalografie
EF	Exekutive Funktionen
FABS	Fetal Alcohol Behavior Scale
FAE	Fetale Alkoholeffekte
FAMOS	Fragebogen zur Analyse Motivationaler Schemata
FAS	Fetales Alkoholsyndrom
FASD	Fetale Alkoholspektrumstörung
FSE	FASD – Screening für Erwachsene
GNP	Gesellschaft für Neuropädiatrie
H.M.B.W.©	Hilfebedarf von Menschen mit Behinderung, Fragebogen zu Erhebung im Lebensbereich Wohnen/individuelle Lebensgestaltung
HBG	Hilfebedarfsgruppe
HIV	Humanes Immundefizienz-Virus
HOTAP	Testverfahren zur Erfassung der Planungsfähigkeit im Alltag

HPA	Hypothalamus-Hypophysen-Nebennierenrinden-Achse
HSV	Herpes-simplex-Virus
ICD 10 GM	Internationale statistische Klassifikation der Krankheiten und verwandter Gesundheitsprobleme, 10. Revision, German Modification
ICF	International Classification of Functioning, Disability and Health
IQ	Intelligenzquotient
iSPZ	integriertes Sozialpädiatrisches Zentrum
KATE	Kölner ADHS-Test für Erwachsene
LHS	Life-History-Screen
MAST	Michigan Alcoholism Screening Test
MdB	Mitglied des Deutschen Bundestages
MI	Motivational Interviewing
M-WCST™	Modified Wisconsin Card Sorting Test
ND	Neurodevelopemental disorder
ND-PAE	entwicklungsneurologische Störung mit pränataler Alkoholexposition
NIDA	National Institute on Drug Abuse
NIMH	National Institute of Mental Health
NRW	Nordrhein-Westfalen
NS	Nationalsozialismus
ns.	nicht signifikant
NST	Neurobehavioral Screening Test
ODD	Oppositional Defiant Disorder
PAE	pränatale Alkoholexposition
PCAP	Parent-Child Assistance Program
pFAS	Partielles Fetales Alkoholsyndrom
SAMHSA	Substance Abuse and Mental Health Services Administration
SGB III	Sozialgesetzbuch III
SGB V	Sozialgesetzbuch V
SGB XII	Sozialgesetzbuch XII
S-MAST	Short Michigan Alcoholism Screening Test
SPZ	Sozialpädiatrisches Zentrum
Step up	Alkohol Präventionsprogramm für Jugendliche mit FASD
T-ACE	Alcohol Screening Tool
TTM	Transtheoretisches Modell
TWEAK	Screening von Risikokonsumentinnen während der Schwangerschaft
UN	United Nations
UNGAR	United Nations General Assembly Resolution
UNO	United Nations Organisation
UNODC	United Nations Office on Drugs and Crime
VS-PAE	Verhaltensstörung aufgrund pränataler Schädigung durch Alkohol
WHO	World Health Organization
WTB	Werdenfelser Testbatterie zur Messung kognitiv-intellektueller Fähigkeiten bei Menschen mit Behinderung
ZNS	Zentrales Nervensystem
ZRM®	Zürcher Ressourcen Modell

Teil I: **Fetale Alkoholspektrumstörungen (FASD) – eine Herausforderung für die Betroffenen und für die Versorgungssysteme**

Klaus Hennicke, Michael Klein, Gela Becker

1 Gesundheitliche Versorgung von Menschen mit Fetalen Alkoholspektrumstörungen (FASD)

1.1 Zur Komplexität des Problems FASD

Mütterlicher Alkoholkonsum während der Schwangerschaft führt häufig zu Schäden beim ungeborenen Kind. Intrauterine Alkoholexposition kann Auffälligkeiten des Wachstums, cranio-faciale, cardiale, renale, ossäre und okuläre Malformationen, Störungen der Entwicklung, der Kognition und des Verhaltens sowie Einschränkungen in Teilleistungen und somit globale Einschränkungen im Alltag bewirken. Schädigungen, die durch intrauterine Alkoholexposition hervorgerufen werden, werden unter dem Oberbegriff Fetale Alkoholspektrumstörungen (FASD, *engl.* fetal alcohol spectrum disorders) zusammengefasst (S3-Leitlinie: Diagnostik des Fetalen Alkoholsyndroms, 2013). Zu den Fetalen Alkoholspektrumstörungen gehören das Vollbild Fetales Alkoholsyndrom (FAS, *engl.* fetal alcohol syndrome), das Partielle Fetale Alkoholsyndrom (pFAS, *engl.* partial fetal alcohol syndrome), die Alkohol-bedingte Entwicklungsneurologische Störung (ARND, *engl.* alcohol related neurodevelopmental disorder) und die Alkohol-bedingten Geburtsdefekte (ARBD, *engl.* alcohol related birth defects).

Aus aufsuchenden Studien an italienischen Schulen wurde abgeleitet, dass circa 4 pro 1.000 Kinder das Vollbild eines Fetalen Alkoholsyndroms (FAS) und 19 pro 1.000 Kinder eine andere alkoholbedingte Spektrum-Störung (FASD außer FAS) aufweisen (May et al. 2006 und 2010). Auf Deutschland bezogen würde das bedeuten, dass ca. 1.500.000 Menschen von dieser Störung betroffenen sind. Somit wäre fetale Alkoholexposition eine der häufigsten Ursachen für angeborene Erkrankungen (vgl. Landgraf et al., 2013). Die Bundesdrogenbeauftragte, Frau Marlene Mortler, MdB, geht für Deutschland daher aufgrund der hohen Dunkelziffer von ca. 10.000 Neugeborenen jährlich aus, die während der Schwangerschaft Alkohol mit schädigenden Folgen ausgesetzt werden.

Nur ein kleiner Teil der exponierten Kinder entwickelt das Vollbild des Fetalen Alkoholsyndroms, die allermeisten Kinder zeigen diskretere äußerliche, neuropsychologische und kognitive Beeinträchtigungen. Dieser Sachverhalt ist von erheblicher Bedeutung, da diese Symptome schwerer zu erkennen sind und daher seltener korrekt diagnostiziert werden.

Zunächst wird wahrscheinlich bei einer Vielzahl der Kinder und Erwachsenen aufgrund der unsicheren Symptomatik das Störungsbild nicht erkannt und daher in der weiteren Versorgung nicht berücksichtigt, d. h. sie können von den durchaus vorhandenen und teilweise auch angebotenen pädagogischen und therapeutischen Angeboten aufgrund ihrer neuropsychologischen und kognitiven Defizite nicht oder nicht in Gänze profitieren. Zudem werden sie möglicherweise mit anderen nicht adäquaten primären psychiatrischen Diagnosen belegt (z. B. ADHS F90, Störung des Sozialverhaltens F91 und F92, Hirnorganische Störung n. n. b. F0; globale Intelligenzminderung) und danach „störungsspezifisch“ behandelt. Allerdings kommen diese und andere Störungsbilder in erheblicher Häufigkeit als *Komorbiditäten* bei FASD vor. Bei ca. 40 % der Betroffenen findet sich zudem noch eine *zusätzliche* Intelligenzminderung, die die FASD-typischen neuropsychologischen Defizite überdeckt („overshadowing“), so dass sie nicht als solche wahrgenommen werden.

Ebenfalls noch wenig bekannt ist, dass ein substantieller Teil der FASD-Betroffenen eine Suchtproblematik entwickelt (29 % der 12- bis 20-Jährigen und 46 % der Erwachsenen; Streissguth et al. 1996, 2004). Der Anteil von Menschen mit FASD an der Gesamtgruppe der Alkoholabhängigen könnte damit – bislang meist unerkannt – im zweistelligen Bereich liegen. Auch bei Menschen mit vergleichbaren hirnorganischen Beeinträchtigungen anderer Verursachung (Genetische Veränderungen, Prä- und perinatal erworbene Schäden, Schädel-Hirn-Traumen) dürften die Zahlen für Suchtprobleme und riskanten Konsum im Kontext der Normalisierung der Lebensbedingungen, der Integration in die Gemeinde und seit einigen Jahren durch inklusive Angebote auf die gesamtgesellschaftlichen Werte ansteigen (siehe Kap. 4.3).

Schließlich wachsen FASD-Betroffene häufig in prekären familiären und sozialen Verhältnissen auf, die im Zusammenwirken mit den neuropsychologischen Beeinträchtigungen und den sekundären psychischen Auffälligkeiten und Störungen (einschließlich Suchtproblemen) für das hohe Risiko verantwortlich sind, in den Teufelskreis einer „dissozialen“ Entwicklung zu geraten.

Menschen mit FASD aller Altersgruppen stellen somit die sozialpädagogischen, psychologisch-psychiatrischen und medizinischen Fachkräfte, Forscher wie Praktiker, vor enorme fachliche Herausforderungen, um die Diagnostik und Differentialdiagnostik der verschiedenen primären und sekundären Beeinträchtigungen und Störungen zu leisten. Vor allem aber sind die Hilfesysteme gefordert, angemessene und passende Unterstützungsszenarien und Therapiemodalitäten anzubieten.

1.2 Allgemeine Versorgungsprobleme

1.2.1 Eingliederungshilfe für Behinderte

Zunächst kann man davon ausgehen, dass die meisten Menschen mit FASD, die grundlegende Hilfen und Unterstützung bekommen, zum Personenkreis der Eingliederungshilfe für Behinderte gemäß §§ 53, 54 SGB XII gehören.

Nach deutschem Sozialrecht sind Menschen behindert,

> „... wenn ihre körperliche Funktion, geistige Fähigkeit oder seelische Gesundheit mit hoher Wahrscheinlichkeit länger als sechs Monate von dem für das Lebensalter typischen Zustand abweichen und daher ihre Teilhabe am Leben der Gesellschaft beeinträchtigt ist. Sie sind von Behinderung bedroht, wenn die Beeinträchtigung zu erwarten ist (§ 2 SGB IX). Personen, die durch eine Behinderung im Sinne von § 2 Abs. 1 Satz 1 des Neunten Buches wesentlich in ihrer Fähigkeit, an der Gesellschaft teilzuhaben, eingeschränkt oder von einer solchen wesentlichen

> Behinderung bedroht sind, erhalten Leistungen der Eingliederungshilfe, wenn und solange nach der Besonderheit des Einzelfalles, insbesondere nach Art oder Schwere der Behinderung, Aussicht besteht, dass die Aufgabe der Eingliederungshilfe erfüllt werden kann. Personen mit einer anderen körperlichen, geistigen oder seelischen Behinderung können Leistungen der Eingliederungshilfe erhalten." (§ 53 SGB XII)

Wird dies offiziell (i. d. R. amtsärztlich) bestätigt und vom Sozialamt anerkannt, kann der Betroffene Eingliederungshilfe für Behinderte beantragen. Dies gilt für alle Altersgruppen und umfasst Hilfearten, die die Behinderung oder deren Folgen beseitigen oder abmildern sollen, um so die Chancen zur Teilhabe am gesellschaftlichen Leben zu verbessern. Die Hilfen dienen immer der *individuellen* Rehabilitation. Bei Kindern und Jugendlichen können daher zusätzlich Hilfen gem. §§ 27–35 SGB VIII (Hilfen zur Erziehung im Rahmen der Kinder- und Jugendhilfe) beantragt werden, die die Familie in ihren Erziehungskompetenzen unterstützen, wenn sie aufgrund der Behinderung des Kindes und der vielfältigen Folgen (z. B. Verhaltensauffälligkeiten) an ihre erzieherischen Grenzen kommen. Sollten diese seelischen Störungen darüber hinaus einen erheblichen Schweregrad angenommen haben und von längerer Dauer sein, kann die Zugehörigkeit zum Personenkreis des § 35a SGB VIII (Seelisch behinderte Kinder und Jugendliche) in Frage kommen, in dessen Rahmen sowohl Hilfen zur Erziehung wie Hilfen zur individuellen Rehabilitation geleistet werden können.

Auch wenn die rechtliche Seite relativ eindeutig geregelt scheint, kann es in der Praxis schwierig sein, das individuell passende Versorgungsangebot zu finden. Denn innerhalb des *Versorgungssystems* „Eingliederungshilfe für Behinderte" differenzieren sich die Angebote in stationäre, teilstationäre und ambulante Settings mit jeweils unterschiedlichen Aufträgen und Betreuungsdichten für alle Formen von Behinderungen, teilweise mit zusätzlichen Subspezialisierungen. So verfügt jede Region über ein mehr oder weniger breites und differenziertes Angebot. Dennoch fehlt es an tragfähigen und qualifizierten Angeboten für Menschen, die aufgrund von Verhaltensauffälligkeiten und psychischen Störungen oder anderen Besonderheiten wie z. B. bei FASD-Betroffenen die durchschnittlichen Betreuungsmöglichkeiten in der Behinderten- und Suchthilfe „sprengen" (vgl. Vorbohle, 2009; Seidel, 2011). Das durchaus kritisch zu diskutierende Angebot der sogenannten Intensivbetreuung in der Behindertenhilfe versucht, diesem Personenkreis gerecht zu werden (Glasenapp u. Hennicke, 2013).

2010 wurden ca. 1,02 Millionen Leistungen der Eingliederungshilfe für ca. 770.000 Menschen gewährt (d. h. 1,3 Leistungen pro Person) in einem Kostenumfang von 12,5 Milliarden Euro. Dies macht 58 % der Sozialhilfeausgaben insgesamt aus (Statistisches Bundesamt, 2013). Diese zunächst exorbitant erscheinenden Kosten rechnen sich als durchschnittlicher Leistungsumfang von ca. 16.200 € pro Jahr und Person (= 1.350 €/Monat). Fast die Hälfte der Kosten entfällt auf die stationären Unterbringungen, obwohl sie nur ein Drittel der Einzelleistungen ausmachen. Jeweils ein Viertel sind Leistungen und Kosten für die Werkstätten (Tab. 1.1).

Tab. 1.1: Eingliederungshilfe für Behinderte Einzelleistungen und Kostenverteilung 2010, Quelle: Statistisches Bundesamt (Hrsg.) 2013: Statistik der Sozialhilfe.

Leistungsart	Verteilung der Einzel-Leistungen	Verteilung der Kosten
Hilfen zum selbstbestimmten Leben in betreuten Wohnmöglichkeiten	33 %	49 %
Leistungen in anerkannten Werkstätten für behinderte Menschen	25 %	27 %
heilpädagogische Leistungen für Kinder	16 %	7 %
übrige Leistungen zur Teilhabe am Leben in der Gemeinschaft	12 %	5 %
Hilfen zu einer angemessenen Schulbildung	7 %	7 %
übrige Leistungen	7 %	6 %

Der Umgang mit den primär durch die Funktionsbeeinträchtigungen bzw. Behinderungen bedingten Verhaltensproblemen ist genuine Aufgabe der Eingliederungs- bzw. Behindertenhilfe. Ggfls. müssen zusätzliche Kenntnisse erworben oder zusätzliches spezialisiertes pädagogisch-therapeutisches Personal eingestellt werden, um den besonderen Bedarfen gerecht zu werden. Dies trifft im Falle der Betreuung von Menschen mit FASD sicher zu.

Sekundär auftretende Verhaltensauffälligkeiten und psychische Störungen müssen, falls notwendig, im Rahmen des allgemeinen Gesundheitswesens gem. SGB V durch niedergelassene Ärzte sowie Psychotherapeuten und in den Krankenhäusern diagnostiziert und behandelt werden. Im Prinzip gilt das auch für Menschen mit Suchterkrankungen, für die primär das psychiatrische Versorgungssystem zuständig ist. Daneben oder positiv gesehen in Ergänzung bestand seit jeher das spezialisierte „Sonderversorgungssystem“ Suchtkrankenhilfe für alle Altersgruppen und Suchtformen. Es spielt in unserem Kontext eine besondere Rolle, da wie oben erwähnt, ca. ein Drittel der Jugendlichen und bis zur Hälfte der Erwachsenen mit FASD eine Suchtproblematik entwickeln.

1.2.2 Suchthilfe, FASD und Intelligenzminderung

Das Arbeitsfeld Suchthilfe besteht vor allem aus den Teilgebieten Suchtprävention, Suchtberatung und Suchttherapie. Der Arbeitsbereich Suchtprävention ist mit der Verhinderung des Auftretens von Suchtproblemen und -störungen befasst. Noch sehr selten wird auch die Prävention von FAS/FASD als Aufgabenfeld der Suchtprävention praktisch durchgeführt (Ausnahme z. B. die Materialien „Blau im Bauch“ von Wigwamzero in Berlin; www.wigwamzero.de/blauimbauch/). Suchtberatung und -therapie befassen sich mit der Modifikation von problematischem Konsum, Missbrauch und Abhängigkeit in Bezug auf Suchtmittel bzw. süchtiges Verhalten. Das gesamte Arbeitsfeld der Suchthilfe hat, vor allem wegen der zu leistenden präventiven Aufgaben sowie den Tätigkeiten in Beratung und Therapie, in den letzten Jahren in Medizin, Psychologie und Sozialer Arbeit erheblich an Bedeutung gewonnen. Dies resultiert auch aus einer Zunahme substanzbezogener Störungen in der Gesamtbevölkerung, wie z. B. Missbrauch und Abhängigkeit von Alkohol, ab den frühen 1960er Jahren sowie von psychotropen Medikamenten und illegalen Drogen ab den 70er Jahren.

In einer neuen repräsentativen Bevölkerungsstudie (DEGS1) fanden sich 41,6 % der erwachsenen Männer und 25,6 % der erwachsenen Frauen mit riskantem Alkoholkonsum (Jacobi et al., 2014). Nach dem letzten vorliegenden epidemiologischen Suchtsurvey konsumierten in Deutschland, bezogen auf die jeweils letzten 30 Tage, 15,6 % der Männer und 12,8 % der Frauen mehr als die empfohlene Trinkmenge pro Tag (bei Männern > 24 g, bei Frauen > 12 g) (Kraus et al., 2013). Zu den erwähnten Alkoholproblemen kommen weitere Probleme im Umgang mit anderen psychotropen Substanzen und riskanten Verhaltensweisen hinzu. Die häufigste interne Komorbidität innerhalb der Suchtstörungen, ist die Alkohol- und Nikotinabhängigkeit. Diese liegt bei etwa 85 % aller Alkoholabhängigen vor (Scherbaum, 2003).

In Folge der Zunahme betroffener Süchtiger und Gefährdeter erfolgte ein erheblicher Ausbau des Suchthilfesystems (siehe zusammenfassend Klein, 2003). Dennoch sind die Suchtkrankheiten von allen psychischen Störungen diejenigen mit der geringsten Behandlungsquote (Wittchen u. Jacobi, 2002). Während von allen Personen, die von einer psychischen Störung betroffen sind, durchschnittlich 36,4 % eine Behandlung erhalten, beträgt die entsprechende Quote bei Personen mit einer Missbrauchs- oder Abhängigkeitsdiagnose in Bezug auf eine psychotrope Substanz (außer Tabak) nur 29,0 %. Die Suchtkranken stellen damit nach wie vor in der Reichweite der Versorgung und Behandlung die am schlechtesten erreichte Gruppe dar, was u. a. an der schwierigen Motivierung und der oft geringen Behandlungscompliance liegen dürfte.

Die Suchthilfe in Deutschland ist durch gegliederte Hilfen und eine breite Zuständigkeit vieler verschiedener Sozialleistungsträger, vor allem Renten- und Krankenversicherung, geprägt. Seit dem Jahre 1968, in dem durch ein Grundsatzurteil des Bundessozialgerichts das Suchthilfesystem in seinen wesentlichen Bestandteilen nach den tiefen Beschädigungen in der NS-Diktatur wiedererrichtet wurde, haben sich vielfältige Angebote und eine hohe Differenzierung entwickelt. Insgesamt tauchen im Suchthilfesystem Hilfeleistungen aus den verschiedensten Sozialleistungsbereichen auf, vor allem aus SGB II (Sicherung des Lebensunterhalts), SGB III (Arbeitsförderung), SGB V (Krankenkasse), SGB VI (Rentenversicherung, Rehabilitation), SGB VIII (Kinder- und Jugendhilfe), SGB IX (Teilhabe) und SGB XII (Daseinsvorsorge und Eingliederungshilfe für Behinderte). Das Versorgungssystem der Suchthilfen in Deutschland ist im internationalen Vergleich sehr gut ausgebaut. Derzeit gibt es ca. 1.300 Suchtberatungs- und Behandlungsstellen sowie ca. 500 ambulante und ca. 320 stationäre Therapieeinrichtungen. Auch die ca. 300 psychiatrischen Institutsambulanzen arbeiten eng mit dem Suchthilfesystem zusammen. 800 Einrichtungen der Eingliederungshilfe, vor allem Angebote im Bereich des Betreuten Wohnens sind außerdem vorhanden (Leune, 2014).

Im umfassenden Suchthilfesystem werden jährlich über 500.000 ambulante Beratungsfälle, mehr als 220.000 psychiatrische Behandlungen und über 50.000 Entwöhnungsbehandlungen durchgeführt (Leune, 2014; Beckmann u. Neumann, 2014). Leider gibt es trotz umfangreicher Dokumentationssysteme (EBIS, PATFAK, Horizont, FVS) bislang keine verlässlichen Angaben, wie viele der behandelten Suchtkranken erwachsene Personen mit FAS/FASD-Symptomatik sind. Auch ist bislang nicht bekannt, wie viele der behandelten suchtkranken Frauen ein Kind mit einer FAS/FASD-Symptomatik geboren haben. Hier sind strukturelle Verbesserungen geboten, um die Reichweite und Spezifität des Suchthilfesystems zu optimieren.

In den letzten Jahren wurden von verschiedener Seite immer wieder kritische Anmerkungen zum Suchthilfesystem eingebracht. Diese reichen von mangelnder Reichweite, insbesondere bei Alkoholstörungen (Wienberg u. Drießen, 1992), über die Absolutheit des Abstinenzdogmas als Therapieziel (Körkel, 2014), der geringen Verzahnung von Forschung und Praxis (Bühringer et al., 2012) und der mangelnden transgenerationalen Orientierung des Suchthilfesystems (Klein, 2008). Als Problem erweist sich dabei, dass das Suchthilfesystem als spezialisiertes Hilfe- und Versorgungssystem („Sonderversorgungssystem") zwar hohe Spezialisierungen, aber auch teilweise mangelnde Kooperationsformen mit anderen Hilfebereichen (z. B. Kinder- und Jugendhilfe, Psychiatrie, Wohnungslosenhilfe) entwickelt hat. Dadurch entstehen typische „Schnittstellenprobleme", an denen Betroffene suboptimal oder gar nicht versorgt werden. Zu diesen Gruppen gehören auch geistig behinderte Suchtkranke und Suchtgefährdete (Kretschmann-Weelink u. Hörning, 2014). Bei einer stärkeren transgenerationalen Orientierung des Suchthilfesystems könnten auch mehr Probleme im Zusammenhang mit der Prävention von FAS/FASD angegangen werden.

1.2.3 Inanspruchnahme der Hilfesysteme

Viele Versorgungsprobleme bei Menschen mit komplexen Hilfebedarfen ergeben sich aus der erwähnten Schnittstellenproblematik zwischen den Finanzierungs- bzw. Hilfesystemen. Die gegenwärtige Struktur der gegliederten („versäulten") psychosozialen Versorgung besteht aus Gesundheitswesen, Eingliederungshilfe für Behinderte, Kinder- und Jugendhilfe, Suchthilfe sowie aus dem *als Hilfesystem* häufig nicht wahrgenommenen Sonder-/Förderschulwesen, abgelöst im Erwachsenenalter durch verschiedene Angebote der Berufsfindung, der beruflichen Bildung und der Arbeitsangebote auf dem sogenannten zweiten Arbeitsmarkt (insbesondere der Werkstätten für Menschen mit Behinderungen). Jedes System hat dabei seine jeweils eigenen „Eintrittskarten" und „internen Logiken", die zu berücksichtigen sind. Selbst Experten sind kaum noch in der Lage, diese Komplexität zu überblicken (13. Kinder- und

Jugendbericht, 2009; Wacker et al., 2009). Die Inanspruchnahmemöglichkeiten für den einzelnen Hilfesuchenden sind in der Praxis dadurch erheblich eingeschränkt. Die oft beklagte – aber aus der Eigendynamik des Suchtgeschehens verstehbare (vgl. Miller u. Rollnick, 1998) – geringe „Compliance" der Betroffenen ist daher sicher nicht nur Ausdruck ihrer Funktionsstörungen. Hinzukommen natürlich auch ganz persönliche Gründe, vor allem Angst, Mißerfolgserwartung und Scham. Insgesamt zeigt sich hier ein gravierendes sozialmedizinisches bzw. versorgungspolitisches Problem, das im Kontext knapper Kassen, aber auch unter der (häufig neoliberal zugespitzten) Ideologie von Selbstbestimmung und Autonomie durchaus auch Aspekte einer verweigerten und unterlassenen Hilfeleistung annehmen kann (vgl. Dörner, 2007; Beck u. Beck-Gernsheim, 1994; Waldschmidt, 2003). Insofern erscheint es wichtig, zusätzlich auf die Möglichkeiten der Anbahnung („Erzwingung") von Hilfeleistungen, zunächst auch gegen den Willen des Betroffenen, hinzuweisen.

Erwachsene Betroffene sind in ihrem Inanspruchnahmeverhalten weitgehend auf sich alleine gestellt. Es hängt von ihnen ab bzw. von ihrem engeren sozialen Bezugssystem, ob sie sich Hilfe und Unterstützung suchen. Sie können sich jederzeit und konsequent verweigern. Aufsuchende, d. h. auf den Klienten aktiv zugehende Interventionsstrategien, sind im Erwachsenenbereich fast völlig unüblich. Sie kommen nur dann in Frage, wenn *„Gefahr für Leib und Leben für sich und andere"* besteht oder nach einer Formulierung des § 8 des Gesetzes für psychisch Kranke (PsychKG Berlin), *„wenn und solange sie durch ihr krankheitsbedingtes Verhalten ihr Leben, ernsthaft ihre Gesundheit oder besonders bedeutende Rechtsgüter anderer in erheblichem Maße gefährden und diese Gefahr nicht anders abgewendet werden kann."* Bei Menschen, die unter gesetzlicher Betreuung stehen, kann der Betreuer gem. § 1906 BGB beim Betreuungsgericht (i. d. R. einer Abteilung des Amtsgerichtes) die zwangsweise Unterbringung „zum Wohl des Betreuten" beantragen, wenn

> „1. auf Grund einer psychischen Krankheit oder geistigen oder seelischen Behinderung des Betreuten die Gefahr besteht, dass er sich selbst tötet oder erheblichen gesundheitlichen Schaden zufügt, oder
>
> 2. eine Untersuchung des Gesundheitszustands, eine Heilbehandlung oder ein ärztlicher Eingriff notwendig ist, ohne die Unterbringung des Betreuten nicht durchgeführt werden kann und der Betreute auf Grund einer psychischen Krankheit oder geistigen oder seelischen Behinderung die Notwendigkeit der Unterbringung nicht erkennen oder nicht nach dieser Einsicht handeln kann."

Voraussetzung ist natürlich, dass der gesetzliche Betreuer eine Gefahr erkennt und seine Fürsorgepflicht gegenüber dem Betreuten wahrnimmt. Die Feststellung, ob eine seelische Krankheit oder geistige Behinderung und die damit verbundenen Gefahren vorliegen, muss von einem Arzt attestiert werden, der nicht notwendig Facharzt für Psychiatrie und Psychotherapie sein muss. Die letztliche Entscheidung über den Vollzug trifft dann das zuständige Gericht.

Die Anbahnung von Hilfeleistungen nach den eben genannten Voraussetzungen bedeutet bei sorgsamem und begründetem Vorgehen nicht notwendig Zwang und Gewalt gegenüber dem Betroffenen, sondern zunächst die konsequente Durchsetzung einer für dringend erachteten Hilfe gegenüber einer Person, die diese Hilfen aus bestimmten Gründen nicht einsieht bzw. derzeit nicht einsehen kann (z. B. Intoxikation, Minderung der Einsichtsfähigkeit). Erfahrungsgemäß gelingt es in diesem Kontext häufig später, bei dem Betroffenen eine Bereitschaft zu erwirken, sich „freiwillig" den erforderlichen Maßnahmen zu unterziehen. Bloße Disziplinierung, Willkür und aggressive Gewalt sollten in diesem Prozess jedoch unbedingt vermieden werden.

Im Kindes- und Jugendalter geschieht die Inanspruchnahme i. d. R. auf Initiative der elterlichen Bezugspersonen (wegen verschiedener Verhaltensauffälligkeiten, Schulproblemen und Erziehungsschwierigkeiten und häufig auf Druck der Schulen, der Jugendämter oder der Gesundheitsämter). Die Eltern sind rechtlich dazu verpflichtet (§§ 1626, 1631, 1666 BGB), Hilfen einzuleiten oder laufende Hilfen zu unterstützen, sofern sie begründet sind. Anderenfalls kann ihnen eine Anzeige wegen „Kindeswohlgefährdung" drohen. Eltern sind im „Dschungel" der Hilfesysteme oftmals völlig überfordert. Sie brauchen viel Durchsetzungs- und Durchhaltevermögen, um an die richtige Stelle in den Hilfesystemen zu gelangen, was jedoch viele nicht aufbringen können. Sie haben im Übrigen auch, wenn sich das Kind oder der Jugendliche konsequent verweigert, die rechtliche Möglichkeit der Erzwingung gem. § 1631b BGB (mit Freiheitsentziehung verbundene Unterbringung), indem sie beim Familiengericht die geschlossene Unterbringung gegen den Willen des Minderjährigen beantragen.

Mit Erreichen der Volljährigkeit gilt im Wesentlichen nur noch der erklärte Wille der Person, auch im Kontext einer gesetzlichen Betreuung. Nur durch sogenannte *Einwilligungsvorbehalte*, die gerichtlich entschieden werden müssen, können Einschränkungen erlassen werden, die vor allem die „Geschäftsfähigkeit" betreffen. Die Einwilligung in eine Heilbehandlung kann nicht unter Vorbehalt gestellt werden. Aufgrund der Rechtslage kommt es häufig zu Konfusionen, wenn volljährige kognitiv eingeschränkte Menschen als Erwachsene behandelt und gefordert werden, sie aber nach ihrem Entwicklungsstand in allen Bereichen in keiner Weise den Anforderungen gewachsen sind. Hier bedarf es sehr einfühlsamer und ethisch reflektierter Beziehungsgestaltungen, um zu guten Ergebnissen zu kommen. Die bloße Feststellung der Volljährigkeit ist obsolet und fahrlässig (vgl. dazu Hennicke, 2013).

1.3 Gesundheitliche Versorgung im Kontext der UN-Konvention über die Rechte von Menschen mit Behinderungen

Mit der Ratifizierung der *UN-Konvention über die Rechte von Menschen mit Behinderungen* im Jahre 2009 in Deutschland und ihrem Kerngedanken der „inklusiven Gesellschaft" ist ein Diskurs über tiefgreifende Veränderungen vor allem in den sozialen Sicherungssystemen, im Bildungswesen, in der Jugendhilfe und im Gesundheitssystem begonnen worden. Dieser bezieht sich einerseits auf die konkreten praktischen Umgestaltungen der Systeme, die von vornherein der realen Vielfalt der Lebenslagen von Menschen (insbesondere mit Behinderungen) gerecht werden sollen (Inklusion), anderseits auf ethisch-humanistische Grundsätze im Rang von unveräußerlichen Menschenrechten. Die Idee einer inklusiven Gesellschaft, in der kein Mensch mehr wegen irgendeinem Merkmal oder einer Eigenschaft diskriminiert wird, ist eine faszinierende Vision in einer Welt voller evidenter Ungerechtigkeiten und Ungleichheiten. Und es gibt sicherlich bereits einige Beispiele gelungener inklusiver Angebote insbesondere im Bildungsbereich. Auf der anderen Seite steht der vielerorts ziemlich hilflose, manchmal für die Betroffenen schädliche Versuch, inklusive Angebote in technischer Hinsicht zu entwickeln (Gestaltung von Räumlichkeiten, Einsatz von Personal ohne tiefergehende konzeptionelle und kompetenzorientierte Überlegungen), sie möglichst kostenneutral zu gestalten oder sogar Kosten einzusparen durch Abbau von „Sondersystemen" aller Art, durch Deckelung der Ausgaben, unabhängig vom Bedarf, durch amtliche Festlegung von Förderquoten, durch Verhinderung notwendiger spezieller zusätzlicher Leistungen. Beispielhaft für diese Aspekte sei der zunächst gescheiterte Versuch des Berliner Senats mit einem „Gesamtkonzept ‚Inklusive Schule'" (2011), ein inklusives Bildungsangebot durchzusetzen.

Im folgenden Abschnitt wird auf einige Aspekte dieser Debatte eingegangen bei der Untersuchung der Frage, ob es im Sinne der UN-Konvention zu vertreten ist, ein weiteres spezielles Versorgungsangebot für eine sehr besondere Personengruppe von Menschen mit Behinderungen zu entwickeln. Spezielle Versorgungsangebote für Menschen mit Behinderungen sollten heutzutage nicht mehr entwickelt werden, ohne sie auf Kompatibilität mit der „UN-Konvention über die Rechte von Menschen mit Behinderungen" zu prüfen.

Die UN-Konvention präzisiert aus der Perspektive der behinderten Menschen die gültigen Menschenrechte (vgl. Aichele, 2010) und fordert deren uneingeschränkte Anwendung im Kontext der besonderen Lebenssituationen behinderter Menschen. Sie fordert daher kein privilegiertes Sonderrecht für behinderte Menschen, sondern die konsequente Durchsetzung sämtlicher *bürgerlicher, politischer, wirtschaftlicher, sozialer und kultureller Rechte*. Damit soll gewährleistet sein, dass dies den „barrierefreien" *vollen Zugang zur physischen, sozialen, wirtschaftlichen und kulturellen Umwelt, zu Gesundheit und Bildung sowie zu Information und Kommunikation haben, damit sie (Anmerkung K. H.: die Menschen mit Behinderungen) alle Menschenrechte und Grundfreiheiten voll genießen können (UN-Konvention Präambel Abs. v)*. In den *Allgemeinen Grundsätzen* (Art. 3, Abs. d) wird *die Achtung vor der Unterschiedlichkeit von Menschen mit Behinderungen und die Akzeptanz dieser Menschen als Teil der menschlichen Vielfalt und der Menschheit* (Hervorhebung K. H.) betont. Diese Formulierung wird häufig grob missverstanden als *„Alle Menschen sind in ihrer Vielfalt gleich"*. Die evidenten Ungleichheiten unter den Menschen und in unserem Kontext besonders bei den Menschen mit spezifischen Funktionsbeeinträchtigungen sind damit Ausdruck von Vielfalt als positivem Wert an sich und werden so moralischideologisch aufgehoben. Eine Legitimation dafür ergibt sich aus der Annahme, dass die explizite Feststellung von Ungleichheit (z. B. einer Intelligenzminderung) als Quelle der Diskriminierung dienen würde. Die UN-Konvention legitimiert dieses Verständnis jedoch nicht. Vielmehr werden in der Folge sehr ausführlich und konkret die besonderen Maßnahmen aufgeführt, die im Übrigen über einen längeren zeitlichen Prozess zur Verwirklichung der Kernforderungen der Konvention notwendig sind.

In den *Allgemeinen Verpflichtungen* (Art. 4) werden neben dem durchgehenden Diskriminierungsverbot Forderungen aufgestellt, die in unserem Kontext bedeutsam sind:

> (1) Die Vertragsstaaten verpflichten sich, die volle Verwirklichung aller Menschenrechte und Grundfreiheiten für alle Menschen mit Behinderungen ohne jede Diskriminierung aufgrund von Behinderung zu gewährleisten und zu fördern. Zu diesem Zweck verpflichten sich die Vertragsstaaten, (...)
>
> Abs. h) für Menschen mit Behinderungen zugängliche Informationen über Mobilitätshilfen, Geräte und unterstützende Technologien, einschließlich neuer Technologien, sowie andere Formen von Hilfe, Unterstützungsdiensten und Einrichtungen zur Verfügung zu stellen;
>
> Abs. i) die Schulung von Fachkräften und anderem mit Menschen mit Behinderungen arbeitendem Personal auf dem Gebiet der in diesem Übereinkommen anerkannten Rechte zu fördern, damit die aufgrund dieser Rechte garantierten Hilfen und Dienste besser geleistet werden können.

In unserem Verständnis kann das nichts anderes bedeuten als die *zusätzliche* Bereitstellung von Mitteln und Maßnahmen sowie von ausgebildetem, qualifiziertem Personal, um beeinträchtigten Menschen die Teilhabe an den gesellschaftlichen Ressourcen zu ermöglichen bzw. zu verbessern. Unter Bezug auf die *„Unterschiedlichkeiten der Menschen mit Behinderungen“* (Art. 3, Abs. d) bedeutet das zudem, dass diese Angebote spezifisch sein müssen.

Im Art. 25 *Gesundheit* werden diese Spezifitäten eindeutig gefordert: Es müssen Versorgungsangebote zunächst *in derselben Bandbreite, von derselben Qualität und auf demselben Standard* wie für nichtbehinderte Menschen angeboten werden. Das ist die *Mindestanforderung* an das Gesundheitssystem. Darüber hinaus müssen *Gesundheitsleistungen* vorgehalten werden, *die von Menschen mit Behinderungen speziell wegen ihrer Behinderungen benötigt werden* (Ebd.). Der Maßstab ist also nicht der Bedarf nichtbehinderter Menschen an Gesundheitsleistungen, sondern es müssen die speziellen, behinderungsbedingten Bedürfnisse im Rahmen der üblichen Qualität und Standards der Versorgung *zusätzlich* Berücksichtigung finden. Spezialisierte diagnostische, therapeutische und rehabilitative Angebote für Menschen mit den unterschiedlichsten Behinderungen müssen in ihrer Qualität also weiterhin bestehen bleiben, neue Angebote in Richtung Teilhabeverbesserung müssen zusätzlich mehr denn je eingerichtet werden, um die o.g. Prämissen zu erfüllen (Seidel, 2011; Wunder, 2011). Dazu gehört auch das Erkennen von Gründen und Symptomen der Nicht-Teilhabefähigkeit, was gerade im Kontext von FASD besonders wichtig erscheint.

Zudem sind Spezialisierungen im Gesundheitswesen selbstverständlich und von jedermann weitgehend akzeptiert. Subspezialisierungen in den Facharztweiterbildungen, Spezialambulanzen in den Krankenhäusern, Spezialstationen in den Krankenhäusern sind eher die Regel als die Ausnahme und spiegeln den medizinischen Fortschritt wider oder machen diesen erst möglich. Einerseits kann dies durchaus berechtigt beklagt werden als Verlust einer ganzheitlichen ärztlichen Sichtweise auf den leidenden, kranken Menschen, andererseits begrüßt werden als besondere Expertise in einzelnen Bereichen, die keiner missen möchte, weil er sich ein Optimum an diagnostischer Sicherheit und therapeutischer Effizienz verspricht. Diese Entwicklung zurückdrehen zu wollen, steht in der Tat weder auf der Agenda der Inklusion noch ist es wünschenswert. Die durchaus kritische Situation wird versucht abzumildern durch interdisziplinäre und wirklich kooperative Organisationsformen. Diese Strategie könnte auch für Bildungssysteme, für die Jugend- und Eingliederungshilfe und die Suchtkrankenhilfe gelten, wie es ja an einigen Stellen durchaus erfolgreich geschieht.

Wenn man die obigen Aussagen der UN-Konvention wirklich ernst nimmt, könnte die zeitweilig sehr schwierige Debatte über den Weg zur Inklusion deutlich versachlicht werden.

Es könnte ohne weiteres akzeptiert werden, dass wir auf dem Weg zur Inklusion noch viele Zwischenetappen zu bewältigen haben, sowohl was die Anzahl und Qualität der inklusiven Angebote angeht, als auch, wie oben ausgeführt, was die Menge und Qualität der *speziellen* Leistungen für die unterschiedlichen behinderten Menschen angeht, Inklusion zu nutzen, und dass es kontraproduktiv, ja fahrlässig wäre, Spezialwissen und spezielle Fachgebiete abzuschaffen zugunsten eines noch keineswegs wissenschaftlich begründeten, geschweige denn praktisch evidenten „Inklusionskontextes". Diese zunächst sehr kategorisch auf das Bildungssystem angewandte Überzeugung, keine Sondersysteme mehr zuzulassen, die im Übrigen aus dem Text und dem Geist der UN-Konvention keineswegs abgeleitet werden kann, ist *bedauerlicherweise zunehmend* Leitlinie – auch in den Umgestaltungen der Sozialsysteme und partiell auch im Gesundheitswesen. Es ist kaum zu übersehen, dass hier – eher latent als manifest – Kostengründe eine wesentliche Rolle spielen, und es muss sehr genau darauf geachtet werden, dass nicht im Namen der Inklusion letztliche qualitätsreduzierende Sparmodelle implementiert werden.

Erst in ferner Zukunft wäre es denkbar (so die Vision der inklusiven Gesellschaft), reale gesellschaftliche Bedingungen zu haben, die von vornherein der gegebenen Vielfalt der Lebenslagen aller Menschen gerecht werden. Gerade aber auch dann muss es noch spezielle Hilfen und Unterstützungen für funktionsbeeinträchtigte Menschen geben, um die Folgen der Teilhabebeeinträchtigung d. h. der Behinderung, so gering wie möglich zu gestalten. Keiner wird ernsthaft bezweifeln, dass es auch in der inklusiven Gesellschaft noch seelische, kognitive und körperliche Beeinträchtigungen geben wird.

Wir würden, wenn wir die UN-Konvention so nehmen wie sie ist, den Versuchungen entgehen, die subjektive Seite von Funktionsbeeinträchtigungen oder Behinderung zu verharmlosen oder einfach nicht wahrzunehmen (vgl. Bielefeldt, 2009). Wir bräuchten nicht zu befürchten, dass es in Zeiten immer knapper werdender öffentlicher Ressourcen für die sozialen Sicherungssysteme *„problematisch werden könnte, spezifische medizinische und soziale Leistungsansprüche zu begründen" (...), „wenn alle Menschen nur noch als ‚besonders' gelten (durch die „Abkehr vom Defizitverständnis";* KH) (Bundesärztekammer, 2010).

Vielleicht würde schließlich auch akzeptiert werden, dass die „Schuld" für die evidenten Ungleichheiten und Ausgrenzungen von behinderten Menschen nicht bei den Sozialsystemen zu suchen ist, sondern der Konkurrenz- oder Leistungsgesellschaft (schlicht dem nicht gebändigten Kapitalismus, besonders in seiner neoliberalen Form) immanent sind (vgl. Wohlfahrt, 2014). Die sozialen Sicherungssysteme sind ja historisch aus keinem anderen Grunde erwachsen, als die Risiken des Lebens in einer kapitalistisch organisierten Gesellschaft abzumildern.

Spezielle Versorgungsangebote für Menschen mit Behinderungen sind – wie gezeigt kompatibel mit der UN-Behindertenrechtskonvention, mehr noch, sie werden sogar explizit von ihr gefordert. Trotzdem müssen diese Angebote hinreichend plausibel die individuelle Nützlichkeit in Bezug auf die Verbesserung des subjektives Wohlbefindens und der individuellen Teilhabe am gesellschaftlichen Leben i. S. des SGB XII/SGB IX nachweisen können. Bereits hiermit ergibt sich eine hohe Relevanz für die Unterstützung inklusiver Prozesse, die ja vor allem für die einzelne Person bedeutsam sein müssen, sonst würden sie wenig Sinn machen. Gleichzeitig aber muss gezeigt werden, dass sie inklusive Prozesse auch gesamtgesellschaftlich unterstützen. Auch das erscheint zunächst unproblematisch: Die Nutzung inklusiver Angebote, die ja bislang eher nur sporadisch sind bzw. noch ganz in den Anfängen stecken, ist für den Einzelnen umso leichter, je besser er die vorgegebenen Strukturen für sich und seine Entwicklung nutzen kann.

Die Nützlichkeit der Angebote i. S. der UN-Konvention bemisst sich auch danach, ob die Angebote die volle Verwirklichung der Menschenrechte unterstützen oder eher dazu beitragen, dass der derzeitige Zustand unverändert bleibt, d. h. einen Behinderungszustand dauerhaft zementiert. Und sie bemisst sich auch daran, inwieweit die Versorgungsangebote den besonderen Anforderungen, die sich aus der Art der Behinderungen ergeben, gewachsen sind.

Das hat einige Konsequenzen, die in der Diskussion um Inklusion häufig ebenfalls nicht bedacht, manchmal auch aus naheliegenden technisch-sachlichen Gründen einfach ignoriert werden:

Die Gewährung der notwendigen zusätzlichen Hilfen *speziell wegen ihrer Behinderungen* („Nachteilsausgleiche") setzt selbstverständlich voraus, dass diese Besonderheiten festgestellt, also mit geeigneten Methoden diagnostiziert werden müssen.

Da nicht erwartet werden kann, dass alle Einrichtungen des Gesundheitswesens dieses Spezialwissen vorhalten können, müssen diese im Sinne von Kompetenzzentren regional oder häufig sogar überregional vorgehalten werden. Gleichzeitig muss gewährleistet sein, dass die Einrichtungen der Regelversorgung in der Lage sind, sowohl die Akutversorgung als auch insbesondere die Differenzialdiagnostik durchzuführen, also zu erkennen, welche speziellen Leistungen notwendig sind, um dann die Vermittlung an die Spezialangebote zu übernehmen. Diese hier für die Gesundheitsversorgung beschriebenen Prinzipien gelten in gleicher Weise für Therapie und Rehabilitation. Dort, wo die Regelversorgung *fachlich* an ihre Grenzen stößt, müssen Spezialangebote eingesetzt werden. Allerdings darf dieses Prinzip nicht im Sinne einer „Ultima-ratio-Strategie" aufgefasst werden, sondern ausschließlich im Sinne qualifizierter Indikationsüberlegungen für eine angemessene Versorgung.

In ähnlicher Weise gelten diese Aussagen auch für die Systeme der Eingliederungshilfe, der Jugendhilfe und der Suchtkrankenhilfe. Schon lange wird auch hier zwischen Regelversorgung und Spezialangeboten unterschieden, natürlich nicht so weit gefächert wie im Gesundheitswesen. Konkret bezogen auf die Personengruppe der Menschen mit FASD und vergleichbaren Beeinträchtigungen, um die es hier vor allem geht, bedeutet das:

Es müssen also für einige dieser Menschen spezielle Angebote in diesen Versorgungsbereichen vorgehalten werden. Dabei sollten integrative, interdisziplinäre und trägerübergreifende Konzepte Vorrang haben, die aus praktischen Gründen fast nur überregional umgesetzt werden können. Bisher sind solche Angebote äußerst selten.

Menschen mit Fetalen Alkoholspektrumstörungen haben große Schwierigkeiten, einen für sie adäquaten Zugang zu den Hilfesystemen zu finden. Sie „sprengen" häufig die Regelversorgung in den ambulanten und stationären Angeboten der Hilfen für Menschen mit Intelligenzminderung oder für Menschen mit psychiatrischen Störungen oder der Suchtkrankenhilfe. Aufgrund ihrer besonderen Funktionsbeeinträchtigungen wie auch infolge der häufigen komorbiden Verhaltensauffälligkeiten und psychischen Störungen werden die Zugangsmöglichkeiten immer schwieriger, vor allem dann, wenn darüber hinaus noch eine Suchtproblematik vorhanden ist. Wer sich letztendlich dann zuständig fühlt, entscheidet sich meist durch Zufälle und regionale Besonderheiten.

Anzunehmen ist daher, dass in jedem Behandlungs- bzw. Betreuungskontext (psychiatrische Einrichtung, pädagogisch ausgerichtete Angebote der Behindertenhilfe sowie spezifische Angebote der Suchtkrankenhilfe) Menschen mit FASD aufgrund ihrer neurokognitiven Defizite geringere Chancen haben, von den Angeboten zu profitieren. Grant et al. (2014) konnten in einer Pilotstudie zeigen, dass die Behandlungsmisserfolge bei Menschen mit pränataler Alkoholexposition und FASD signifikant höher liegen als bei denjenigen ohne diese Beeinträchtigungen.

> "As this initial study implies, if undiagnosed cognitive deficits and associated learning problems do in fact play a significant role in treatment failure, it will be important for treatment programs to screen for such factors during intake and modify therapeutic approaches accordingly" (Grant et al. 2013).

Der Entwicklung von „maßgeschneiderten Bausteinen“ die den Zugang zur Regelversorgung behinderungsgerecht ergänzen können, kommt daher neben der humanitären perspektivisch auch eine weitere Funktion in Hinsicht auf eine Verbesserung des effizienten Einsatzes von Rehabilitationsmitteln zu.

Ziel muss sein, dass beispielsweise ein junger Mann mit einer typischen FASD-Symptomatik und einem Suchtproblem für seine FASD-spezifische Problematik adäquate Unterstützung bekommt, die ihn die Lage versetzt, einen Platz im Regelversorgungssystem der *Behindertenhilfe* zu finden. Oder der Regelversorgungsplatz in den ambulanten oder stationären Einrichtungen der Behindertenhilfe oder der Suchtkrankenhilfe oder für seelisch Behinderte ist ihm sicher, wenn er die FASD-spezifischen Hilfen intern oder extern bekommt und für sich nutzen kann. Je nach Ausprägung seiner Funktionsbeeinträchtigungen wird von dort aus in eine eigene oder eine betreute Wohnung ziehen und einen Arbeitsplatz in welchem Setting und mit welcher Assistenz auch immer einnehmen.

An dieser Stelle noch eine Bemerkung zur „Diagnostik“, weil in der Inklusionsdebatte dieses Vorgehen oftmals sehr heftig als stigmatisierend und diskriminierend abgelehnt wird (ohne allerdings eine wirkliche Alternative aufzuzeigen). Um passende Hilfen und Unterstützungen zu leisten (z. B. sogenannte Nachteilsausgleiche, die ja auch in inklusiven Kontexten erforderlich sind), müssen die individuellen, spezifischen Funktionsbeeinträchtigungen zunächst überhaupt erkannt werden. Ist dies nicht der Fall, wird auf eine spontane Willensäußerung des Betroffenen gesetzt, die natürlich *irgendwie* bewertet werden muss. Liegen diese Evaluationskriterien offen und nachvollziehbar vor, dann handelt es sich um ein Ergebnis genauer Diagnostik, ist das nicht der Fall, bleibt alles im Beliebigen und Willkürlichen, ohne die befürchtete Diskriminierung auszuschließen.

Das Dilemma, reale Unterschiede zwischen den Menschen (z. B. hinsichtlich Beeinträchtigungen) festzustellen, um ihnen gerecht zu werden, ohne diese Unterschiede „wirklich“ zu machen, d. h. in irgendeiner Form gesellschaftlich zum Tragen kommen zu lassen, ist derzeit unter der Prämisse „Behinderung als soziale Konstruktion“ nicht aufzulösen (vgl. Uphoff et al. 2010). Natürlich erfährt der einzelne Betroffene seine Beeinträchtigungen wesentlich auch in den Reaktionen der Umwelt auf seine Behinderung („soziale Konstruktion“) und so, wie die Welt strukturell vorgegeben ist, aber mit dem Alter zunehmend auch als persönliche Einschränkung im Umgang mit den (normativen) Anforderungen der Welt. Beide Prozesse hängen selbstverständlich eng miteinander zusammen und sind unvermeidlich. Entscheidend ist, wie „kohärent“ oder „harmonisch“ der Betroffene seine Beeinträchtigungen in sein Leben integriert und sich dabei trotzdem zufrieden fühlt, und wie schwer es ihm durch die strukturellen Bedingungen der Umwelt gemacht wird, an dieser Gesellschaft teilzuhaben. Von daher macht „Inklusion" sehr viel Sinn, sie schafft aber weder die Beeinträchtigungen („Schädigung" oder Funktionsstörung gemäß ICF (2004)) der Internationalen Klassifikation der Funktionsfähigkeit, Behinderung und Gesundheit (ICF), (WHO, 2005) noch deren subjektive Bewältigungsformen ab.

Praktisch aber gerade in zugewandten, empathischen „inklusiven" Kontexten erscheint diese Schwierigkeit eher theoretischer Natur. Die Praxis der „Förderdiagnostik" weist hier einen pragmatischen Weg, indem die Voraussetzungen und Entwicklungsschritte des Betroffenen im Verlauf fortwährend (mit validen und nachvollziehbaren Methoden) festgestellt werden, um die entsprechenden, passenden Unterstützungsangebote bereitzustellen (vgl. Bertrand, 2001).

Diagnostik muss im „Verdachtsfall" sehr früh angeboten werden (bereits im Kindergartenalter), um die angemessenen Hilfen und Unterstützungen möglichst frühzeitig in der kindlichen Entwicklung einzuleiten und vor allem den Eltern oder Bezugspersonen qualifizierte Möglichkeiten der Förderung im Alltag anzubieten. Die bestehenden gut ausgebauten Angebote der Frühförderung und der Sozialpädiatrischen Zentren (SPZ) sollten die notwendige Früherkennung leisten. Falls dies versäumt wurde, sollte Diagnostik unbedingt unabhängig vom Lebensalter nachgeholt werden, wenn es entsprechende Hinweise gibt.

2 Diagnose der FASD

2.1 Diagnose der Fetalen Alkoholspektrumstörungen bei Kindern und Jugendlichen

Mirjam N. Landgraf

Patientenvignette

Die biologische Mutter von Fabian hat in der Schwangerschaft Alkohol getrunken. Wie viel weiß sie nicht mehr. Da die Mutter sich wegen eigener Probleme nicht genügend um Fabian kümmern konnte, wurde er mit 2 Jahren in eine Pflegefamilie aufgenommen. In der weiteren Entwicklung fiel den Pflegeeltern auf, dass Fabian sehr umtriebig war, ohne zu überlegen handelte und von einem Spiel zum nächsten sprang. Wenn etwas nicht nach seinem Willen ging, brachte ihn das enorm auf und er benötigte Stunden, um wieder normal mit den Pflegeeltern und -geschwistern umgehen zu können. Außerdem machten die Pflegeeltern sich Sorgen, dass Fabian nicht ausreichend esse, da er für sein Alter immer klein blieb. Die Pflegeeltern wurden mit der Zeit immer besorgter, da sich die Verhaltensprobleme von Fabian mit dem Alter zuspitzten und er Lernschwierigkeiten in der Schule zeigte. Er geriet auch immer wieder in gefährliche Situationen, die er scheinbar gar nicht einschätzen konnte und woraus er auch nichts lernte. Die Pflegeeltern und -geschwister unterstützten ihn sehr liebevoll und fingen seine Probleme immer wieder auf. Jetzt, im Alter von 10 Jahren, kann Fabian normale Alltagsaufgaben wie sich waschen oder anziehen noch immer nicht selbständig erledigen, sondern muss von der Mutter daran erinnert werden. Für die gleichen Abläufe benötigt er immer wieder Erklärungen und Hilfestellungen. Er hat es bisher auch nicht geschafft, den Schulweg alleine zu bewältigen. Die Pflegeeltern sind verzweifelt und stellen ihre Erziehungsfähigkeit in Frage. Die vielen Ärzte und Psychologen, denen Fabian im Laufe der letzten Jahre vorgestellt wurde, waren entweder ratlos oder unterstellten ein pathologisches Familiensystem. Sie hinterließen die Eltern mit dem Gefühl, dass sie falsch mit Fabian umgingen. Fabian wurde vielen Untersuchungen unterzogen: neurologische Untersuchungen, Messung der Hirnströme (EEG), Kernspintomographie des Kopfes und Blutuntersuchungen – alles war unauffällig. Die psychologische Testung ergab einen durchschnittlichen Intelligenzquotienten (IQ). Fabian ist jetzt 10 Jahre alt, ist in Gefahr in der Schule nicht versetzt zu werden, kann sich nicht konzentrieren, vergisst Gelerntes schnell wieder, kann Regeln nicht einhalten und bringt ständig Schulverweise mit nach Hause. Bei sprachlichen Aufgaben in der Schule, vor allem in Deutsch, hat er gute Noten, in Mathematik ist er jedoch auf dem Stand eines Erstklässlers. Er zeigt versteckte Aggressionen, ist zwar kein Rädelsführer, macht bei Streichen aber immer mit und wundert sich über die negativen Konsequenzen. Der Rektor hat den Pflegeeltern bereits angedroht, dass er Fabian bei weiteren Problemen aus der Schule verweisen müsse.

Aufgrund eines Zeitungsartikels lesen die Pflegeeltern das erste Mal die Geschichte eines Kindes mit einer Fetalen Alkoholspektrumstörung (FASD) und sind sich einig: „Das ist die Geschichte unseres Sohnes Fabian". Daher stellen sie den Jungen in der TESS Ambulanz (Risikokinder mit Toxinexposition in der Schwangerschaft) im iSPZ München im Dr. von Haunerschen Kinderspital vor. Dort wird Fabian umfassend ärztlich und psychologisch beurteilt. Es stellt sich heraus, dass Fabian einen zu kleinen Kopf, kurze Augen, verstrichene Falten zwischen Nase und Mund sowie eine schmale Oberlippe hat. Zusätzlich ist er zu klein für sein Alter. Er hat große Probleme in der Koordination sowohl in der Grob- als auch in der Feinmotorik. Seine Aufmerksamkeit ist kurz, er

ist schnell abgelenkt und sehr impulsiv. Bei der Testung der Exekutivfunktionen (höhere abstrakte Denkprozesse wie Problemlösestrategien oder Vorwegnehmen von Folgen eigener Handlungen) schneidet er deutlich unterdurchschnittlich ab. Auch ein Test für visuell-räumliche Fähigkeiten fällt schlecht aus. Die Auswertung von Fragebögen hinsichtlich des Verhaltens von Fabian sowohl zuhause als auch in der Schule ergibt große Ängste und Unsicherheiten, aber auch aggressive Tendenzen von Fabian. Während der Untersuchungen ist er sehr freundlich, gibt sich große Mühe und ist sehr bekümmert darüber, dass er in der Schule so große Probleme hat und keine Freunde findet. Es tut ihm sehr leid, dass er es den Eltern nie recht machen kann und sich die Eltern so große Sorgen um ihn machen müssen. Einen Ausweg sehen weder er noch seine Eltern.
Fabian hat eine Fetale Alkoholspektrumstörung – genauer – ein Fetales Alkoholsyndrom.

Das Fetale Alkoholsyndrom ist eine häufige und vollständig vermeidbare Erkrankung. Eine für das ungeborene Kind ungefährliche Menge an Alkoholzufuhr kann dabei nicht bestimmt werden.

Mindestens 14 % der Frauen in Deutschland trinken Alkohol in der Schwangerschaft (Bergmann et al., 2007). Aus aufsuchenden Studien an italienischen Schulen wurde abgeleitet, dass circa 4 pro 1.000 Kinder das Vollbild eines Fetalen Alkoholsyndroms (FAS) und 19 pro 1.000 Kinder eine andere alkoholbedingte Spektrum-Störung (FASD außer FAS) aufweisen (May et al., 2006; May et al., 2011). Diese Prävalenzschätzung von ca. 2 % FASD bei Kindern spiegelt sich nicht in den gestellten Diagnosen FASD in Deutschland wider, somit wird die Diagnose FASD (inkl. FAS) wahrscheinlich zu selten gestellt.

Eine frühe Diagnose ist wichtig, um die Kinder in einem protektiven Umfeld adäquat zu fördern (Streissguth et al., 2004) und damit deren Langzeit-Funktionsniveau im Alltag zu verbessern.

Mithilfe der Empfehlungen der S3-Leitlinie „Fetales Alkoholsyndrom Diagnostik" (Landgraf et al., 2013) kann die Diagnose eines FAS bei Kindern und Jugendlichen gestellt werden.

Für die Diagnose des Fetalen Alkoholsyndroms wurden folgende Kriterien bestimmt:
1. mindestens eine Wachstumsauffälligkeit
2. drei definierte Auffälligkeiten des Gesichtes und
3. eine funktionelle oder strukturelle Auffälligkeit des zentralen Nervensystems
4. Bestätigung des mütterlichen Alkoholkonsums in der Schwangerschaft nicht erforderlich.

Zu den **Wachstumsauffälligkeiten** zählen ein Geburts- oder Körpergewicht, eine Geburts- oder Körperlänge oder ein Body Mass Index ≤ 10. Perzentile.

Die drei definierten **Auffälligkeiten des Gesichtes bei Kindern mit FAS** sind:
1. kurze Lidspalten (≤ 3. Perzentile),
2. ein verstrichenes Philtrum (vertikale Furche zwischen Nase und Oberlippe) (Rang 4 oder 5 auf dem Lip-Philtrum-Guide von Astley, Abb. 2.2) und
3. eine schmale Oberlippe (Rang 4 oder 5 auf dem Lip-Philtrum-Guide).

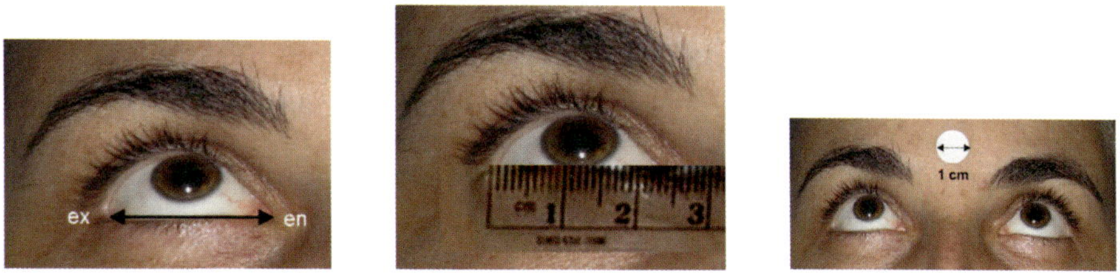

(a) (b) (c)

Abb. 2.1: Messung der Lidspaltenlänge. (a) von inneren [en] zum äußeren Augenwinkel [ex], (b) mit einem Lineal, (c) mithilfe eines auf die Stirn geklebten Referenzpunktes (©Dr. med. Dipl.-Psych. Mirjam N. Landgraf, Ludwig-Maximilians-Universität München, 2013).

Die Lidspalten-Länge kann mit einem Lineal direkt am Patienten oder mithilfe eines auf die Stirn geklebten Referenzpunktes auf einer Photographie gemessen werden (Abb. 2.1). Die Lidspaltenlänge kann anhand der Perzentilenkurven von Strömland et al. für Kinder unter 6 Jahren (Strömland et al., 1999) und der Perzentilenkurven von Clarren et al. für Kinder ab 6 Jahren (Clarren et al, 2010) beurteilt werden. Für die Beurteilung der Oberlippe und des Philtrums kann der Lip-Philtrum Guide von Astley herangezogen werden (Abb. 2.2).

Zu den **funktionellen Auffälligkeiten des Zentralen Nervensystems** (ZNS) können zählen:
- Eine globale Intelligenzminderung (mindestens 2 Standardabweichungen unterhalb der Norm) oder
- bei Kindern unter 2 Jahren, deren Intelligenzquotient (IQ) noch nicht testpsychologisch erfasst werden kann, eine signifikante kombinierte Entwicklungsverzögerung.

Falls die Intelligenz durchschnittlich ist, können Teilbereiche der ZNS-Funktionen (mindestens 2 Standardabweichungen unterhalb der Norm in mindestens 3 der folgenden Bereiche oder in mindestens 2 der folgenden Bereiche in Kombination mit Epilepsie) betroffen sein.
Diese Teilbereiche sind bei Kindern mit FASD typischerweise:
- Sprache,
- Feinmotorik,
- räumlich-visuelle Wahrnehmung oder räumlich-konstruktive Fähigkeiten,
- Lern- oder Merkfähigkeit,
- exekutive Funktionen,
- Rechenfertigkeiten,
- Aufmerksamkeit,
- soziale Fertigkeiten oder Verhalten.

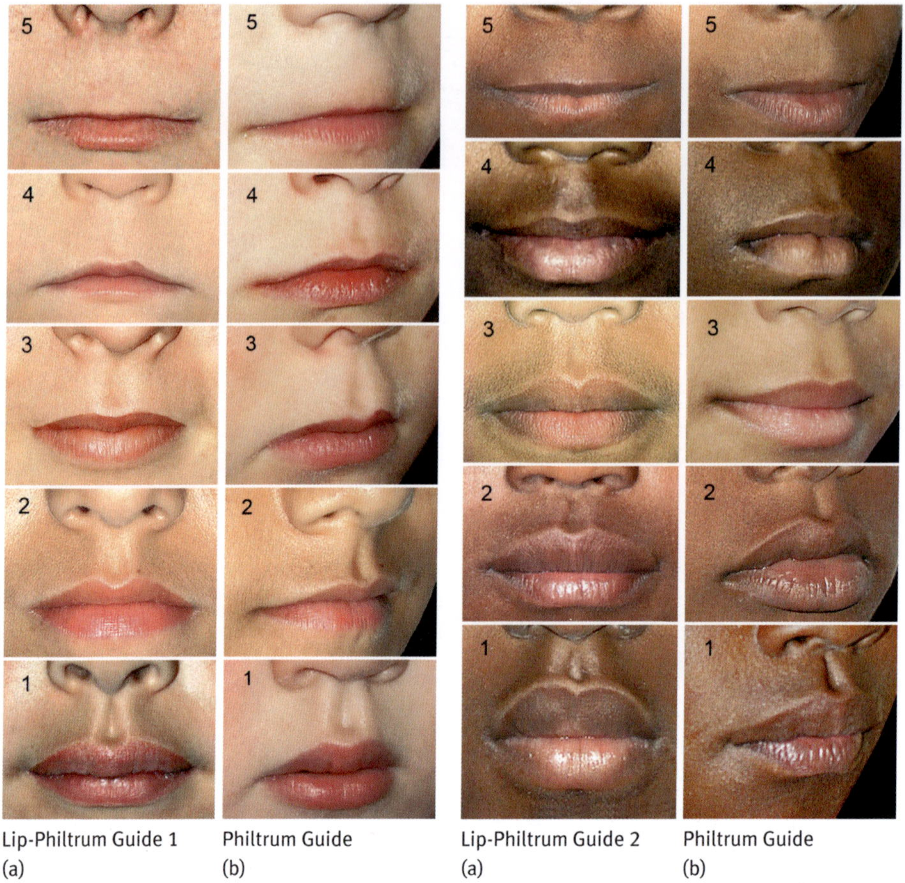

Abb. 2.2: Lip-Philtrum Guide. (a) kaukasische, (b) afrikanische Ethnizität: Zur Beurteilung der Dicke der Oberlippe und der Ausbildung des Philtrums (vertikale Furche zwischen Nase und Oberlippe). Rang 4 und 5 = für FAS charakteristische dünne Oberlippe und verstrichenes Philtrum (© 2013 Susan Astley PhD, University of Washington).

Der Bereich der funktionellen ZNS-Auffälligkeiten bei Kindern und Jugendlichen mit FAS ist für den Alltag der betroffenen Patienten und ihrer biologischen, Pflege- oder Adoptivfamilien am bedeutendsten. Eine komplexe ärztlich-psychologische Verhaltensbeurteilung und neuropsychologische Testung ist zur Evaluation dieser Auffälligkeiten erforderlich. Geeignete psychologische Testverfahren wurden von der Leitliniengruppe für jeden Teilbereich funktioneller ZNS-Auffälligkeiten evaluiert und werden hinsichtlich Stellenwert und Praktikabilität im Rahmen des diagnostischen Prozesses bei Verdacht auf FAS in der Leitlinie differenziert beschrieben.

Falls ein Kind mit Verdacht auf FAS eine Mikrozephalie (Kopfumfang zu klein: ≤ 10. Perzentile ≤ 3. Perzentile) aufweist, handelt es sich um eine alkoholbedingte, **strukturelle ZNS-Auffälligkeit**.

Wenn das Kind Auffälligkeiten des Wachstums, des Gesichtes und des ZNS zeigt, soll die Diagnose eines Fetalen Alkoholsyndroms auch ohne Bestätigung eines mütterlichen Alkoholkonsums während der Schwangerschaft gestellt werden.

Für die Fetalen Alkoholspektrumstörungen (partielles Fetales Alkoholsyndrom = pFAS, Alkoholbezogene Entwicklungsneurologische Störung = ARND und Alkoholbezogene Geburtsdefekte = ARBD) existieren aufgrund der zu geringen Evidenzlage der bisherigen Forschung keine deutschen Leitlinien-Empfehlungen. Die Autoren empfehlen, bei der Diagnostik der FASD die Kriterien der kanadischen Leitlinie von Chudley et al. zu verwenden (Chudley et al., 2005).

Folgende Kriterien wurden für die Diagnose des partiellen Fetalen Alkoholsyndroms (pFAS), gemäß der kanadischen Leitlinie, bestimmt:
1. zwei der drei definierten Auffälligkeiten des Gesichtes,
2. Beeinträchtigung in mindestens drei Bereichen des zentralen Nervensystems (funktionell und/oder strukturell),
3. bestätigter mütterlicher Alkoholkonsum in der Schwangerschaft.

Für die Diagnose der alkoholbezogenen entwicklungsneurologischen Störung sind folgende Auffälligkeiten beim betroffenen Menschen erforderlich:
1. Beeinträchtigung in mindestens drei Bereichen des zentralen Nervensystems (funktionell und/oder strukturell),
2. bestätigter mütterlicher Alkoholkonsum in der Schwangerschaft.

Die Alkoholbezogenen Geburtsdefekte (ARBD) bezeichnen eine Vielzahl von kongenitalen Anomalien inklusive Malformationen und Dysplasien (craniofacial, cardial, skeletal, renal, okular, auditiv), die durch intrauterine Alkoholexposition verursacht sein können. Da diese Dysmorphien jedoch nicht spezifisch für eine pränatale Alkoholschädigung sind, wird in internationalen Expertenkreisen die Diagnose ARBD kontrovers diskutiert. Da die alkoholexponierten Kinder, die Fehlbildungen der inneren Organe haben, meist auch eine Wachstumsstörung und Auffälligkeiten des Gesichtes und des zentralen Nervensystems aufweisen, wird in Deutschland meist (bei Erfüllung der diagnostischen S3-Leitlinien-Kriterien) die Diagnose Fetales Alkoholsyndrom gestellt.

Die deutsche S3-Leitlinie für FAS und die internationalen Expertenempfehlungen (kanadische und amerikanische Guidelines) beinhalten diagnostische Kriterien und Empfehlungen für FASD bei Kindern und Jugendlichen, gehen auf den Bereich der Erwachsenendiagnostik aber kaum ein.

Aus einer Studie von Spohr und Steinhausen (2008) ergab sich jedoch, dass ein Teil der Auffälligkeiten sowohl des Gesichtes als auch des Wachstums im Laufe der Pubertät und des weiteren Erwachsenenlebens weniger prominent werden. Diese Auffälligkeiten können also im späteren Lebensalter nicht mehr oder nur teilweise zur Diagnostik der FASD beitragen. Somit steht die medizinische und psychologische Fachwelt vor dem Dilemma, keine international anerkannten diagnostischen Kriterien für FASD bei Erwachsenen zu haben und gleichzeitig mit einer sehr hohen Anfrage, vermutlich mit FASD betroffener, Hilfe suchender Menschen konfrontiert zu werden.

Lang angelegte prospektive Studien im Rahmen von umfassenden Forschungsprojekten sind notwendig, um die phänotypischen Auffälligkeiten und Verhaltensweisen von Erwachsenen mit FASD systematisch untersuchen und somit zu diagnostischen Empfehlungen gelangen zu können.

2.2 Differentialdiagnosen zu den Fetalen Alkoholspektrumstörungen

Mirjam N. Landgraf

Viele Auffälligkeiten der Menschen mit FASD sind, einzeln beurteilt, nicht spezifisch für Schädigungen durch intrauterine Alkoholexposition. Die Kombination der drei facialen Auffälligkeiten beim Fetalen Alkoholsyndrom hat jedoch bereits eine Sensitivität von knapp 100 % und eine akzeptable Spezifität von 89,4 % (Astley u. Clarren, 1995). Durch Auffälligkeiten in den diagnostischen Säulen Wachstum und Zentrales Nervensystem bei betroffenen Menschen mit FAS steigt die Spezifität weiter an und garantiert eine relativ valide Diagnose. Bei den FASD, bei denen weder das Wachstum noch das Gesicht auffällig sind (Alkoholbezogene entwicklungsneurologische Störung = ARND), ist die Sensitivität und Spezifität der Diagnose jedoch eher geringer.

Die Diagnose FASD darf nie aufgrund einer reinen Einschätzung der „Gestalt“ des Kindes gestellt werden. Der familiäre Hintergrund und die vorherigen sozialen Umstände des Kindes müssen bei der Beurteilung der Funktionsbeeinträchtigungen des Kindes mit berücksichtigt werden. Sowohl medizinisch als auch psychologisch zu eruierende Differentialdiagnosen müssen je nach Erscheinungs- und Störungsbild des betroffenen Menschen immer in Erwägung gezogen und abgeklärt werden.

Zu den drei Diagnostik-Säulen der FASD (1) Wachstumsstörungen, (2) faciale Auffälligkeiten und (3) ZNS-Auffälligkeiten sollten jeweils Differentialdiagnosen erwogen werden. Bei der diagnostischen Einschätzung ist darauf zu achten, dass in der nachfolgenden Aufzählung auf die Ähnlichkeiten anderer Erkrankungen mit dem FASD jeweils in einem dieser drei Bereiche, nicht in der Kombination aller Bereiche, eingegangen wird.

Die Erkrankungen, vor allem unter den funktionellen ZNS-Auffälligkeiten, können von FASD abzugrenzende Differentialdiagnosen sein, treten aber auch häufig als Komorbiditäten der FASD auf.

Die nachfolgende Aufzählung (auch veröffentlicht in der S3-Leitlinie http://www.awmf.org/leitlinien/detail/ll/022-025.html) erhebt keinen Anspruch auf Vollständigkeit und beinhaltet in ihrer numerischen Aufzählung keine Gewichtung der Häufigkeit oder Wahrscheinlichkeit als Differentialdiagnose (Tab. 2.1).

Tab. 2.1: Häufige Differentialdiagnosen zum FAS bei Kindern und Jugendlichen.

1. Wachstumsstörungen
1.1. Pränatale Wachstumsstörungen
1.1.1. Fetale Pathologie (ungestörte intrauterine Versorgung) endogen: – Fehlbildungen – genetische Syndrome – Stoffwechselerkrankungen exogen: – intrauterine Infektionen z. B. Röteln, CMV, Toxoplasmose, HSV, HIV, EBV, Parvovirus B19 – Strahlenexposition
1.1.2. Gestörte intrauterine Versorgung präplazentar: – maternale Erkrankungen: Präeklampsie, Hypotonie, Anämie, zyanotische Vitien, Kollagenosen, chronische Nierenerkrankungen – toxische Einflüsse, Nikotin, Drogen – erhöhte maternale psychosoziale Belastung (Stress) plazentar: – Plazenta praevia – gestörte Plazentation (Uterusfehlbildung, Myome) – auf die Plazenta beschränkte Chromosomenstörung
1.2. Postnatale Wachstumsstörungen – familiärer Kleinwuchs – konstitutionelle Entwicklungsverzögerung – Skelettdysplasien (z. B. Hypochondroplasie, Achondroplasie, Osteogenesis imperfecta) – metabolische Störungen – renale Erkrankungen – hormonelle Störungen – genetische Syndrome (z. B. Trisomie 21) – chronische Erkrankungen – Malabsorption oder Mangelernährung (v. a. Mangel an Vitamin D, Calcium, Eiweiß, generelle Unterernährung) – psychosozialer Kleinwuchs

Tab. 2.1: (fortgesetzt)

2. Faciale Auffälligkeiten
2.1. Toxische Effekte in der Schwangerschaft – Antikonvulsiva (v. a. Valproinsäure) – schlecht eingestellte maternale Phenylketonurie – Toluol
2.2. Genetisch bedingte Erkrankungen – Di-George-Syndrom (VCFS) (Mikrodeletion 22q11) – Noonan Syndrom – Dubowitz Syndrom – Rubinstein-Taybi-Syndrom – Aarskog Syndrom – Cornelia de Lange Syndrom – Williams-Beuren-Syndrom (Mikrodeletion 7q11.23) – Blepharophimosis Syndrom – Hallermann-Streiff-Syndrom – 3-M-Syndrom – Smith-Lemli-Opitz-Syndrom – SHORT-Syndrom – Feingold-Syndrom (Trisomie 9) – Kabuki-Syndrom – Peters-Plus-Syndrom – Geleophysic dysplasia
3. ZNS-Auffälligkeiten
3.1. Funktionelle ZNS-Auffälligkeiten, psychische Störungen und spezielle Verhaltensauffälligkeiten – kombinierte umschriebene Entwicklungsstörung – Intelligenzminderung unterschiedlichen Grades – umschriebene Entwicklungsstörung des Sprechens und der Sprache – umschriebene Entwicklungsstörung motorischer Funktionen – umschriebene Entwicklungsstörung schulischer Fertigkeiten – einfache Aufmerksamkeits- und Aktivitätsstörung – hyperkinetische Störung des Sozialverhaltens – Störung des Sozialverhaltens mit oppositionellem aufsässigem Verhalten – kombinierte Störung des Sozialverhaltens und der Emotionen – Stereotypien – Aggressivität – Delinquenz – Suchterkrankungen – reaktive Bindungsstörung des Kindesalters Posttraumatische Belastungsstörung – sexuelle Verhaltensabweichung – Schlafstörungen – Angststörung, Panikstörung – affektive Störung – depressive Störung – Epilepsien anderer Genese

3.2. Mikrocephalie
- Familiäre Mikrocephalie
- genetische Syndrome (s. 2.2)
- pränatale Mangelversorgung, toxische Schädigung, Infektion
- hypoxisch-ischämische Hirnschädigung
- maternale Erkrankungen
- postnatale Mangelernährung
- Stoffwechselstörungen
- chronische Erkrankungen

2.3 Erwachsene mit FASD

Gela Becker

Ein Adoptiv-Vater über seinen 22jährigen Sohn, der erst im Alter von 18 Jahren die Diagnose Partielles Fetales Alkoholsyndrom erhielt und zusätzlich Depressionen entwickelt hatte: „Wenn wir das alles früh gewusst hätten, dann hätten wir ihm viel, viel ersparen können: ob das in der Schule war, wo er sich gequält hat. Oder auch der Umgang mit seinen Freunden. Es sind viele Dinge. Er wollte uns alles recht machen. Und er wollte auch den Lehrern alles recht machen, aber es ging einfach nicht. Die Frage stellt er uns öfter und sagt: ‚Papa, Mama, was hättet Ihr gemacht, wenn Ihr gewusst hättet, was für einen Ihr da aufnehmt.' Dann müssen wir ihm sagen, dass wäre uns dann egal gewesen. Wir freun uns über jede Kleinigkeit an Erfolgen, die wir zusammen erreichen können."
Der Sohn: „Irgendwie macht's mich doch traurig, dass ich jetzt so geworden bin. Ich hätte auch ein normaler Jugendlicher sein können. Normal aufwachsen können, dann hätte ich nicht so viele Probleme gehabt."

Aufgrund klinischer Erfahrung kann für Deutschland konstatiert werden, dass Erwachsene mit FASD zu einem Großteil nicht (Paditz, 2012; Spohr, 2014) oder fehldiagnostiziert (Jost u. Krause, 2008) und falsch behandelt werden (Becker u. Hantelmann, 2013; Freunscht u. Feldmann, 2014) und häufig in Einrichtungen der Eingliederungshilfe, Justizvollzugsanstalten oder in der Obdachlosigkeit leben (Stade et al., 2004; Thanh et al., 2013; Badry et al., 2014).

Die Situation chronischer Unterdiagnostik wird sich, zumindest was das Vollbild, das Fetale Alkoholsyndrom, betrifft, im Laufe der Jahre verbessern. Dies wird dadurch geschehen, dass im Kinder- und Jugendlichen-Bereich durch die Verbreitung der deutschsprachigen S3-Leitlinie (Landgraf u. Heinen, 2013) deutlich mehr Betroffene mit FAS diagnostiziert werden. Die Besonderheiten dieser Behinderung müssen aber auch im Erwachsenenbereich verstärkt zur Kenntnis genommen werden. Während die facialen und Wachstumsauffälligkeiten sich im Erwachsenenalter häufig normalisieren (Bertrand et al., 2004; Spohr, 2014), bleiben die ZNS-Auffälligkeiten teilweise bestehen (Spohr et al., 2007). Erschwert wird die Diagnosestellung im Erwachsenenalter somit durch die Reduzierung sichtbarer äußerer Hinweise (siehe Kap. 2.3), weswegen die Anamnese über mütterlichen Alkoholkonsum während der Schwangerschaft eine höhere Bedeutung gewinnt. Gerade die Alkoholanamnese kann jedoch in höherem Alter der Betroffenen in vielen Fällen nur mit einer eingeschränkten Wahrscheinlichkeit rekonstruiert werden (Spohr, 2014). Jedoch ist bereits eine Verdachtsdiagnose mit neuropsychologischem Profil für die Verbesserung der Betreuungssettings von hohem Wert.

Menschen mit Fetalen Alkoholspektrumstörungen benötigen aufgrund ihrer hirnorganischen Beeinträchtigungen eine spezifische Förderung, die in den bisherigen Hilfesystemen nicht bzw. noch nicht ausreichend installiert ist. Das Störungsbild kann sich sehr unterschiedlich darstellen und reicht bis in den Bereich der schweren geistigen Behinderung. Die Behinderung bedingt unabhängig vom Intelligenzquotienten, Störungen der Informations- und Wahrnehmungsverarbeitung die das Erfassen abstrakter, aber auch sozialer Relationen erheblich beeinträchtigen. Diese erklären sowohl die Tendenz zum sozialen Rückzug und die Angst vor neuen Situationen, als auch die Suggestibilität, Umtriebigkeit und Ausbeutbarkeit in jeglicher Hinsicht.

Neben den diagnostischen Differenzierungen der Subtypen der FASD deuten klinische Erfahrungen auf zwei Verhaltenstypen hin die sich darin unterscheiden, dass die einen auf Reizüberflutungen eher mit Angst und Rückzug reagieren und die anderen eher mit Weglauftendenzen und Umtriebigkeit (Becker u. Hantelmann, 2013). Die Verhaltensunterschiede werden häufig erst in der Adoleszenz sichtbar. Beiden gemeinsam ist, dass sie aufgrund ihrer hirnorganisch bedingten Suggestibilität mit „jedem mitgehen“, der nett zu ihnen ist (Brown et al., 2011; Freunscht u. Feldmann, 2014). Sie sind in diesem Zusammenhang gefährdet, ausgenutzt zu werden (sexuell, finanziell, dissozial etc.). Die beiden Gruppen schaffen natürlich unterschiedliche Betreuungsprobleme. Insbesondere bei Menschen mit FASD und ausgeprägter Weglauftendenz geht die Schere zwischen hohem Hilfebedarf und sehr begrenzter Hilfeannahme am deutlichsten auseinander.

Boland et al. (1998) beschrieben einen Verhaltensphänotyp von Jugendlichen und Erwachsenen als eine Mischung aus primären kognitiven und entwicklungsneurologischen Beeinträchtigungen (wie bspw. des Gedächtnisses, der Aufmerksamkeit, der exekutiven und Anpassungsfunktionen) und daraus resultierender eingeschränkter Fähigkeitsentwicklung. Im Zusammenhang damit stehen sekundäre Störungen (wie leicht zum Opfer zu werden, leichte Ablenkbarkeit, Einschränkungen im Lernen von Konsequenzen, Schwierigkeiten soziale Stimuli zu verstehen, niedrige Frustrationstoleranz, auffälliges Sexualverhalten, seelische Störungen, Gesetzeskonflikte). Die Arbeitsgruppe um Streissguth et al. (1996; 2004; 2007) konnte herausarbeiten, dass zusätzliche ungünstige Entwicklungsbedingungen, wie häufige Wechsel der Bezugspersonen, traumatische Erlebnisse, Gewalt oder Missbrauch negativ potenzierend wirken (Abb. 2.3).

Die Problematik der Betreuung und Förderung von Menschen mit FASD im Erwachsenenalter besteht darin, dass eine so weit gehende Verselbstständigung nämlich von Hilfe unabhängig zu werden bei einem großen Teil kaum möglich ist. Wesentlich geht es darum das Erreichte zu erhalten oder eine Verschlimmerung der Problematik zu verhüten (Spohr et al., 2007; Freunscht u. Feldmann, 2014). In der Betreuungsarbeit ist zu berücksichtigen, dass die Betroffenen zum Teil auch bei maximaler Förderung Grenzen in ihrer Entwicklung zeigen und vielfach von einer Stagnation anstatt einer Entwicklungsverzögerung gesprochen werden muss (Freunscht u. Feldmann, 2014; Wagner, 2014a; Walloch et al., 2012). Überforderung kann erhebliche Spannungszustände auslösen. Schwerpunkt der Betreuungsarbeit ist daher der Aufbau kompensatorischer Strategien für alle Lebensbereiche zum Ausgleich der diagnostizierten neuropsychologischen Funktionsstörungen.

Die Problematik der Diagnostik besteht überdies darin, dass die Unterformen von FASD nicht allen Fachdiensten ausreichend bekannt sind, so dass es zu falschen Zuordnungen und Fehlbehandlungen kommt. Weiterhin ist noch nicht ausreichend bekannt, dass der Schweregrad der Behinderung und das Ausmaß der Teilhabebeeinträchtigung sich nicht nur an der vollständigen Symptomatik im Vollbild, dem Fetalen Alkoholsyndrom FAS, messen lässt, sondern aufgrund der Hirnschädigung „unsichtbar" in allen Unterformen vorliegen kann.

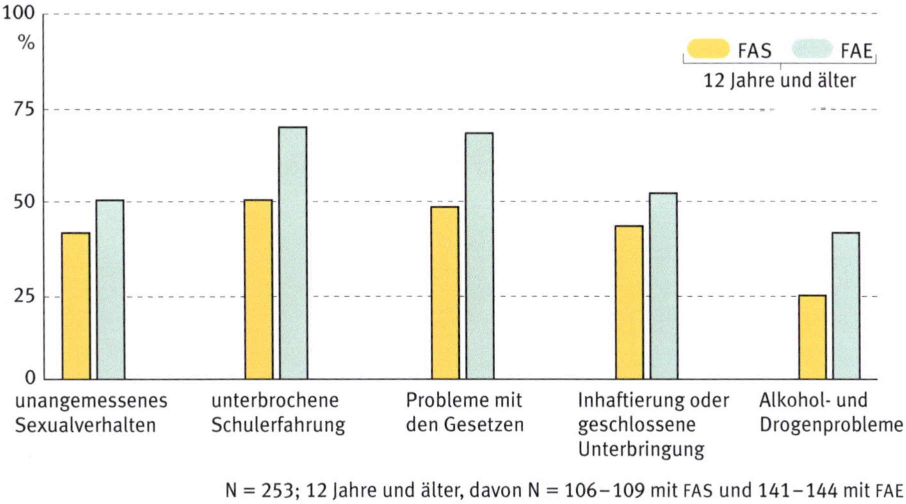

Abb. 2.3: Langzeitstudie: Vergleich sekundärer Störungen bei Fetalem Alkoholsyndrom und Fetalen Alkoholeffekten (vgl. Streissguth et al., 2004), FAE = Fetale Alkoholeffekte, eine Unterform der FASD, die in etwa dem heutigen pFAS entspricht.

In einigen Fällen entstehen Probleme der Zuordnungen (zum Bereich der geistigen, körperlichen (bei toxischer Hirnschädigung) oder seelischen Behinderung) dadurch, dass eine Intelligenz im Normbereich diagnostiziert werden kann (siehe dazu Juretko, 2006). Die betroffenen Menschen sind jedoch u. a. in Folge der Störung der Exekutivfunktionen (Kolb u. Wishaw, 1993; Rasmussen, 2005; Vaurio et al., 2008; Vaurio et al. 2011; Mattson et al., 2010) nicht in der Lage, diese Intelligenz angemessen zu nutzen und sie im praktischen Leben einzusetzen.

> „Es bietet sich also durchaus eine Diskussion darüber an, inwieweit die Beeinträchtigung geistiger Funktionen und ihrer Folgen nicht auch dann als geistige Behinderung begriffen werden sollten, wenn ein Intelligenzquotient von über 70 festgestellt wird." (Schindler, 2011)

Versorgungsprobleme entstehen also auch dadurch, dass die sozialpsychiatrische Versorgung für viele Menschen mit FASD strukturell überfordernd ist, weil sie Anforderungen stellt, die sie nicht bewältigen *können.* Längerfristige Aufgaben mit „therapeutischer Spannung" und entsprechenden Zielplanungen überfordern Menschen mit hirnorganischen Beeinträchtigungen.

Die Internationale Klassifikation der Funktionsfähigkeit, Behinderung und Gesundheit (ICF), (WHO, 2005) ist hilfreich da sie die Funktionsbeeinträchtigungen gewichtet und dabei den Schwerpunkt nicht auf die Intelligenzmessung legt. Sie kann jedoch dieses bei FASD häufig bestehende Dilemma kontraproduktiver Hilfekulturen nicht beheben, könnte aber therapeutische und pädagogische Impulse ermöglichen.

Die Funktionsstörungen bei FASD nach dem ICF können u. a. in folgenden Bereichen klassifiziert werden:

- b 117 Funktionen der Intelligenz
- b 122 globale psychosoziale Funktionen
- b 126 Funktionen von Temperament und Persönlichkeit
- b 130 Funktionen der psychischen Energie und des Antriebs
- b 140 Funktionen der Aufmerksamkeit
- b 152 emotionale Funktionen
- b 160 Funktionen des Denkens
- b 164 höhere kognitive Funktionen
- b 167 kognitiv-sprachliche Funktionen
- b 172 das Rechnen betreffende Funktionen
- b 180 die Selbstwahrnehmung und die Zeitwahrnehmung betreffende Funktionen.

Für die Felder der Suchthilfe muss in Betreuungszusammenhängen beachtet werden, dass bei Menschen mit FASD eine deutliche hirnorganisch bedingte Suggestibilität und ein „Imitierverhalten" (vgl. Brown et al., 2011) besteht, welches Fragen der Platzierung bei stationären Unterbringungen ebenso erschwert, wie die vielfach hochgradig eingeschränkte Gruppenfähigkeit.

2.4 Zum Problem der Erwachsenendiagnostik[1]

Jessica C. Wagner

Ein junger Mann öffnet die Tür und fragt, ob er hier richtig sei, im FASD-Fachzentrum. Er ist ca. Mitte zwanzig, wirkt aber deutlich jünger. Er wirkt müde, obwohl es bereits nach Mittags ist und scheint noch nicht lange wach zu sein. Gegessen habe er noch nichts, antwortet er und wir reichen ihm ein Brötchen und Wasser. Sichtbar dankbar, ist es leicht, mit ihm ins Gespräch zu kommen. Nach kurzer Zeit haben wir ungefragt, Ausschnitte aus seinem aktuellen Leben erfahren, die eigentlich bereits ein Vertrauensverhältnis voraussetzen würden. Ansonsten ergibt sich der Eindruck eines sympathischen, redseligen jungen Mannes, der aus seinem Leben erzählt, als würde es ihm irgendwie passieren; er bringt einen schnell zum Schmunzeln und obwohl er angibt, wenig Zeit zu haben, vergisst er am Ende fast zu gehen. In der neuropsychologischen Testung schneidet er ganz gut ab, unterdurchschnittlich in einigen Aspekten wie Aufmerksamkeit und Exekutivfunktionen, aber im Großen und Ganzen kann er die Aufgaben gut bewältigen. In der Exploration schildert er Gedächtnisprobleme, im Lern- und Gedächtnistest kann er sich aber über mehrere Durchgänge relativ viele Wörter merken und kann diese auch nach einer halben Stunde erinnern. Ansonsten sieht der junge Mann nur wenige Probleme im Alltag, außer dass er gerne alleine wohnen und eine feste Stelle haben möchte. Aber wer möchte das schließlich nicht? Äußerlich lassen sich keine Auffälligkeiten feststellen; der junge Mann verhält sich ‚normal' und ‚bearbeitet' die Aufgaben zügig, wirkt dabei motiviert und versteht die Aufgabenstellung sofort.

2.4.1 Allgemeine Probleme

Die Beschreibung ist exemplarisch für häufige Erfahrungen in der Diagnostik erwachsener Menschen mit Verdacht auf FASD. Würde nicht die Verdachtsdiagnose im Raum stehen, wirken Erwachsene mit FASD oft zwar verhaltensauffällig, aber auf den ersten und auch oft zweiten diagnostischen Blick unauffällig. Sie können ihre Situation oft „oberflächlich" gut erklären und werden daher häufig als unbeeinträchtigt eingestuft und erhalten weniger Hilfe. Der Alltag vieler Menschen mit FASD gestaltet sich jedoch schwierig (vgl. Spohr, Willms u. Steinhausen, 2007). Die Verknüpfung zwischen FASD-Diagnostik der Ermittlung des Hilfebedarfs und der Umsetzung des Hilfebedarfs ist im Erwachsenenalter höchst problematisch. Becker und Hantelmann (2013) weisen darauf hin, dass es mit der FASD-Diagnostik im Erwachsenenalter daher längst nicht getan ist.

---

1 Vgl. Wagner, J. (2014b). Spät ist nie zu spät? Zu den Herausforderungen der FASD-Diagnostik im Erwachsenenalter. In R. Feldmann, G.Michalowski u. K. Lepke (Hrsg.), FASD: Wenn Liebe alleine nicht ausreicht. (1. Aufl.). (S. 61–74). Idstein: Schulz-Kirchner.

Insgesamt ergeben sich mindestens **drei Problembereiche** im Rahmen der Erwachsenendiagnostik:
1. FASD-Diagnosen im Erwachsenenalter werden aktuell selten gestellt, weil die Diagnostik für den Erwachsenenbereich wenig bekannt ist und häufiger selbst bei Kenntnis über das Störungsbild übersehen wird.
2. Die Diagnostik Fetaler Alkoholspektrum-Störungen im Erwachsenenalter kann schwieriger sein als im Kindesalter.
3. Die Diagnose von FASD im Erwachsenenalter muss deutlicher ‚übersetzt' werden; es besteht eine Lücke zwischen der Diagnostik und damit in Verbindung stehender weiterführender Hilfen und Behandlungen.

Zu Punkt 1: FASD-Diagnosen im Erwachsenenalter werden deutlich seltener als im Kindesalter gestellt und erfahrungsgemäß melden sich zur Diagnostik oft die Betroffenen selbst oder deren Betreuer bzw. Bezugspersonen; die Zuweisung aus fachärztlichen oder psychotherapeutischen Praxen stellt eher die Ausnahme dar. Erwachsene mit FASD finden sich gehäuft in psychiatrischen Kliniken (Eyal u. O'Connor, 2011), Gefängnissen (Fast u. Conry, 2004), Behindertenwerkstätten etc., werden dort aber häufig nicht als solche erkannt. Walloch, Burger und Kornhuber (2012) beschreiben dies auch für den deutschen Sprachraum und fassen zusammen: „Nur bei entsprechender Kenntnis der Störungen können diese dort adäquat diagnostiziert und behandelt werden" (S. 324).

Die Aufnahme der Fragestellung in den Anamnesebogen oder das Anamnesegespräch, ob eine pränatale Alkoholexposition bekannt ist, könnte hier bereits ein hilfreicher Schritt zur Erhöhung der Sensibilisierung sein. Da Fragen zum Schwangerschaftsverlauf auch beinhalten, ob eine gewünschte oder ungeplante Schwangerschaft vorlag, könnte hier unkompliziert das Gesundheitsverhalten der leiblichen Mutter während der Schwangerschaft abgefragt werden. Obwohl der Bekanntheitsgrad der Gesichtsdysmorphien und Wachstumsauffälligkeiten bei Kindern mit FASD durch zunehmende Medienberichte mittlerweile verbreitet zu sein scheint, sind die neuropsychologischen Beeinträchtigungen als Folge hirnorganischer Entwicklungsstörungen weiterhin wenig beachtet. Nicht FASD, sondern Komorbiditäten werden häufig als erstes diagnostiziert. FASD wird in der Literatur oft als „nicht-sichtbare Behinderung" beschrieben. Im Erwachsenenalter kommt erschwerend hinzu, dass sich die wenigen sichtbaren körperlichen Merkmale, auch beim Vollbild FAS, auswachsen können.

Zu Punkt 2: Die Problematik der Diagnostik Fetaler Alkoholspektrumstörungen im Erwachsenenalter umfasst verschiedenste Aspekte:
- das mögliche Fehlen von äußerlichen Merkmalen (z. T. weniger ausgeprägte Gesichtsdysmorphien; im Jugendalter aufgeholte und daher im Erwachsenenalter normale Körpergröße und Körpergewicht),
- fehlende Entwicklungsdaten, so dass eine mögliche, in der Kindheit z. B. vorhandene Wachstumsstörung, nicht mehr nachweisbar ist,
- das Fehlen von Entwicklungsberichten, Geburtsberichten, Arztbriefen etc.,
- verjährte Archivierungspflichten, so dass die Daten auch nicht mehr einholbar sind,

- fehlende Kontakte zur leiblichen Mutter oder Verwandten, die den Alkoholkonsum während der Schwangerschaft bestätigen könnten,
- fehlende Referenzwerte und Normierungen für körperliche Aspekte bei Erwachsenen (so hören die Perzentilkurven für Jugendliche im 4-Digit-Diagnostik Code mit 16 Jahren bereits auf),
- keine/wenig Kenntnis über den Alkoholkonsum der Mutter während der Schwangerschaft,
- wenig Aufklärung über die möglichen Folgen pränataler Alkoholexposition, so dass kein Bedarf bestand, dies mitzuteilen oder diagnostisch abklären zu lassen,
- Unklarheit über den Nutzen einer FASD-Diagnose,
- Angst vor Stigmatisierung,
- gute Integration des Kindes/Jugendlichen vor dem Erwachsenenalter,
- keine Aufklärung über FASD im professionellen Helfersystem,
- die meisten FASD-Betroffenen haben „unsichtbare" (körperlich nicht sichtbare) FASD-Anzeichen und werden damit eher chronisch unterdiagnostiziert,
- selbst bei ehemals vorhandenen körperlichen Auffälligkeiten können sich diese in der Entwicklung „auswachsen".

Da sich die körperlichen Anzeichen teilweise auswachsen können, wird die Relevanz dieser für die Diagnosestellung im Erwachsenenalter kontrovers diskutiert. Chudley et al. (2007) gehen davon aus, dass die für FAS-typischen körperlichen Auffälligkeiten trotz möglicher Veränderungen als diagnostische Merkmale auch im Erwachsenenalter eine Rolle spielen können und plädieren dafür, die diagnostischen Kriterien des Kindesalters auch bei der Erwachsenendiagnostik beizubehalten. So fassen Chudley et al. (2007) zusammen, dass bisher unterschiedliche Erfahrungen und nur wenige Studien existieren und somit weitere und umfangreichere prospektive Studien notwendig sind. Streissguth et al. (1991), Spohr, Willms u. Steinhausen (1993, 2007) und Lemoine (2003) berichten jeweils über Veränderungen der Gesichtsauffälligkeiten mit zunehmendem Alter der Betroffenen. So kommt es häufig zu einer Verringerung des Abstandes zwischen Nase und Oberlippe (Verlängerung der Nase) und einer Verlängerung des Kinns. In diesem Sinne fehlen Referenzwerte und ein Lippen-Philtrum-Guide, der den Veränderungen im Erwachsenenalter angepasst sind. Eine mögliche ehemals vorhandene Wachstumsstörung und deutlichere Gesichtsauffälligkeiten können retrospektiv beurteilt werden, auch wenn im Erwachsenenalter körperliche Auffälligkeiten fehlen. Voraussetzung ist aber das Vorliegen von Entwicklungsberichten und früheren Befunden, dies ist jedoch häufig nicht der Fall. Je älter die Personen sind, desto unwahrscheinlicher ist auch die Möglichkeit, noch im Nachhinein an Daten heranzukommen. Hier kann die Archivierungspflicht schon erloschen sein. Aufgrund der z. T. vorhandenen Gedächtnisschwierigkeiten können sich die Betroffenen selbst auch schlecht oder ungenau erinnern, wann und wo sie bereits medizinisch und psychologisch behandelt wurden. Erwachsenen mit FASD können z.T. schwerer entscheiden, welche Dokumente aufzubewahren sind und welche nicht, so dass z.T. relevante Dokumente weggeworfen werden. Fehlt der Kontakt zur leiblichen Mutter oder ist diese bereits verstorben und es liegen keine dokumentierten Informationen über den Alkoholkonsum während der Schwangerschaft vor, wird die Diagnostik im Erwachsenenalter komplizierter. Es fehlen nationale und internationale Leitlinien zur Diagnostik Fetaler Alkoholspektrumstörungen im Erwachsenenalter.

Zu Punkt 3: Erwachsene, die bereits im Kindes- und Jugendalter diagnostiziert wurden, machen im Erwachsenenalter die Erfahrung, dass die Diagnosen FAS und FASD bei Behandlungen (medizinisch/psychotherapeutisch) wenig Berücksichtigung finden, oft sogar gar nicht im Arztbrief oder der Epikrise erwähnt wird. Problematisch erscheint nicht nur die mangelnde Datenlage über Prävalenzen Erwachsener mit FASD, die bereits eine Diagnose erhalten haben, sondern auch die unzureichende Information bezüglich der Validität der Diagnostik im Erwachsenenalter und der Weiterversorgung der Betroffenen. Die Effizienz der Diagnostik im Erwachsenenalter muss überprüft und in den nächsten Jahren nachgewiesen werden, um diese Situation zu verbessern. Die Diagnose alleine ist jedoch für den Betroffenen/die Betroffene im Erwachsenenalter nicht per se Tür öffnend; aber erst nach der Diagnose beginnt die Ermittlung des Hilfebedarfs. Aktuell bedeutet dies immer noch, dass der Betroffene/die Betroffene in Eigenregie Bedürfnisse und den Bedarf der Hilfe formulieren muss, um eine zu Chance zu haben, diese zu erhalten. Da Menschen mit FASD z.T. weniger „Krankheitseinsicht" zeigen, schließt sich hier ein Kreis gegenseitiger Fehlwahrnehmungen. Diese Situation erfordert sowohl eine Stärkung des Patientenrechtes und eine ausführliche Aufklärung und Beratung der Betroffenen mit FASD über das (heterogene) Störungsbild (und personenzentriert über individuelle Beeinträchtigungen) als auch eine weitreichende Unterstützung und Betreuung von Bezugspersonen. Eine Aufklärung des Fachpersonals über FASD ist für Institutionen wie Kliniken, Justizvollzugsanstalten, Arbeitsämter etc. dringend notwendig.

2.4.2 Spezielle Aspekte

Chudley et al. (2007), die in ihrem Übersichtsartikel zu den Herausforderungen in der Diagnostik von FASD bei Erwachsenen hinweisen, beschreiben die Diagnostik als mehrstufigen und interdisziplinären Prozess (Tab. 2.2).

Diagnostischer Prozess nach Chudley et al. (2007):
- beginnt mit der Feststellung eines Bedarfs
- endet mit der Implementierung von Empfehlungen
- Exploration/Anamnese
- medizinische Diagnostik
- psychologische/neuropsychologische Diagnostik
- Zusammenarbeit mit Logopäden, Sozialarbeitern, Genetikern
- Team kann überregional zusammen arbeiten (Telemedizin)

Der diagnostische Prozess, der zur Stellung einer der Diagnosen im FASD-Spektrum führen kann, wird auch im Rahmen der kanadischen Leitlinien (Chudley et al., 2005, derzeit in Revision) als umfangreicher Prozess aufgeführt. Er umfasst Screening und ärztliche Überweisung, eine genaue medizinische Untersuchung, den Ausschluss von anderen möglichen Ursachen und somit eine genaue Differentialdiagnose, neuropsychologische Untersuchungen, Behandlungen und Nachsorge. Ein multidisziplinäres Team ist daher unumgänglich. Nach Chudley et al. besteht dieses Team aus: Koordinatoren zur Fallbearbeitung z. B. Krankenschwestern und Sozialarbeitern, Ärzten mit spezieller Ausbildung in FASD-Diagnostik, Psychologen, Sozialarbeitern, Sprachpathologen. Weiterhin können Suchtberater, Betreuer der Kinder, Eltern oder Erziehungsberechtigte, Bewährungshelfer, Psychiater, Lehrer, Berufsberater, Krankenschwestern, Genetiker, Neuropsychologen und Familientherapeuten eine Rolle spielen. Zudem sollten Informationen über die Person aus verschiedenen Quellen herangezogen werden.

Als erstes sollte eine genaue Schwangerschaftsanamnese erhoben werden. Prospektiv und retrospektiv stehen verschiedene Screening-Fragebögen (z. B. TWEAK, T-ACE, CAGE, AUDIT, S-MAST, B-MAST) und Interviews zur Verfügung. Weitere Informationen z. B. aus dem Krankenhaus oder dem Umfeld der Person, wie etwa aus der Familie, können je nach Verfügbarkeit weitere wichtige Details liefern. Ein so umfangreiches diagnostisches Team ist jedoch nicht immer zur Hand. Dies gilt vor allem für Regionen ohne ausreichende ärztliche und psychologische Versorgung. Spezialisierte FASD-Sprechstunden zur Diagnostik existieren seit der Implementierung der deutschen S3-Leitlinie in einigen, noch immer deutlich zu wenigen, Sozialpädiatrischen Zentren in Deutschland. Anlaufstellen für Erwachsene, die sich bei Verdacht auf FASD untersuchen lassen wollen, sind jedoch kaum vorhanden und beschränken sich aktuell ambulant auf das FASD-Fachzentrum (Evangelischer Verein Sonnenhof e.V., Berlin-Spandau). Eine weitere spezialisierte FASD-Sprechstunde im Rahmen der psychiatrischen Institutsambulanz ist zudem im Evangelischen Krankenhaus Königin Elisabeth Herzberge (Berlin-Lichtenberg) im Aufbau. Eine interdisziplinäre Diagnostik, die auch die S3-Leitlinie für Kinder und Jugendliche bei FAS vorsieht, ist für das Erwachsenenalter auch sehr relevant, da ein Konzept für die Funktionseinschränkungen der Betroffenen etabliert und individuell nach Förder- und Unterstützungsnotwendigkeiten und -möglichkeiten gesucht werden muss. Die Diagnose alleine wird in der Erwachsenenmedizin oft zu wenig beachtet (s. o.). Eine Beschreibung der mit der Diagnose einhergehenden Funktionseinschränkungen ist daher unbedingt notwendig.

In Anlehnung an die Diagnostik im Kindes- und Jugendalter lassen sich auch für die Diagnostik bei Erwachsenen die vier Hauptfragestellungen (Wachstumsstörungen, Gesichtsauffälligkeiten, Auffälligkeiten/Beeinträchtigungen des zentralen Nervensystems, Alkoholanamnese während der Schwangerschaft) aufgreifen.

Die FASD-Diagnostik ist eine Zusammensetzung aus retrospektiv gewonnenen Daten (Entwicklungsdaten, Einschätzung des Vorliegens von Gesichtsauffälligkeiten anhand von Kinderfotos bzw. Fotos aus verschiedenen Altersstufen, medizinischen und psychologischen Vorbefunden), einer ausführlichen soziobiographischen Anamnese, einer aktuellen körperlichen Untersuchung (Größe, Gewicht, Kopfumfang, Lidspaltenlänge, Einstufung des Philtrums und der Oberlippe anhand des Lip-Philtrum Guide von Astley), und einer ausführlichen neuropsychologischen Untersuchung (mögliche neuropsychologische „Domänen“ und Testverfahren zur Erhebung, siehe Tab. 2.2).

Tab. 2.2: Wichtige neuropsychologische „Domänen“[1] und Testverfahren zur Erhebung für das Erwachsenenalter (Quelle: Wagner, 2014a).

Bereich/Domäne	Test (Kürzel)	Testname
Intelligenz	WIE	Wechsler Intelligenztest für Erwachsene
Intelligenz	MWT	Mehrfach-Wahl-Wortschatz-Intelligenztest
Intelligenz	SON-R 6-40	nonverbaler Intelligenztest
Intelligenz	WTB	Werdenfelser Testbatterie (bei Menschen mit Behinderungen)
Lernen und Gedächtnis	VLMT	verbaler Lern- und Merkfähigkeitstest
Lernen und Gedächtnis	VGT	verbaler Gedächtnistest
Lernen und Gedächtnis	VLT/ NVLT	verbaler und Nonverbaler Lerntest
Lernen und Gedächtnis (figural/visuell)	DCS/ DCS-II	Diagnosticum für Cerebralschädigung
Aufmerksamkeit	D2	Aufmerksamkeits-Belastungstest
Aufmerksamkeit	TAP (Alertness, geteilte Aufmerksamkeit)	Testbatterie zur Aufmerksamkeitsprüfung
Visuelle Wahrnehmung	DTVP-A	Developmental Test of Visual Perception
Räumlich-konstruktive W.	BRS	Beobachtungsbogen für räumliche Störungen
Exekutivfunktionen	TAP (GoNogo-Tests, Flexibilität, Inkompatibilität)	Testbatterie zur Aufmerksamkeitsprüfung
Exekutivfunktionen	RWT	Regensburger Wortflüssigkeitstest
Exekutivfunktionen	TKS	Test zum kognitiven Schätzen
Exekutivfunktionen	TL-D	Turm von London
Exekutivfunktionen	WCST	Wisconsin Card Sorting Test

[1] Es sollten möglichst mehrere neuropsychologische „Domänen“ getestet werden, mindestens jedoch 3 Bereiche. Angelehnt an die Empfehlungen der psychologischen Testverfahren für FAS im Kindes-/Jugendalter der S3-Leitlinie von Landgraf, Thomas u. Wagner (2013).

Zur Erfassung des neuropsychologischen Profils geben die kanadischen Richtlinien einen detaillierten Überblick, der für die Diagnostik im Erwachsenenalter hilfreich sein kann. Chudley et al. (2005) schlagen vor, dass die folgenden Bereiche erfasst werden sollen:

- harte und weiche neurologische Zeichen (inklusive sensorischer und-motorischer Zeichen),
- Gehirnstrukturen (Messung des Kopfumfangs, Gehirnmorphologie visualisiert durch C-MRT etc.),
- Kognition (IQ),
- Kommunikation (rezeptive und expressive Sprachfertigkeiten),
- Schulleistungen,
- Gedächtnis,
- Exekutivfunktionen und abstraktes Denken,
- Aufmerksamkeitsdefizite/Hyperaktivität,
- adaptives Verhalten, soziale Fertigkeiten, Kommunikation.

Dieser Vorschlag der Kanadier basiert auf langjähriger klinischer Expertise, ist aber nicht durchgängig evidenzbasiert (z. B. kontroverse wissenschaftliche Studien zu Auffälligkeiten im C-MRT bei Menschen mit FASD) und sollte daher mit Vorsicht eingesetzt werden. Da keine einheitlichen evidenzbasierten Empfehlungen zur Diagnostik der FASD im Erwachsenenalter vorhanden sind, muss man sich in der Praxis aber mit den Vorschlägen der konsensbasierten Leitlinien, z. B. der kanadischen Leitlinie, orientierend behelfen.

Die Verfahren zur Erfassung sollten laut Chudley et al. (2005) pro Bereich möglichst sowohl einfache (basic skills) wie auch komplexe Aufgaben umfassen. Die einzelnen Bereiche sollten zunächst unabhängig voneinander getestet werden. Als beeinträchtigt gelten Bereiche, die a) mindestens zwei Standardabweichungen unter dem Mittelwert liegen, oder b) bei denen eine Diskrepanz von mindestens einer Standardabweichung zu anderen Subbereichen zu verzeichnen ist (z. B. verbaler versus Handlungs-IQ, expressive versus rezeptive Sprache, verbales versus visuelles Gedächtnis) oder c) bei denen eine Diskrepanz zwischen mindestens 1,5 bis 2 Standardabweichungen zwischen Subtests eines Messinstruments vorliegt (mit Beachtung der Testreliabilität und der normalen Variabilität in der Population). Insgesamt sehen die Autoren eine Beeinträchtigung in drei Bereichen (Domänen) als notwendig zur Diagnosestellung an, wenngleich immer alle Bereiche überprüft werden sollten, um Stärken und Schwächen herauszufinden. Im Anhang der kanadischen Richtlinien findet sich eine Übersicht über häufig verwendete Testverfahren, um neuropsychologische und Verhaltensaspekte sowie die aktuelle Leistungsfähigkeit, Kommunikationsfähigkeiten und Anpassungsfähigkeiten zu erfassen.

Für die deutsche S3-Leitlinie sind zur Erfassung der neuropsychologischen bzw. funktionalen Beeinträchtigungen der Kinder und Jugendlichen mit FAS ähnliche

Bereiche zur Überprüfung und zur Erfüllung des Kriteriums „Funktionelle ZNS-Auffälligkeiten“ festgehalten worden, wie in der kanadischen Richtlinie, die noch dazu evidenzbasiert sind (Landgraf u. Heinen, 2013):

Im Anhang der S3-Leitlinie finden sich Testverfahren zur Überprüfung der jeweiligen Domänen, die sich jedoch vorrangig auf das Kindes- und Jugendalter beziehen.

Die Erarbeitung von evidenz- und konsensbasierten Leitlinien für die Diagnostik von FAS/FASD bei Erwachsenen muss auf nationaler und internationaler Ebene baldmöglichst umgesetzt werden, da es für eine „späte“ Diagnosestellung im Erwachsenenalter viele Gründe geben kann.

Aktuell besteht für die Diagnosestellung bei Erwachsenen mit Verdacht auf FASD zusätzlich das Problem, dass die ausführliche Diagnostik nicht von den Krankenkassen übernommen wird und entweder privat von den Betroffenen oder durch Spenden finanziert werden muss.

2.4.3 Empfehlungen für die Durchführung der Diagnostik im Erwachsenenalter

Für die Untersuchung auf FASD im Erwachsenenalter ergeben sich sowohl ärztliche als auch psychologische/neuropsychologische Untersuchungsaufgaben:
Ärztliche Untersuchung:
- Messung des aktuellen Kopfumfangs
- Messung der Augenlidspalten (linkes und rechtes Auge)
- Einschätzung des Philtrums (Lip-Philtrum Guide von Astley)
- Einschätzung der Oberlippe (Lip-Philtrum Guide von Astley)
- Messung: Größe
- Messung: Gewicht
- evtl. Einschätzung früherer oder aktuell vorhandener Entwicklungsstörung/Größen/Gewichtsminderung

Psychologische/neuropsychologische Untersuchung:
- kognitive Leistungsfähigkeit (IQ)
- Lernen und Gedächtnis
- Exekutivfunktionen
- visuelle Wahrnehmung/räumlich-konstruktive Wahrnehmung
- Aufmerksamkeit
- Sprache
- (Feinmotorik)

Neben einer ausführlichen testpsychologischen Diagnostik (2–4 Stunden) sollte eine ausführliche Anamnese, wenn möglich mit Begleitperson zur Fremdeinschätzung, stattfinden. Die Einschätzung der Alltagsbeeinträchtigungen sowie psychischen Störungen sollte neben der Exploration durch standardisierte Testverfahren ergänzt werden. Neben dem ärztlichen und psychologischen Part im Rahmen der Diagnosestellung ist insbesondere im Hinblick auf eine Weiterbehandlung bzw. die Ermittlung des Hilfebedarfs die Einbindung von weiterem Fachpersonal von Bedeutung (Sozialarbeiter, Ergotherapeuten, Suchtberater, Berufsberater etc.). Diagnosestellung und Behandlungsmaßnahmen sollten von einem interdisziplinären Team gemeinsam durchgeführt werden.

Um auf das Anfangsbeispiel zurückzukommen, gestaltet sich der diagnostische Prozess mitunter aufgrund teilweise schwindender offensichtlicher Auffälligkeiten (körperlich und z. T. auch testpsychologisch, vgl. Wagner, 2014 a) schwieriger. Informationen aller an der Diagnostik und Behandlung beteiligter Personen sind daher einzuholen und miteinander zu verbinden. Die neuropsychologische sowie ärztliche Diagnostik im Erwachsenenalter bei FASD ist noch weniger eine „Blickdiagnose", als sie es im Kindesalter vielleicht manchmal noch sein kann, wenngleich auch hier immer eine ausführliche Diagnostik sinnvoll und notwendig ist.

2.5 FASD, Komorbidität und sekundäre Störungen

Gela Becker

Erwachsene mit FASD sind gefährdet über die hirnorganischen Beeinträchtigungen hinaus (Riley u. Mc Gee, 2005), zusätzliche, diagnostisch abgrenzbare, begleitende, komorbide Störungen zu entwickeln. Famy et al. (1998) finden in ihrer Studie Depressionen (44 %), bipolare Störungen (20 %) und Angststörungen (20 %) bei FASD-Betroffenen als häufige komorbide Störungen. In einer weiteren Studie fanden Streissguth und ihre Forschungsgruppe insgesamt eine Quote von 94 % seelischen Störungen bei FASD-Patienten: davon Depressionen 52 %; psychotische Symptome 29 %; Suizidversuche 23 %; (Streissguth et al., 1996). O'Connor et al. (2002) kommen zu ähnlich hohen Ergebnissen psychiatrischer Auffälligkeiten (87 %). Diese Störungen können sowohl in der frühen Kindheit beginnen, als auch in der Adoleszenz oder bei Erwachsenen neu auftreten (O'Connor u. Paley, 2009). Bestätigt werden die amerikanischen Studien durch eine deutsche Studie, die Hinweise auf eine Vielzahl psychiatrischer Diagnosen gibt (Freunscht u. Feldmann, 2014).

Auf die Schwere sekundärer Störungen wurde zunächst in amerikanischen Langzeitstudien von Streissguth et al. (1996; 2004) hingewiesen (Abb. 2.4). Schulunterbrechungen oder Schulabbruch bestanden in 60 % der Fälle und Konflikte mit dem Gesetz ebenfalls in 60 %. Bei 50 % der Betroffenen kam es zu Inhaftierungen oder geschlossener Unterbringung in einer psychiatrischen Klinik (Abb. 2.5). 80 % der über 21-Jährigen waren auf Unterstützung in der Lebensführung angewiesen. Diese Befunde wurden in der deutschen Forschung trotz guter Entwicklungsbedingungen der Betroffenen in Pflegefamilien in einer Langzeitstudie von Spohr et al. (2007)

bestätigt (Abb. 2.6). In einer weiteren deutschen Untersuchung traten bei früher Diagnosestellung und hoch-protektiver Betreuung in einem niedrigeren Umfang sekundäre Störungen in Teilbereichen (Störungen des Sexualverhaltens, Suchtstörungen)

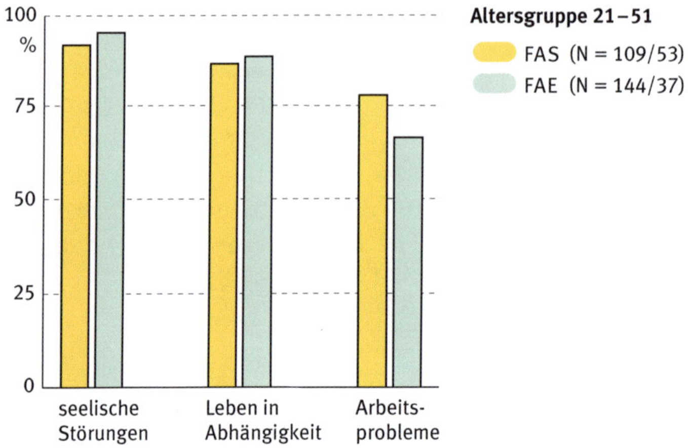

Abb. 2.4: Sekundäre Störungen in der Altersgruppe 21. bis 51. Lebensjahr. Vergleich Fetales Alkoholsyndrom und Fetale Alkoholeffekte, modifiziert nach Streissguth et al.

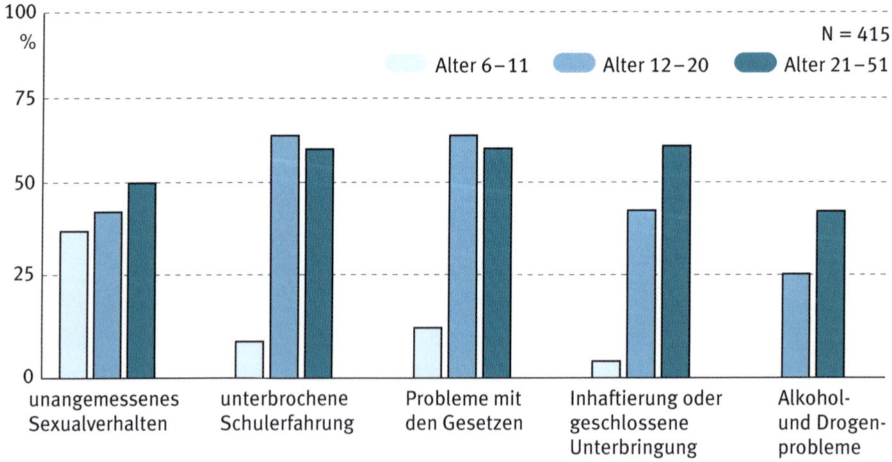

Abb. 2.5: Sekundäre Störungen gegliedert nach Altersgruppen, vom 6. bis zum 51. Lebensjahr im Überblick, vgl. Streissguth et al.,1996.

auf (Freunscht u. Feldmann, 2014). Damit werden Hinweise auf die mögliche Wirksamkeit frühzeitiger Interventionen gegeben.

Zu den sekundären Störungen werden in der amerikanischen Forschung neben Auffälligkeiten im Sexualverhalten und dissozialen Entwicklungen auftretende Suchtstörungen gezählt (46 % der Erwachsenen, Streissguth et al. 1996, 2004; Bear, et al., 2003; Yates et al., 1998).

Ein weiteres Problem liegt in gehäuften Fehldiagnosen aufgrund von Überschneidungen und Verwechslungsmöglichkeiten von FASD mit der instabilen Persönlichkeitsstörung. Jost und Krause (2008, S. 31) konstatieren sogar gesellschaftlich bedingte Fehlsichtigkeiten sowie ein systematisches Ausblenden der Diagnosestellung. Hintergründe sind gesellschaftlich und kulturell verankerte Abwehr und Ignoranz gegenüber alkoholbedingten, in der Schwangerschaft erworbenen Schädigungen.

Zu gehäuften Fehl- bzw. Teildiagnosen im Kindes- und Jugendalter zählen Aufmerksamkeitsdefizit-/Hyperaktivitätsstörung (ADHS), oppositionelles Verhalten sowie, Bindungs- und Angststörungen (Schindler u. Hoff-Emden, 2011). Zu weiteren Überschneidungen im Erscheinungsbild und damit der Gefahr von Teildiagnosen kommt es bei: Depressionen, psychotischen Störungen, Autismus-Spektrum-Störungen inklusive Asperger-Syndrom, bipolaren Störungen, Persönlichkeitsstörungen, Substanzmissbrauch, Schizophrenie, antisozialer Persönlichkeitsstörung, posttraumatischer Belastungsstörung oder Schädel-Hirn-Trauma (Brown et al., 2012).

In vielen dieser Fälle bleiben die Anzeichen und Symptome von FASD unerkannt (Spohr u. Steinhausen, 2008) und führen zu Fehlbehandlungen und belastenden Odysseen durch das Gesundheitssystem. Das Erkennen einer FASD als gleichzeitig vorliegender Störung kann helfen, Frustration bei den Betroffenen, ihren Familien und Betreuern zu reduzieren. Vor allem kann die Anpassung der Betreuungsmodelle an die Störung zu größeren Behandlungserfolgen beitragen. Dies betrifft nicht nur die Betreuungs- und Therapiesettings, sondern auch in einer besonderen Weise die Fragen von Medikationen (Paley u. O'Connor, 2009; Grant et al., 2013b; Hoff-Emden, 2013; Gehrmann, 2014), da es bei Menschen mit FASD vielfach zu paradoxen Reaktionen auf Medikamente oder, durch andere Formen der Verstoffwechselung, zur Notwendigkeit von hohen Dosierungen kommt. Wichtig ist in diesem Zusammenhang auch, dass die bei FASD möglicherweise vorkommenden Herz- und Nierenfehlbildungen nicht übersehen werden.

Soweit die Diagnose bekannt ist, kommen Schwierigkeiten durch eingeschränkte Kodierungsmöglichkeiten und damit Fragen der Implementierungen adäquater Hilfen hinzu: aus diesen Gründen verschwinden gestellte Diagnosen häufig zugunsten der im ICD-10 gelisteten Störungen, bzw. zugunsten der komorbiden Störungen der Betroffenen, um notwendige Behandlungen zu gewährleisten. Unabhängig davon, welche diagnostische Kodierung verwendet wird, muss eine FASD bei der Erstellung der individuellen Behandlungs- und Betreuungsplanung berücksichtigt und an die

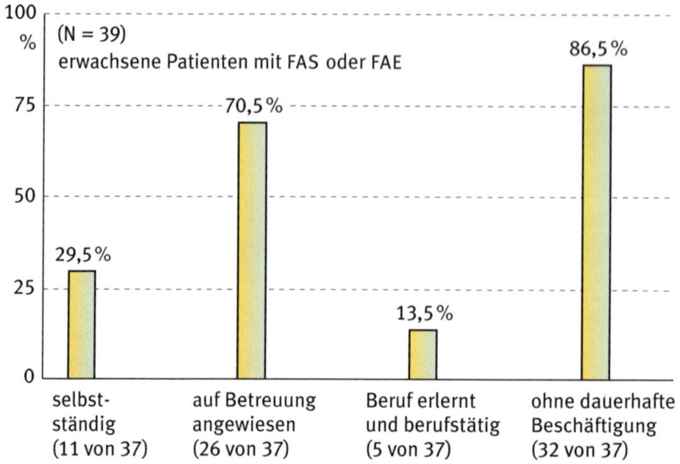

Abb. 2.6: Berliner Langzeit-Studie (1977–2003) zu persistierenden Folgen von Fetalem Alkoholsyndrom und Fetalen Alkoholeffekten im Erwachsenenalter, vgl. Spohr et al., 2007.

Beeinträchtigungen angepasst werden. Bislang gehören Patienten mit FASD, ob diagnostiziert oder nicht, zu denjenigen, die aus therapeutischen Settings als behandlungsresistent und unkooperativ herausfallen (Paley u. O'Connor, 2009).

Fallvignette aus einem Sozialpsychiatrischen Dienst

Herr Z. wurde im Jahre 1956 geboren. Das erste Lebensjahr verbrachte er bei der Mutter, die zu diesem Zeitpunkt schon vom leiblichen Vater getrennt lebte. Als Herr Z. ein Jahr alt war, suizidierte sich seine Mutter. Herr Z. kam zur Großmutter mütterlicherseits.

Nach dem Tod der Großmutter lebte Herr Z. ab dem Alter von 12 Jahren bei seinem Onkel. Dieser war Alkoholiker und gewalttätig. Aus diesem Grund nahm ihn nach kurzer Zeit der leibliche Vater in die von ihm neu gegründete Familie auf. Kurze Zeit später kam der Vater bei einem Treppensturz ums Leben und Herr Z. kam mit 13 Jahren in ein Kinderheim. Er galt als ein schwieriges und „sehr quirliges" Kind.

Als Jugendlicher begann er zu stehlen und massiv Alkohol zu trinken. Er bezog eine eigene Wohnung, hatte verschiedene Jobs und Aushilfstätigkeiten, dazwischen auch Zeiten der Arbeitslosigkeit. Er trank stark, hatte kurze Beziehungen aus denen drei Kinder hervorgingen. Bei einer Alkoholentwöhnungstherapie lernte er die Mutter des vierten Kindes kennen, nur zu diesem besteht noch Kontakt. Diese Partnerin ist seit 2001 von ihm getrennt. Seit 6 Jahren BEW durcheinen gemeindepsychiatrischen Träger, EU-Rente wegen psychischer Erkrankung. Diagnosen:

1. Kombinierte Persönlichkeitsstörung mit emotional instabilen, ängstlich-vermeidenden, abhängigen und passiven Anteilen (F 61)
2. Rezidivierende depressive Störung (F 33)
3. V. a. Bipolare affektive Störung (F 31.0)
4. Alkoholabhängigkeit in der Anamnese (Z 86.4) ab 1995 trocken!

Die Betreuung im Rahmen des BEW durch einen gemeindepsychiatrischen Träger gestaltete sich extrem schwierig. Nach kurzer Zeit erfolgte ein Trägerwechsel, auch die Betreuung dort scheiterte und Herr Z. wurde von einem dritten Träger betreut.
Die ganze Zeit zeichnete sich Herrn Z.-s Verhalten durch einen gesteigerten Antrieb, extremes Redebedürfnis, ein ausgeprägtes Geltungsbedürfnis sowie starke Versorgungswünsche aus. Er konnte keine Problembewältigungsstrategien entwickeln, zeigte chaotische Verhaltensweisen, war nicht absprachefähig. Er konnte aus Fehlern nicht lernen und war in seinem Bedarf an Zuwendung nicht zu beschränken. Herr Z. fühlte sich permanent abgewiesen und gekränkt. Er beschwerte sich bei allen ihm bekannten Bezugspersonen, machte den Träger schlecht und fühlte sich nirgends verstanden. Nach relativ kurzer Zeit fühlten sich alle professionell Beteiligten total erschöpft. Kontrastierend dazu traten auch kurze depressive Episoden auf.
Im Juli 2013 wurde aus diesem Grund eine Helferkonferenz im Sozialpsychiatrischen Dienst einberufen. Hier konnte herausgearbeitet werden, dass zusätzlich zu den Symptomen der psychischen Erkrankungen sich wiederholende Verhaltensmuster bei Herrn Z. auftraten, die typisch für FASD-Patienten sind. Es wurde festgestellt, dass die Betreuung grundsätzlich anders verlaufen müsse, wenn dies zuträfe.
Der Bezugsbetreuer ließ Herrn Z. bei Prof. Spohr in der Charité testen und dieser bestätigte die Vermutung, dass ein Mischkrankheitsbild aus psychischer Erkrankung und FASD vorliegt. Daraufhin fand erneut eine Helferkonferenz im Sozialpsychiatrischen Dienst statt. Es wurde beschlossen, die „therapeutische Spannung“ aus der Betreuung heraus zu nehmen, d. h. es wird nicht vorrangig versucht Ziele zu erreichen, die der Patient bisher nicht erreichen konnte. Stattdessen liegt der Schwerpunkt nun auf Gewährung von Hilfen, dauerhaften Gesprächsangeboten und Deeskalation. Diese Umstellung soll sowohl die Bezugsbetreuer als auch Herrn Z. entlasten und die Situation beruhigen.
Seit August 2013, dem Monat der Umstellung der Therapie sind keine negativen Meldungen im Sozialpsychiatrischen Dienst mehr eingetroffen, was im Fall des Herrn Z. ungewöhnlich und neu ist.
Offensichtlich hat sich die Situation beruhigt.
Für die Frage der weiteren Betreuung durch den Träger und den Sozialpsychiatrischen Dienst bedeutet dies, dass der Inhalt der Betreuung an erster Stelle auf das Merkmal der FASD-Störung ausgerichtet sein muss.

2.6 Neue Möglichkeiten im DSM-5

Gela Becker

Im Verlauf der letzten zehn Jahre hat sich die Diskussion über die breitere Aufnahme von FASD in die internationalen Diagnosesysteme verstärkt, zumal inzwischen, trotz der im Vergleich mit anderen Störungen späten Beschreibung (Jones u. Smith, 1973), eine Vielzahl von Studien zum Thema vorliegen. Vorangetrieben wird die Debatte durch die Berichte der Weltgesundheitsorganisation, nach denen die veränderte Rolle der Frau in vielen Ländern zu steigenden Alkoholproblemen bei Frauen führen (WHO, 2005) und damit weltweit erhöhte Prävalenzen von FASD zu erwarten sind (Mansfield 2006).

Im anglo-amerikanischen Raum wird die Diagnose mit Hilfe eines der gängigen Diagnosesysteme gestellt (siehe Kap. 2.1, bspw. 4-Digit Code (Astley, 2004), Kanadische Guidelines 2004) und im Rahmen der internationalen Klassifikation psychischer Störungen ICD-9 -CM (Clinical Modification) der WHO unter „Kongenitale Fehlbildungen, Deformitäten und Chromosomenaberationen" 760.71 Fetales Alkoholsyndrom, kodiert.

Die Kodierung in der deutschsprachigen internationalen Klassifikation von Störungen (ICD-10-GM, German Modification) ist auf der körperlichen Achse (spezielle Malformationen) unter Q 86.0 Alkohol-Embryopathie (mit Dysmorphien) möglich einem international nicht mehr genutzten Terminus- und weitere Störungen werden auf der F Achse der psychischen Störungen je nach Ausprägung ergänzt (siehe dazu Landgraf u. Heinen, 2013).

Ein spezifisch amerikanisches Diagnosesystem stellt das Diagnostische und Statistische Manual Psychischer Störungen DSM dar, dass vor allem in der Forschung zu psychischen Störungen und auch im deutschsprachigen Raum vielfach ergänzend zum ICD der WHO genutzt wird.

Die Debatten um Aufnahme der FASD-Diagnose reichen zurück bis zum DSM III (1980), in dem FASD als Grund kognitiver Beeinträchtigungen kurz erwähnt und dann im DSM IIIR (1987) wieder herausgenommen wurde. Eine Rolle in den Debatten spielte, neben den Problemen der Entwicklung von Diagnosesystemen, die Sorge um eine diskriminierende Diagnose, die gleichzeitig nicht nur den Einzelnen, sondern auch seine Familie und die Gesellschaft betrifft (Mansfield, 2006).

Es besteht die Notwendigkeit auch für Erwachsene mit FASD, die sich trotzt schwerer Beeinträchtigungen aufgrund ihrer durchschnittlichen Intelligenzquotienten nicht für eine umfassende Betreuung im Geistig-Behindertenbereich „qualifizieren" konnten, Interventions- und Betreuungsmöglichkeiten zur Verfügung zu stellen (Sanders, 2013, S. 9; Olson et al., 2009; Astley, 2014). Teil der Debatten ist ebenso, weitere Unterformen der FASD aufzunehmen, wie pFAS oder ARND (siehe Kap. 2.2 und 2.3), da nur 20–30 % der Betroffenen die vollen fazialen Dysmorphien (Rich, 2012) sowie Wachstumsauffälligkeiten zeigen. Je nach Studie stellt das Vollbild FAS lediglich 10–20 % des gesamten FASD-Spektrums dar (Sanders, 2013). Jedoch zeigen die sog. leichteren Formen des Spektrums eine ähnlich schlechte Prognose (Spohr et al., 2007; Streissguth et al., 2004).

Die Gefahr der Stigmatisierung versus des Zugangs zu adäquaten Hilfen, die in der psychosozialen Versorgung immer auch mit der Kodierung von Diagnosen verbunden ist, wurde im psychiatrischen Diskurs lange diskutiert (Mansfield 2006, S. 5). Letztlich wurde zugunsten des humanitären Vorrangs der Hilfegewährung entschieden.

Im DSM-5, das in den USA im März 2013 (in der deutschsprachigen Ausgabe im Dezember 2014), erschienen ist, wird FASD in zwei Bereichen beschrieben:

Zum einen in der Oberkategorie *„andere Störungen der neuronalen und mentalen Entwicklung"* (other neurodevelopmental disorders) unter Störung der neuronalen und mentalen Entwicklung bei pränataler Alkoholexposition (F88, DSM-5, deutsch: Falkai et al., 2014). Die Diagnose kann gestellt werden, wenn die charakteristischen Symptome nicht die Kriterien der anderen Störungen dieser Kategorie betreffen (zu weiteren entwicklungsneurologischen Störungen zählen hier Autismus-Spektrum-Störungen, ADHS und pränatale Kokainexposition). Kodiert werden kann eine Störung aus dem Spektrum der FASD dann z. B. als „Störung der neuronalen und mentalen Entwicklung bei pränataler Alkoholexposition." (Falkai et al., 2014, S. 115).

Zum anderen wird die Diagnose im Forschungsteil des DSM-5 unter *„Verhaltensstörung aufgrund pränataler Schädigung durch Alkohol"* VS-PAE (in der amerikanischen Version: Neurobehavioral Disorder associated with Prenatal Alcohol Exposure, ND-PAE) beschrieben. Geprägt wird damit ein neuer Begriff, der das gesamt Spektrum intrauteriner Entwicklungsstörungen umfassen soll und zwar unabhängig von verschiedenen einzelnen physischen Effekten. Ermöglicht wird damit eine Zusatzkodierung der in der deutschsprachigen Leitlinie noch nicht erfassten Unterformen der FASD (siehe dazu Kap. 2.2). Ermöglicht wird damit ferner eine rein psychologische Diagnostik der VS-PAE, die anders als die bisherigen Diagnosesysteme, nicht mehr auf multidisziplinäre Kompetenzen angewiesen ist.

Die ZNS Auffälligkeiten mit daraus folgenden Verhaltensstörungen, wie sie in der deutschsprachigen S3-Leitlinie FAS als Diagnosekriterien der ZNS-Auffälligkeiten gefasst sind (Landgraf et al., 2013), sind vollständig in den Überkategorien enthalten, jedoch anders gegliedert. Im Folgenden in deutscher Übersetzung ein Auszug aus dem DSM-5.

Zu den vorgeschlagenen Kriterien gehört:

A. Eine minimale[2] Exposition gegenüber Alkohol wird während und vor Erkennen der Schwangerschaft überschritten. Die Bestätigung der vorgeburtlichen Exposition gegenüber Alkohol kann durch Selbstbericht der Mutter, medizinische oder andere Aktenlage oder durch klinische Beobachtung erfolgen.

B. Beeinträchtigung neurokognitiver Funktionen, die sich in mindestens einem der folgenden Merkmale zeigt:
   1. Beeinträchtigung der globalen intellektuellen Leistungsfähigkeit (d. h. ein IQ von 70 oder geringer oder ein Standardwert von 70 oder geringer bei einer umfassenden Entwicklungsbeurteilung).
   2. Beeinträchtigung exekutiver Funktionen (z. B. geringe Planung- und Organisationsfähigkeit; mangelnde Flexibilität; Schwierigkeiten bei Verhaltensinhibition

2 Eine mehr als minimale pränatale Alkoholexposition wird hier definiert als Überschreitung geringen Trinkens: die Aufnahme von mehr als 1 bis 13 alkoholhaltigen Getränken pro Monat oder mehr als zwei Getränke pro Trinkgelegenheit (DSM 5, S. 1094). Nur wenn das Vollbild FAS diagnostiziert werden kann, kann die Diagnose VS-PAE auch ohne dokumentierten Alkoholkonsum gestellt werden.

3. Lernschwierigkeiten (z. B. geringerer akademischer Abschluss als bei dem vorliegenden Intelligenzniveau zu erwarten wäre; Spezifische Lernstörung).
4. Gedächtnisstörungen (z. B. Probleme beim Abruf kürzlich aufgenommener Informationen; Wiederholen gleicher Fehler; Probleme beim Erinnern längerer verbaler Instruktionen).
5. Störung des visuell-räumlichen Denkens (z. B. unkoordinierte oder mangelhaft geplante Zeichnungen oder Konstruktionen; Probleme bei der Unterscheidung von rechts und links).

C. Beeinträchtigung der Selbstregulation, die sich in mindestens einem der folgenden Merkmale zeigt:
   1. Störung der Affekt- oder Verhaltensregulation (z. B. Affektlabilität; negativer Affekt oder leichte Reizbarkeit; häufige Verhaltensausbrüche).
   2. Aufmerksamkeitsdefizit (z. B. Probleme bei der Aufmerksamkeitsverlagerung; Probleme mit Daueraufmerksamkeit).
   3. Störungen der Impulskontrolle (z. B. Schwierigkeiten, zu warten, bis man an der Reihe ist; Schwierigkeiten, sich an Regeln zu halten).

D. Beeinträchtigung adaptiver Funktionen, die sich in mindestens zwei der folgenden Merkmale zeigt, von denen eines (1) oder (2) sein muss:
   1. Kommunikationsdefizit (z. B. verzögerte Sprachentwicklung; Schwierigkeiten beim Verstehen gesprochener Sprache).
   2. Störung der sozialen Kommunikation und Interaktion (z. B. übermäßige Freundlichkeit gegenüber Unbekannten; Schwierigkeiten beim Deuten sozialer Hinweise; Schwierigkeiten beim Verständnis sozialer Konsequenzen).
   3. Beeinträchtigung von Fertigkeiten der alltäglichen Lebensführung (z. B. Verzögerungen beim Gebrauch der Toilette, beim Baden oder bei der Ernährung; Schwierigkeiten bei der Organisation des Tagesablaufes).
   4. Beeinträchtigung motorischer Fertigkeiten (z. B. eingeschränkte Entwicklung der Feinmotorik; verspätetes Erreichen grobmotorischer Entwicklungsmerkmale oder fortdauernde Beeinträchtigung grobmotorischer Funktionen; Defizite bei Koordination und Balance).

E. Die Störung (Symptome in Kriterien B, C und D) manifestiert sich erstmals im Kindesalter.

F. Die Störung verursacht in klinisch bedeutsamer Weise Leiden oder Beeinträchtigungen in sozialen, ausbildungsrelevanten, beruflichen oder anderen wichtigen Funktionsbereichen.

G. Die Störung kann nicht besser erklärt werden durch die direkten physiologischen Wirkungen eines postnatalen Substanzkonsums (z. B. Alkohol, Medikamente, andere Drogen), eines anderen medizinischen Krankheitsfaktors (z. B. Schädel-Hirn-Trauma, Delir, Demenz), einer anderen teratogenen Ursache (z. B. embryopathisches Hydantoin-Syndrom), einer genetischen Ursache (z. B. Williams-Beuren-Syndrom, Down-Syndrom, Cornelia-de-Lange-Syndrom) oder einer Vernachlässigung durch die Umwelt (DSM-5, deutsch: Falkai u. Wittchen, 2014), siehe Abbildung 2.7.

Die Diagnose ND-PAE ersetzt die bisherige Diagnose ARND und bietet damit die Möglichkeit einer Kodierung, die bislang nicht bestand. Sie ermöglicht für Erwachsene mit FASD durch die Bewegung „from face to function“ vom Schwerpunkt der körperlichen Auffälligkeiten hin zu den Funktionsbeeinträchtigungen (Cook et al., 2014) neue Diagnosemöglichkeiten, da die diagnostische Säule der Wachstumsauffälligkeiten

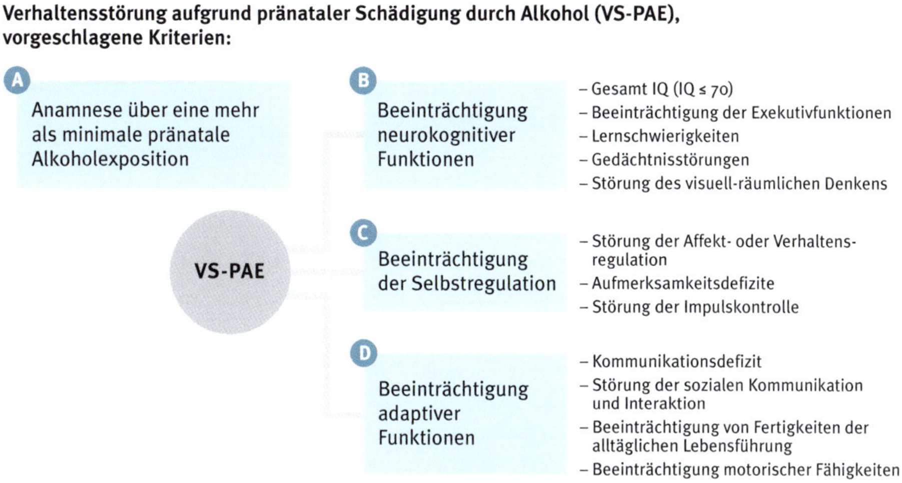

Abb. 2.7: Überblick über Diagnosekriterien der Verhaltensstörung aufgrund Pränataler Schädigung durch Alkohol (VS-PAE) im DSM-5 (American Psychiatric Association, APA), deutsch: Falkai et al., 2014).

und Dysmorphien herausgenommen wurde, die sich bei Erwachsenen häufig „ausgewachsen" haben (siehe Kap. 2.3). Auf der anderen Seite lässt sich der Alkoholkonsum, dessen Dokumentation als bedeutend eingestuft wird, deutlich unsicherer belegen als bei Kindern. Erschwerend kommt hinzu, dass die klinischen Auffälligkeiten bis zum 18. Lebensjahr vorhanden sein und damit für Erwachsene rückblickend erfasst werden müssen. Auch dies stellt für Erwachsene mit Verdacht auf eine Störung aus dem Spektrum der FASD, die vielfach keinerlei Unterlagen mehr besitzen, ein großes Problem dar.

Zusammenfassend sollte den in der deutschsprachigen S3-Leitlinie (und kompatiblen Diagnosesystemen wie dem 4-Digit Code oder der kanadischen Leitlinie) viersäuligen Diagnosekriterien mit Integration auch der körperlichen Auffälligkeiten der Vorrang gegeben werden, insbesondere da Erweiterungen um die Unterformen und Adaptionen für die Erwachsenendiagnostik geplant sind. In einer multidisziplinären Diagnostik liegen zudem größere Chancen, die Anerkennung dieser komplexen Behinderung voranzubringen und mit einer Verbesserung der Versorgung zu verbinden.

Das DSM-5 mit seiner Tradition, körperliche Hinweise zu vermeiden und den Fokus der Diagnosekriterien auf die beobachtbaren Verhaltensauffälligkeiten zu legen, kann damit eine Ergänzung der bisherigen Diagnoseschwerpunkte bilden (Sanders, 2013, S. 10). Dadurch könnten neue Forschungsmöglichkeiten bis hin zu einer Definition eines neuropsychologischen Profils von Menschen mit Fetalen Alkoholspektrumstörungen initiiert werden. Zusätzlich werden unter **G** (siehe oben) in Form von Ausschlusskriterien differentialdiagnostisch auch die vielfach negativ potenzierenden Bedingungen der frühen Kindheit gewichtet.

2.7 Möglichkeiten und Grenzen von Diagnostik

Klaus Hennicke, Mirjam N. Landgraf

Die vorangegangenen Ausführungen zeigen sehr eindrücklich, in welch differenzierter Weise diagnostische Prozeduren durchgeführt werden müssen, um die hochkomplexen *individuellen* Problemlagen unter allen Dimensionen zu erfassen. Der zeitliche, personelle und finanzielle Aufwand ist erheblich und es muss natürlich die Frage erlaubt sein, ob dies nötig und sinnvoll ist.

Für jede Diagnostik gilt: Sie muss in einem vernünftigen Verhältnis zum Erkenntnisgewinn stehen, der sich vordringlich daran bemisst, ob spezifische hilfreiche pädagogische und/oder therapeutische Interventionen abgeleitet werden können. Er bemisst sich aber auch und manchmal ausschließlich daran, eine Erklärung für ein Problem gefunden zu haben, die im Lebenskontext des Betroffenen zu systemischen Veränderungen mit positiven, manchmal allerdings auch negativen Folgen führt, ohne dass am individuellen Problem selbst direkt interveniert wird. Diagnostik ist immer auch unmittelbare Intervention. Die Erfahrungen aus den systemischen Therapiekonzepten dazu sind evident. Allein schon auf dieser Ebene ist es notwendig, mit den Betroffenen und/oder seinen Bezugspersonen auf diese Chancen und Risiken explizit und ausführlich hinzuweisen.

Im klinischen Kontext kann Diagnostik selten vollständig sein. Es bleibt immer etwas offen. In der Regel sind nur Wahrscheinlichkeitsaussagen hinsichtlich der individuellen Alltagsbewältigung möglich. Diese Unsicherheiten sind bei psychiatrisch-psychologischen Problemen besonders groß. Man sollte aber nicht der Versuchung erliegen, immer mehr Diagnostik durchzuführen, um größere Sicherheit zu erreichen. Zudem erweist sich häufig die „Richtigkeit" einer Diagnose erst im Verlauf der Behandlung. Selbst dann bleiben noch Unsicherheiten, ob die hilfreichen Maßnahmen auch bei anderen Diagnosen gepasst hätten.

In der Psychiatrie hat sich entgegen dem strukturellen Zwang, alles in eine ICD- oder DSM-Kategorie zu packen (Klassifikation oder „kategoriale Diagnostik") in der Praxis das Konzept der „Arbeitsdiagnose" (als eher hypothetische Annahme) sehr bewährt. Dadurch wird auch gegenüber dem Klienten die vorgeschlagene Intervention begründet mit der Option, Diagnosen weiter zu sichern oder ggfls. zu verändern. Ein solches „hypothesengeleitetes Vorgehen" ist nicht Ausdruck von eigener professioneller Angst oder bequemer Beliebigkeit, sondern vielmehr anspruchsvolle „Prozessdiagnostik" im Hinblick auf die Entwicklung des Klienten im Kontext der angebotenen Interventionen (Abb. 2.8).

Die Diagnostik bei FASD-betroffenen Menschen ist aufgrund der Komplexität des Störungsbildes, der großen Varianz der Erscheinungsformen, der relativen Unsicherheit von fremden und eigenen Verhaltensbeobachtungen, der Fülle von auszuschließenden Differenzialdiagnosen und der Grenzen der neuropsychologischen Verfahren aufwendig. Zudem kann häufig die Lebensproblematik nicht alleine durch die festgesetzte Diagnose definiert werden, sondern soll unter Berücksichtigung der Lebensgeschichte und der individuellen Alltagseinschränkungen im Verlauf immer wieder neu evaluiert werden. Anders formuliert: Die diagnostische Kategorie FASD bildet nicht die gesamte Lebensproblematik des betroffenen Menschen ab.

Demgegenüber steht die offensichtliche Erfahrung, dass FASD unterdiagnostiziert wird und von daher zumindest basisdiagnostische Maßnahmen bei einem begründeten klinischen Verdacht unbedingt angezeigt sind. Oftmals rechtfertigen die Entwicklungsverläufe bei Kindern und Jugendlichen und die Lebensverläufe erwachsener Menschen mit eklatant gescheiterten Betreuungen und Behandlungen klinisch begründete „Arbeitsdiagnosen", um FASD-spezifische Maßnahmen einzuleiten. Der Begriff der „Arbeitsdiagnose" ist sicher dem etwas schillernden Ausdruck „Verdachtsdiagnose" vorzuziehen. Im medizinischen Sinn könnte manchmal diese „Arbeitsdiagnose" als „Ausschlussdiagnose" zu interpretieren sein, indem davon ausgegangen wird, dass alle bisherigen gescheiterten Maßnahmen auf unzutreffenden diagnostischen Annahmen beruht haben. Ob die in Kapitel 3.1 diskutierten Screening-Verfahren für eine „Arbeitsdiagnose" ausreichen, muss im Einzelfall v. a. nach dem bisherigen Verlauf des Hilfeprozesses entschieden werden.

Bescheidenheit ist also angesagt, vor allem die Einsicht in das rechte Maß an diagnostischen Vorgehensweisen und in die relative Unsicherheit der diagnostischen Erkenntnisse. Entscheidend wird letztlich das Ausmaß der subjektiv erlebten und/ oder objektiv messbaren Hilfen im weiteren Verlauf der persönlichen Entwicklung sein.

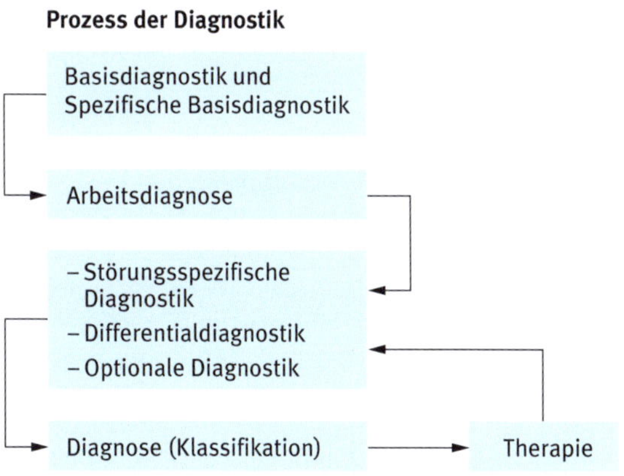

Abb. 2.8: Prozess der Diagnostik. ©Klaus Hennicke in Anlehnung an Remschmidt (2000) und Döpfner et al. (2000a).

Auf der anderen Seite ist eine planvolle, differenzierte Diagnostik nur dann möglich, wenn die professionellen Helfer über ein hinreichendes störungsspezifisches Wissen verfügen und eine sichere Vorstellung von den zur Verfügung stehenden Methoden haben. Es muss davon ausgegangen werden, dass die beklagte Fehl- und Unterdiagnostik bei Menschen mit FASD (vgl. u. a. Brunk, 2009) mit entsprechenden Defiziten zusammenhängt. Es finden sich dazu Hinweise in einer kanadischen Befragung von 800 Psychiatern. In dieser konnten bis zu 50 % der Befragten die Diagnose FASD aufgrund fehlender diagnostischer Voraussetzungen nicht stellen und 40 % kannten die Diagnosekriterien nicht (Public Health Agency Canada, 2002).

Therese M. Grant, Natalie Novick Brown und Dan Dubovsky

3 Screening für Fetale Alkoholspektrumstörungen: Ein entscheidender Schritt zur Verbesserung der Versorgung[1,2]

„Bei meinem Sohn wurden im Alter von 7 Jahren neurologische Auffälligkeiten i. S. von Störungen der Grob- und Feinmotorik festgestellt, die einen Neurologen veranlassten, an FASD zu denken. Es dauerte jedoch weitere 12 Jahre, um endgültig die Diagnose Fetales Alkoholsyndrom (FAS) zu stellen. In der Zwischenzeit wurden zahlreiche kinder- und jugendpsychiatrische Diagnosen wie ADHS, Reaktive Bindungsstörung und Störung des Sozialverhaltens mit oppositionellem Verhalten gestellt.
Da es sich um Fehldiagnosen handelte, waren die Behandlungen wirkungslos und verschlechterten in einigen Fällen sogar die Symptomatik. Er war mehrmals in der Psychiatrie, in ambulanter Behandlung, Tageskliniken, Betreutem Wohnen und Beschäftigungsmaßnahmen. Keine dieser Einrichtungen besaß Methoden, um FASD zu erkennen (geschweige denn eine modifizierte Behandlung als Reaktion auf die Diagnosen). Somit unterstellte man ihm negative Absichten und stempelte ihn als ungehorsam, unmotiviert und nicht kooperativ ab. Er scheiterte in jeder Maßnahme. Ich wusste, dass mein Sohn stark gefährdet war, obdachlos zu werden, mit dem Gesetz in Konflikt zu geraten und zu sterben. Er geriet tatsächlich in Schwierigkeiten mit dem Gesetz, und er verstarb frühzeitig, weil die Ärzte sein FAS nicht erkannten, seinen Bedürfnissen nicht entsprachen und die Maßnahmen ungeeignet waren. Hätte damals ein Screening zur Verfügung gestanden und wäre routinemäßig in psychiatrische Einrichtungen- und Suchthilfe zum Einsatz gekommen, um Erwachsene mit FASD zu identifizieren, und wären alle Mitarbeiter der Behandlungseinrichtungen über die Möglichkeiten, Behandlungen an FASD anzupassen und damit größere Therapieerfolge zu erzielen, unterrichtet gewesen, dann wäre mein Sohn, so glaube ich, noch heute am Leben."
Dan Dubovsky, Co-Autor

Die Frage, wie auf psychische Störungen und Substanzmissbrauch wirkungsvoll reagiert werden kann, findet weltweite Beachtung. Die Vereinten Nationen legten 1961 Empfehlungen zur Drogenüberwachung vor, „um Früherkennung, Behandlung, Aufklärung, Nachbehandlung, Rehabilitation und soziale Wiedereingliederung der Drogenabhängigen (Artikel 38, § 1)" als Hauptziele zu erklären (UNODC, 2012). Im Einzelnen hieß es: „Jeder hat das Recht auf die beste verfügbare psychische Gesund-

---

1 Originalbeitrag übersetzt von Gela Becker, Lina Schwerg und Willi Heinze

2 Danksagung der Autoren: Wir richten zusätzlich unseren außerordentlichen Dank an Nancy Whitney, Klinikleiterin des King County Parent-Child Assistance Program (PCAP), die PCAP-Fallbeauftragten und -Leiter und die Frauen, die an diesem Programm teilnahmen, für ihre wertvollen Beiträge zu dieser Arbeit, und an Cara Ernst, M.A., für die Datenverwaltung. Diese Arbeit wurde unterstützt vom State of Washington Department of Social and Health Services (DSHS), Auftrag #0965-69005 und #1165-29940.

heit". 1991 wurden die Grundsätze in Bezug auf ein Recht auf Behandlung formuliert (UNGAR, 1991). Jahr für Jahr werden mittlerweile Millionen von Menschen, die unter Substanzmissbrauch oder psychischen Störungen leiden, behandelt. Alleine in den USA wurden 2012 annähernd 20 Millionen Erwachsene aufgrund psychischer Störungen behandelt, und über 2,5 Millionen Menschen begaben sich aufgrund einer Suchtmittelabhängigkeit in Behandlung (NIMH, 2012; NIDA, 2011). Obwohl diese Zahlen nahelegen, dass zahlreiche Menschen eine Behandlung erhalten, bricht immer noch eine große Anzahl dieser Personen die Behandlung vorzeitig ab (SAMHSA, 2012).

Klienten, die erfolglos ihre Suchttherapie beenden, neigen dazu, den Therapeutinnen und Therapeuten dafür die Schuld zu geben, während diese das Scheitern oftmals auf die mangelhafte Motivation des Klienten zurückführen. Wir vermuten, dass ein weiterer möglicher Grund für den Abbruch einer Behandlung ist, dass der Klient eine nicht identifizierte Erkrankung im Zusammenhang mit neurokognitiven Defiziten und Lernbehinderungen hat, die seine Fähigkeit, von der Behandlung zu lernen und zu profitieren, beeinträchtigt. Fetale Alkoholspektrumstörungen (FASD) gehören in diesem Kontext besonders zu solchen Erkrankungen. Erwachsene Menschen mit FASD können nicht vorrangig durch Gesichtsdysmorphien identifiziert werden, da diese Hinweise in vielen Fällen nicht mehr sichtbar sind. Gemeinsam sind allen Menschen mit einer FASD, einschließlich des Fetalen Alkoholsyndroms (FAS), des partiellen FAS und der alkoholbezogenen neuronalen Entwicklungsstörungen (ARND), ähnliche Profile einer Störung der neuronalen und mentalen Entwicklung (Hoyme et al., 2005). Diese gemeinsamen neurologischen Entwicklungsstörungen verursachen kognitive Defizite (z. B. in den Bereichen Intelligenz, Gedächtnis, sensorische Integration, exekutive Funktionen), die zusammen die Fähigkeiten, Informationen aufzunehmen, zu verarbeiten, zu speichern, abzurufen und anzuwenden, reduzieren (Kodituwakku, 2007; Kodituwakku et al., 2001). Studienbasierte Hinweise, dass bis zu fünf Prozent der Bevölkerung der Vereinigten Staaten unter FASD leiden könnten (May et al., 2009) und mindestens ein Drittel dieser Menschen ein Problem mit Drogenmissbrauch haben könnte (Streissguth et al., 1996), machen es wahrscheinlich, dass eine beträchtliche Anzahl an Menschen mit nicht diagnostiziertem FASD, die jedes Jahr an Maßnahmen zur Behandlung von Drogenmissbrauch teilnehmen, hirnorganische Beeinträchtigungen haben. Das reduziert signifikant ihre Möglichkeiten, von den üblichen Interventionsansätzen zu profitieren. Wenn dem so ist, ist ein Screening für FASD bei der Aufnahme einer Behandlung ein wichtiger Schritt in Hinsicht darauf, die Behandlungsplanung zu individualisieren und damit zu verbessern.

3.1 Überblick zu FASD-Screening-Verfahren

In einer kritischen Überblicksarbeit über Screening-Verfahren, die den Kriterien der Weltgesundheitsorganisation WHO genügen, beschrieben Goh et al. (2008) die wesentlichen Merkmale eines guten Screening-Verfahrens für FASD:

> „Ein gutes Screening muss sowohl eine hohe Sensitivität als auch eine hohe Spezifität besitzen. Mit Sensitivität ist die Fähigkeit gemeint, innerhalb der Bevölkerung zweifelsfrei diejenigen zu identifizieren, die beim Screening positiv abschneiden. Spezifität meint die Fähigkeit, innerhalb der Bevölkerung zweifelsfrei diejenigen ohne die Störung zu identifizieren, die deshalb beim Screening richtigerweise negativ abschneiden. Je höher die ausgewiesene Sensitivität und Spezifität ist, desto größer ist die Genauigkeit des Tests. Eine externe Bezugsnorm (eine alternative Methode, die Störung unabhängig vom Screening-Test zu ermitteln) ist dabei erforderlich. Momentan ist ein solcher Standard für FASD, mit Ausnahme der vollständigen diagnostischen Zustandsbeschreibung, nicht vorhanden." (S. E345)

Idealerweise sollten Screening-Instrumente nicht nur statistisch zuverlässig, sondern auch leicht zu handhaben sein, so dass klinisches und nicht-klinisches Personal in unterschiedlichen Settings sie ohne aufwendige Schulungen einsetzen kann. Die meisten Diagnosesysteme, die zur Überprüfung von FASD entworfen wurden, basieren auf Fremdeinschätzungen. Es handelt sich zumeist um Fragebögen, in denen Betreuer, Familienangehörige und Freunde (oder Bewährungshelfer für Jugendliche im Rahmen des Jugendstrafrechts) gebeten werden, Personen in Bezug auf ihre Lebensgeschichte, Verhaltensstörungen und weitere mit FASD verknüpfte Faktoren einzustufen und zu bewerten. Der erste Versuch, ein solches Screening zu entwickeln, war die Fetal Alcohol Behavior Scale (Streissguth et al., 1998). Von Pflegepersonal durchgeführt und für Erwachsene sowie für Kinder geeignet, wies die FABS eine gute Psychometrie im Testlabor auf, wurde jedoch noch nicht im klinischen Kontext getestet (Boland et al., 1998).

Das am weitesten verbreitete Screening-Instrument für FASD basiert auf der Child Behavior Checklist CBCL (Achenbach u. Rescorla, 2001). Wissenschaftler in Toronto (Nash et al., 2006) nutzten die Faktorenanalyse, um eine Kombination aus zehn Elementen zu identifizieren, die Kinder mit FASD im Alter von 6–13 Jahren von zwei Vergleichsgruppen (ADHD und sich normal entwickelnden Kindern) exakt abgrenzte. Der hieraus resultierende Neurobehavioral Screening Test (NST) ist eine einfache Checkliste, die von Mitarbeitern verschiedener Fachdienste mit einem Elternteil oder Betreuer durchgeführt wird. Diese Studie wurde 2011 mit einer erhöhten Anzahl an Kindern einschließlich solcher mit FASD, ADHD, ODD/CD und sich normal entwickelnden Kindern wiederholt (Nash et al., 2011). Die Ergebnisse der Studie wurden bestätigt: Während Kinder mit FASD und die mit ADHD eine vergleichbar schwache Aufmerksamkeits- und Impulskontrolle zeigten, wurden bei der FASD-Kohorte verhältnismäßig wenig Gewissenbisse nach Fehlverhalten sowie relativ häufig grausame Verhaltensweisen in Kombination mit Lügen und Betrügen festgestellt. Außerdem zeigte sich eine stärkere Tendenz zu einem insgesamt nicht altersentsprechenden Verhalten. Diese Studien wurden danach im westlichen Kanada wiederholt, wobei der NST erneut stabile Screening-Tauglichkeit bewies (LaFrance et al., 2014). Der NST ist jetzt ein amtliches Screening-Werkzeug im FASD-Maßnahmenkatalog der Public Health Agency of Canada (2011).

Zusätzlich bemühte man sich darum, Screening-Programme für den Jugendstrafvollzug zu entwickeln. Um Bewährungshelfern bei der Identifikation jugendlicher Straftäter mit dem Verdacht auf FASD zu helfen, gehört ein vom Asante Centre for Fetal Alcohol Syndrome in Vancouver, British Columbia, entwickeltes Screening ebenfalls in den Maßnahmenkatalog der kanadischen Gesundheitsbehörde. Wie der NST ist das Asante-Screening Programm für Bewährungshelfer benutzerfreundlich und selbsterklärend. Vervollständigt für alle Jugendlichen, denen im Gebiet von Vancouver, B.C. Kanada, Bewährungsauflagen erteilt werden und die unter dem Verdacht stehen, FASD, zu haben, sammelt das Programm Informationen zu Verhaltensauffälligkeiten. Überweisungen zur Diagnostik werden auf der Basis der erforderlichen Kombinationen von Umwelt-/sozialen Faktoren und neurobehavioralen Faktoren vorgenommen (Goh et al., 2008). Ähnlich wie bei anderen Screening-Programmen, die für jugendliche Straftäter in anderen kanadischen Provinzen entwickelt wurden, ist das Asante- Screening-Programm für Bewährungshelfer noch nicht validiert worden.

3.2 Anstoß zur Entwicklung eines FASD-Screenings für Erwachsene

Obwohl Fremdanamnesen von unbeeinflussten, nicht betroffenen Angehörigen und Fachkräften genauer als Selbstanamnesen von Menschen mit FASD sein dürften, fehlen diese Informationen am Anfang der meisten Behandlungsprogramme insbesondere bei denen für Erwachsene. Dafür gibt es eine Reihe von Gründen. Bei der Verwendung von eigenanamnestischen Screening-Daten von Menschen mit FASD, kann es aufgrund von Gedächtnisschwierigkeiten, Suggestibilität, exekutiven Funktionsstörungen und anderen für die Störung charakteristischen kognitiven Defiziten zur Erhebung fehlerhafter biographischer Daten kommen (Brown et al., 2011). Nichtsdestoweniger sind zum Zeitpunkt der Behandlung eigenanamnestische Daten häufig die einzig verfügbaren.

Als Forscher beobachteten wir, dass eine Untergruppe der Klienten, die zur Intervention in unserem Washington State Eltern-Kind- Unterstützungsprogramm (Parent-Child Assistance Program, PCAP) angemeldet waren, überdurchschnittliche Schwierigkeiten mit den Anforderungen des Suchtprogramms hatten. Wir vermuteten, dass ihre Schwierigkeiten eventuell mit alkoholbedingten Hirnschädigungen assoziiert sein könnten. In der bislang einzigen durchgeführten Studie, die FASD im Zusammenhang mit Behandlungsergebnissen untersuchte, fanden wir heraus, dass Frauen mit FASD und jene mit PAE und Verdacht auf FASD, (N = 86) höhere Abbruchquoten als Frauen ohne PAE (N = 463) hatten (Grant, Brown, Graham, u. Ernst, 2014). Zeitgleich mit der Fortbildung von Fachkräften der Suchthilfe aller Bundesstaaten über die Auswirkungen von FASD auf ihre Behandlungsstrategien, beobachtete unser Co-Autor Dan Dubovsky, dass Kliniker übereinstimmend diese entscheidende Frage stellten: „Wie identifizieren wir in unserem Programmen Menschen, die FASD haben könnten?". Aus diesem Grund entwickelten und testeten wir 2012 das erste Screening-Verfahren, das Informationen der Eigenanamnese nutzt und so konzipiert war, hirnorganische Beeinträchtigungen wie FASD, die sonst fehlbehandelt würden, schnell zu screenen: das FASD – Screening für Erwachsene, Life History Screen (LHS) (Grant et al., 2013).

3.3 Die Entwicklung des FASD-Screenings für Erwachsene (LHS)[3]

In den FASD-Screening-Richtlinien, publiziert von den Zentren für Krankheitskontrolle und Prävention (Centers for Disease Control and Prevention, CDC) (Bertrand et al., 2004), erscheinen zwei Bereiche für das Screening Erwachsener bei Fällen geeignet, die entweder erkannte oder unerkannte PAE betreffen: soziale und familiäre Lebensgeschichte und Störungen des Zentralen Nervensystems (ZNS). Bezugnehmend auf das letztere beschreiben Boland und Kollegen (1998) einen allgemeinen FASD-Verhaltensphänotyp für Jugendliche und Erwachsene (siehe dazu Kap. 2.3). Die für den CDC (Bertrand et al., 2004) vorgeschlagenen Screening-Richtlinien lieferten, zusammen mit dem von Boland und Kollegen (1998) beschriebenen Verhaltensphänotypus, die Begründung für die 27 Items, die im LHS enthalten sind. Für jede für den LHS gewählte Item-Kategorie stellten mindestens vier unabhängige Studien einen Zusammenhang zwischen der Kategorie und FASD her (siehe Tab. 3.1).

Die 27 LHS-Items sind sorgfältig formulierte Fragen, die nicht offensichtlich FASD-Symptome und Beeinträchtigungen screenen. Dadurch minimieren sich die Effekte bewusster oder unbewusster sozial erwünschter Antworten und somit verbessern sich die Chancen, psychische Beeinträchtigungen zu identifizieren, selbst wenn Fachdienste keine große Erfahrung mit dieser Zielgruppe haben. Der LHS ist als strukturiertes Screening-Instrument entworfen, das ergänzend in bestehende Aufnahmeverfahren und Behandlungsprogramme implementiert sowie von Fachdiensten und klinischen Fachkräften, die in der Durchführung des Screenings geschult wurden, durchgeführt werden kann. Das Screening, das ungefähr 15 Minuten Zeit beansprucht, sollte nach der Entgiftung des Klienten und so früh wie möglich im Behandlungsprozess eingesetzt werden, um Behandlungsstrategien zu adaptieren,

3 Der von Grant et al. entwickelte Life History Screen (LHS) ist für Forschungszwecke vom Sonnenhof e.V. übersetzt worden. In der deutschen Übersetzung ist der Titel: FASD-Screening für Erwachsene (FSE).

die helfen, Behandlungsfehler zu vermeiden. (Die Durchführungshinweise sind in Grant et al., 2013, beschrieben). Basierend auf einer Selbstauskunft bewegen sich die Fragen des LHS im Rahmen „normaler“ Verhaltensweisen der Klienten. Das heißt, wenn sich Klienten im Rahmen einer Suchtbehandlung vorstellen, wurden üblicherweise nicht die Verhaltensweisen mit einbezogen, die sich nur unter dem Einfluss von Alkohol oder Drogen manifestieren. Es ist gut möglich, dass Therapeuten Vorbehalte haben, Klienten um persönliche Informationen sowie um Auskünfte über ihre Familiengeschichte zu bitten, weil sie befürchten, die therapeutische Beziehung würde bei zu aufdringlichen Nachforschungen negativ beeinflusst. Wir aber haben herausgefunden, dass, wenn die Notwendigkeit einer solchen Befragung nicht wertend und mit Empathie erklärt wird, die Klienten für gewöhnlich positiv und ehrlich reagieren.

3.4 Entwicklung der Screening-Psychometrie für den LHS

Um die Brauchbarkeit des LHS für Erwachsene zu ermitteln, führten wir im ersten Schritt eine Pilotstudie unter Verwendung der Daten von klinischen Aufzeichnungen von Frauen durch, die in einem Eltern-Kind-Unterstützungsprogramm (Parent-Child Assistance Program, PCAP) angemeldet waren. Dies ist ein Interventionsprogram im Staat Washington, das für hochgradig gefährdete Frauen, die Alkohol und/oder Drogen während der Schwangerschaft zu sich nahmen, entwickelt wurde (siehe Details der Studie in Grant et al., 2013). Als Teil der Standardaufnahmeprozedur des PCAP kam das meistgenutzte Interviewverfahren zur Untersuchung hinsichtlich der Schwere der Abhängigkeit (Addiction Severity Index im Folgenden ASI) (McLellan et al., 1992; Mäkelä, 2004; deutschsprachige Version: Gsellhofer et al., 1999) bei den Teilnehmerinnen zur Anwendung. Elf ASI-Fragen korrespondieren mit Items des LHS, und wir unterzogen diese elf Items einer vorbereitenden statistischen Analyse, um ihren Nutzen für die Identifikation von Erwachsenen mit Verdacht auf FASD einzuschätzen. Das 27-Item-LHS selbst wurde nicht an Teilnehmerinnen dieser Studie durchgeführt, da es zu dem Zeitpunkt, als die Frauen im PCAP angemeldet waren, noch nicht abschließend entwickelt worden war. Somit sind keine Daten für LHS-Items vorhanden, die keine entsprechenden Variablen im ASI haben (z. B. typische Probleme in der Schule). Die Studienteilnehmerinnen (N = 549) setzen sich aus 463 Frauen zusammen, die keine PAE (Gruppe 1) und 86 Frauen, die FASD oder aber PAE mit Verdacht auf FASD (Gruppe 2) hatten. Die Forschungsergebnisse weisen darauf hin, dass die Frauen in Gruppe 2 signifikant höhere Übereinstimmungsraten mit neun der elf ASI/LHS-Items im Vergleich zu Gruppe 1 hatten, und zwar: in der Kindheit/nicht bei den biologischen Eltern aufgewachsen (64,0 % vs. 26,4 %, $p < 0{,}001$); mütterlicher Alkoholkonsum/die Mutter der Klientin hatte ein Problem mit Alkohol (79,8 % vs. 29,9 %, $p < 0{,}001$), und die Mütter tranken in ihrer eigenen Kindheit (89,5 % vs. 37,7 %, $p < 0{,}001$); schulischer Werdegang/Abschluss 10. Klasse (Highschool) oder darunter (48,8 % vs. 33,3 %, $p < 0{,}01$); Substanzmissbrauch/Klientin trank Alkohol oder nahm Drogen im Alter von weniger als 12 Jahren (47,0 % vs. 28,1 %, p <0,001); Beschäftigung/längste Vollbeschäftigungsarbeitsstelle dauerte weniger als 12 Monate (72,1 % vs. 48.6 %, p <0,001); psychische Gesundheit/mehr als eine psychiatrische Diagnose (30,2 % vs. 13,8 %, p <0,001), Selbstmordversuche (45,9 % vs. 31,7 %, p <0,01) und Fertigkeiten der alltäglichen Lebensführung/Darstellung der Konzentrationsschwierigkeiten (78,8 % vs. 52,7 %, p <0,001). Bei dem Item „eine oder mehrere Verhaftungen (und Anklagen) ab dem Alter von 18 Jahren" gab es keinen Unterschied (76,5 % [354/463] vs. 76,5 % [65/86], ns), vermutlich eine Folge der hohen Ausgangsrate von Verhaftungen in dieser Stichprobe (insgesamt 76 % gemeldete frühere Inhaftierungen, mit durchschnittlich 5,6 Festnahmen). Die Resultate der Receiver-Operating-Characteristic-Analyse wiesen einen Cut-Off-Wert mit der günstigsten Balance zwischen Sensitivität und Spezifität bei einem Wert von ≥ 5 auf. Bei diesem Cut-Off-Wert hatten die 11 LHS-Items eine Sensitivität von 81 % und eine Spezifität von 66 %, mit insgesamt 68 % korrekt klassifizierten Fällen.

Diese Ergebnisse lassen vielversprechende psychometrische Eigenschaften vermuten, aber es sind zusätzliche prospektive Studien nötig, um das LHS-Screening weiter zu validieren. Um insbesondere sowohl die LHS-Klassifizierungsgenauigkeit insgesamt, die Sensitivität und Spezifität, als auch optimale Cut-Off-Werte für programmatische Zwecke zu bestimmen, ist es notwendig, den LHS mit formal etablierten Kriterien zu überprüfen (das heißt, den Ergebnissen der diagnostischen FASD-Evaluation).

3.5 Behandlungsmodifikationen

Der wichtigste Grund, Menschen mit FASD zu identifizieren und zu diagnostizieren, ist, diese Information zu nutzen, um therapeutische Interventionen zu entwickeln und zu modifizieren, die das Potential haben, die Behandlungen zu verbessern. Unsere Forschungsgruppe hat Behandlungsempfehlungen publiziert, die auf dem wissenschaftlichen Verständnis von durch PAE beeinflussten hirnorganischen Beeinträchtigungen basieren, den durch sie ausgelösten Verhaltensstörungen und unseren klinischen Erfahrungen in der Befragung und Behandlung von Personen mit FASD (Grant et al., 2013). Da Menschen mit FASD ein fünf Mal höheres Risiko als die Gesamtbevölkerung aufweisen, einen Suizidversuch zu unternehmen, beschrieben wir zusätzlich die klinischen Profile einer Auswahl von Menschen mit FASD, untersuchten deren Selbstmordrisiko sowie Schutzfaktoren und erstellten Empfehlungen zur Reduzierung des Risikos (Huggins et al., 2008). Zusätzlich haben wir die klinische Bedeutung neuropsychologischer Untersuchungen bei Klienten mit PAE und Verdacht auf FASD für die Effektivitätssteigerung von Interventionen in multidisziplinären Behandlungskontexten hervorgehoben. (Sparrow et al., 2013).

Fortschritte in den funktionellen Therapien für Menschen mit FASD müssen auch in den Bereichen der Heilpädagogik, der Eingliederungshilfe und der Rehabilitation umgesetzt werden. Zu diesen Ansätzen gehört: die Umwelt durch die Nutzung von Checklisten, visuellen Hinweisen, Farbkodierung und -etikettierung übersichtlich zu gestalten; Notebooks und Technologien zu verwenden, um das Gedächtnis zu unterstützen; Angehörige und Fachkräfte anzuleiten, diese Ansätze zu nutzen, um die Autonomieentwicklung und Eigenständigkeit der Betroffenen zu verbessern (Hutchinson u. Marquardt, 1997; Watson u. Westby, 2003; Weinberger et al., 2009; West u. Niemeier, 2005).

Die amerikanische Behörde für Substanzmissbrauch und Gesundheitsdienste (Substance Abuse and Mental Health Services Administration, im Folgenden (SAMHSA)) hat eine Leitlinie zur Verbesserung der Behandlungen (TIP) #58 mit dem Titel „Betrifft: Fetale Alkoholspektrumstörung" veröffentlicht (SAMHSA, 2014). Dieses Dokument bietet Richtlinien für die besten Behandlungsmethoden, die auf evidenzbasierten Studienergebnissen und Theorien sowie Grundsätzen für die klinische Praxis beruhen und es beinhaltet adäquate Beratungsstrategien, Programmempfehlungen und einen umfassenden Literaturüberblick.

Die Motivierende Gesprächsführung (Motivational Interviewing, MI) verdient eine besondere Erwähnung, da sie als Behandlungsstrategie empfohlen wurde (nicht immer richtig), die bei Menschen mit FASD effektiv genutzt werden könnte. MI, das auf den Stufen des Transtheoretischen Modells des Veränderungsmanagements basiert, wurde von Miller u. Rollnick nicht als Technik, sondern als eine Art der Denk- und Herangehensweise entwickelt (Miller u. Rollnick, 1991; Prochaska u. DiClemente, 1986). MI unterscheidet sich von vielen anderen Behandlungsmethoden insofern, als ein demonstrierter Widerstand des Klienten signalisiert, dass er/sie und die Therapeuten nicht auf derselben Stufe der Veränderung stehen. Die Reaktion des Therapeuten im MI ist, „mit dem Widerstand zu gehen", anstatt zu versuchen, „den Widerstand zu brechen". Dies, indem Tatsachen zur Verfügung gestellt und auf Diskrepanzen zwischen dem intendierten Verhalten des Klienten und seinem/ihrem tatsächlichen Verhalten aufgezeigt werden. Die Klienten nehmen diese Information auf und denken darüber nach, welchen Effekt dies auf ihr Leben hat. Traditionelles MI ist eine verbale Kurzzeit-Intervention, in der erwartet wird, dass Klienten den größten Teil der Arbeit zu Hause zwischen den Sitzungen machen. Für Menschen mit FASD wird das traditionelle MI-Konzept in der Regel nicht sinnvoll einsetzbar sein. Sie haben Beeinträchtigungen im Kurzzeitgedächtnis, den exekutiven Funktionen sowie verbale Lern- und Merkfähigkeitsdefizite Fähigkeiten, die insgesamt essentiell für die Effektivität der motivierenden Gesprächsführung sind. Weil zum Beispiel alle typischen MI-Strategien verbal dargeboten werden, haben Menschen mit auditiven Wahrnehmungs- und Verarbeitungsstörungen Schwierigkeiten, die dargebotenen Informationen zu verstehen, d. h., zu überlegen, was das persönlich für sie bedeuteten könnte und zu identifizieren, was sie anders machen könnten. Da MI auf der Fähigkeit basiert, sich daran zu erinnern, was in den Sitzungen diskutiert wurde und zwischen den Sitzungen darüber nachzudenken, wird durch Beeinträchtigungen des Arbeitsgedächtnisses sowie der Fähigkeit zu Transfer und Konzeptualisierung die Möglichkeit der Klienten, diese Aufgaben zu Ende zu führen, zusätzlich beeinträchtigt.

Dies bedeutet nicht, dass MI bei Menschen mit FASD prinzipiell nicht genutzt werden kann. Das Konzept der „Stufen der Veränderung" ist sehr wirkungsvoll und die Strategien, die entwickelt wurden, um sie bei MI zu nutzen, könnten modifiziert, unter Berücksichtigung der hirnorganischen Beeinträchtigungen, die wir am häufigsten bei FASD vorfinden, besonders effektiv sein. Zunächst müsste MI für diese Menschen in ein Langzeitverfahren umgewandelt werden, da Übungen und Rollenspiele ergänzt werden müssten. Zusätzlich könnten Eröffnungsstrategien des MI wie „Die guten Dinge und die weniger guten Dinge" als Tätigkeit modifiziert werden, so dass diese visuell statt nur verbal über mehrere Sitzungen bearbeitet werden könnten. Mit modifizierten Strategien, die die veränderte kognitive Verarbeitung erkennen, und mit Geduld und Blick auf vorhandene Ressourcen und deren Förderung kann es sehr effektiv sein, MI in der Arbeit mit Menschen, die FASD haben, zu implementieren.

Tab. 3.1: Items des Life History Screens.

Life History Item	**Red Flag Response/ Alarmierende Antwort**	**Basis für den Screening Faktor (Quelle)**
Kindheit		Clark, Lutke, Minnes, u. Ouellette-Kuntz, 2004 Löser, Bierstedt, u. Blum, 1999 Streissguth et al., 1991 Streissguth, Barr, Kogan, u. Bookstein, 1996
Sind Sie bei Ihren biologischen Eltern aufgewachsen?[a]	(ja)	
Wie viel verschiedene Wohnortwechsel haben Sie (bis zum Alter von 18 Jahren) erlebt? [Hinweis: bei Ihren leiblichen Eltern gelebt, bei Verwandten, in Pflegeheimen, in Jugendstrafanstalten usw.]	(mehr als 2)	
Mütterlicher Alkoholkonsum	(Red Flag Response/ alarmierende Antwort)	CDC, 2004 Jones u. Smith, 1973 Jones, Smith, Ulleland, u. Streissguth, 1973 Streissguth et al., 1991
Hatte Ihre Mutter jemals ein Problem mit Alkohol?[a]	(ja)	
Hat Ihre Mutter Alkohol getrunken, als Sie jung waren?[a]	(ja)	

Tab. 3.1: (fortgesetzt)

Hat Ihre Mutter, während sie mit Ihnen schwanger war, Alkohol getrunken? *Hinweis: Hat Ihnen irgendwann jemand erzählt, dass Ihre Mutter getrunken hat, während sie mit Ihnen schwanger war? Gibt es jemanden, den Sie eventuell kennen, der Ihre Mutter während der Schwangerschaft kannte?"*	(ja)	
Schulischer Werdegang	(Red Flag Response/ alarmierende Antwort)	Clark, Lutke, Minnes, u. Ouellette-Kuntz, 2004 Löser, Bierstedt, u. Blum, 1999 Spohr, Willms, u. Steinhausen, 2007 Streissguth, Barr, Kogan, u. Bookstein, 1996
Was ist die höchste Klassenstufe in der Schule, die Sie abgeschlossen haben?[a]	(10. oder niedriger)	
Falls Sie die Schule nicht beendet haben, warum haben Sie die Schule abgebrochen?	(zu schwer, Langeweile, Rauswurf, oder anderer Grund)	
Waren Sie je auf einer Sonderschule oder haben Sie je Förderunterricht erhalten?	(ja)	
Vorstrafen	(Red Flag Response/ alarmierende Antwort)	Mattson u. Riley, 2000 Roebuck, Mattson, u. Riley, 1999 Streissguth et al., 1991 Streissguth et al., 2004
Wurden Sie jemals verhaftet?[a]	(ja)	
Substanzgebrauch	(Red Flag Response/ alarmierende Antwort)	Alati et al., 2008 Baer, Barr, Bookstein, Sampson, u. Streissguth, 1998 Baer, Sampson, Barr, Connor, u. Streissguth, 2003 Barr et al., 2006
In welcher Klasse (oder in welchem Alter) haben Sie angefangen, Alkohol zu trinken oder Drogen zu nehmen?[a]	(vor dem 12. Lebensjahr, oder Alkohol/Drogengebraucht begann nachdem die Probleme in der Schule anfingen)	

Tab. 3.1: (fortgesetzt)

Beschäftigung und Einkommen	(Red Flag Response/ alarmierende Antwort)	Famy, Streissguth, u. Unis, 1998 Spohr, Willms, u. Steinhausen, 2007 Steinhausen, 1996 Streissguth, Barr, Kogan, u. Bookstein, 1996
Wie lange dauerte Ihr längstes Arbeitsverhältnis?[a]	(kürzer als 1 Jahr)	
Waren Sie jemals auf staatliche Unterstützung angewiesen?[a]	(ja)	
Wohnsituationen	(Red Flag Response/ alarmierende Antwort)	Clark, Lutke, Minnes, u. Ouellette-Kuntz, 2004 Löser, Bierstedt, u. Blum, 1999 Spohr, Willms, u. Steinhausen, 2007 Streissguth, Barr, Kogan, u. Bookstein, 1996
Haben Sie als Erwachsener jemals eine eigene Wohnung gehabt (selbst die Miete gezahlt usw.)?	(nein)	
Psychische Gesundheit	(Red Flag Response/ alarmierende Antwort)	Astley, Bailey, Talbot, u. Clarren, 2000 Huggins, Grant, O'Malley, u. Streissguth, 2008 O'Connor u. Paley, 2009 Roebuck, Mattson, u. Riley, 1999 Spohr, Willms, u. Steinhausen, 2007
Wurde Ihnen gesagt, dass Sie, abgesehen von dem problematischen Gebrauch von Substanzen, noch weitere psychischen Probleme oder Störungen haben?[a]	(mehr als eine)	
Haben Sie jemals versucht sich selbst umzubringen?[a]	(ja)	

Tab. 3.1: (fortgesetzt)

„Alltagsverhalten" (Fertigkeiten der alltäglichen Lebensführung)	(Red Flag Response/ alarmierende Antwort)	Clark, Lutke, Minnes, u. Ouellette-Kuntz, 2004 Hellemans, Sliwowska, Verma, Weinberg, 2010 Kodituwakku, Kalberg, u. May, 2001 Mattson, Goodman, Caine, Delis, u. Riley, 1999 Streissguth et al., 1998
Haben Sie häufiger Schwierigkeiten in einem der folgenden Bereiche?		
Konzentration und Aufmerksamkeit[a]	(ja)	
zu verstehen, was andere Ihnen erzählen	(ja)	
sich an Dinge zu erinnern	(ja)	
Regeln und Anweisungen zu befolgen	(ja)	
Mit anderen zurecht zu kommen, zu diskutieren oder zu streiten	(ja)	
Pünktlich zu sein	(ja)	
Ihr Geld so einzuteilen, dass es den ganzen Monat ausreicht	(ja)	
Sachen zu tun von denen Sie später wünschten, Sie hätten diese nicht getan	(ja)	
sich über Kleinigkeiten aufzuregen	(ja)	
Termine zu vergessen oder zu verpassen	(ja)	
erstaunt zu sein, wenn Sie in Schwierigkeiten geraten	(ja)	

[a] Zu diesem Item waren Daten aus dem Addiction Severity Index (Gsellhofer et al., 1999) verfügbar.

4 Besondere Gefährdung von Menschen mit FASD und vergleichbaren Beeinträchtigungen

4.1 Suchtentstehung

Michael Klein

Die Entstehung von Suchterkrankungen unterliegt in jedem Einzelfall vielfältigen Einflüssen. Der Entstehung muss auf jeden Fall der initiale Konsum psychotroper Substanzen vorausgehen. Die mit großem Abstand häufigsten Einstiegsdrogen in Deutschland sind Alkohol und Tabak (BzgA, 2012). Die initiale Konsumsituation mit den ersten konsumbezogenen Erfahrungen, Motiven und Konsequenzen wird als entscheidend für die Entstehung möglicher Substanzkonsumprobleme angesehen. Dies ergibt sich vor allem daraus, dass die initiale Konsumsituation, die meist eine Abfolge mehrerer Einzelsituationen darstellt, eine komplexe Lernsituation darstellt, in der Hinweisreize, Konsummotive, -folgen und -wirkungen erfahren und abgespeichert werden. Im Einzelnen sind folgende Lernaspekte bedeutsam: Auf den Konsum einer psychotropen Substanz folgen unmittelbar (d. h. kontingent) positive Folgen (positive Verstärkung). Diese variieren zwar ja nach Substanz und Konsumstil und Konsumgeschwindigkeit, werden aber bei allen Substanzen beobachtet. Neurobiologisches Substrat dieser positiven Verstärkung („gemeinsame neurobiologische Wirkstrecke") sind dopaminerge Effekt, d. h. die Anregung des dopaminergen Verstärkersystems, welches dem Individuum als Hinweisreiz für positive Verstärker dient. Die entsprechenden Effekte der meisten Substanzen werden als Euphorie, Fröhlichkeit, Ausgelassenheit, Ungehemmtheit o. ä. erlebt. Gerade bei Alkohol wird durch komplexe kaskadenartige Reaktionen mehrerer Neurotransmittersysteme (vgl. Tretter, 2008) das zentrale dopaminerge System angesprochen. Für die Konsumenten ergibt sich ein unmittelbarer, im Falle des Alkohols bereits nach spätestens 10–15 Minuten einsetzender wahrnehmbarer Effekt.

4.1.1 Vom ersten Alkoholkonsum zur Entstehung problematischen Alkoholkonsums

Bei der Entstehung von Alkoholkonsumproblemen spielen folgende Faktoren eine wichtige, bis weilen eine entscheidende Rolle:

1. Konsummotive, insbesondere Motive der Stressreduktion und der Flucht aus dem Alltag („Eskapismus"). Der Eskapismus gilt als relevanter Risikofaktor in der Entstehung von Suchtproblemen und ist als stärker zu gewichten als reiner Hedonismus.

2. Bedürfnis nach Steigerung der Laune und Euphorie, insbesondere in sozialer Gemeinschaft („positive Verstärkung")
3. Mittel zur Bekämpfung negativer Emotionen, ohne dass eine psychische Störung vorliegt. Insbesondere zum Umgang mit Selbstwertproblemen, Ängsten, depressiven Verstimmungen
4. Psychische Probleme und Störungen als Ausgangslage, die durch die sedierende, anregende und insgesamt bewusstseinsverändernde Wirkung verändert werden („negative Verstärkung")
5. Genetisch erhöhtes Risiko durch erniedrigte Alkoholreagibilität und größeren Stressdämpfungseffekt unter Alkohol, insbesondere bekannt bei Söhnen alkoholabhängiger Väter (Schuckit, 1994; Schuckit u. Smith, 1997).
6. Besonders im Jugendalter haben trinkende Peers einen starken Einfluss auf das Konsumverhalten ihres Umfeldes (Hurrelmann, 2007).

Eine Kombination mehrerer dieser Faktoren erhöht in der Regel das Risiko eines dauerhaft problematischen Alkoholkonsums, was zu einer Suchterkrankung führen kann. So können sich einzelne biopsychosoziale Risikofaktoren, wie etwa niedriges Selbstwertgefühl, Streben nach schneller Lustbefriedigung, Unfähigkeit zum Belohnungsaufschub, problematisch trinkende Peers, Leben in marginalisierten Gruppen, gegenseitig verstärken und in Form von Wechselwirkungen aufschaukeln.

Für alle Menschen gilt das lernpsychologische Grundtheorem aus der Forschung zur operanten Konditionierung, dass die kurzfristigen Verhaltenskonsequenzen entscheidend sind zur Entstehung und Festigung neuen Verhaltens und zum Aufbau von Verhaltensgewohnheiten (vgl. Grüsser u. Thalemann, 2006). So sind gerade die Konsequenzen des Substanzkonsums unmittelbar angenehm, positiv und erleichternd, so dass die Wahrscheinlichkeit einer Gewohnheitsbildung hoch ist. Die langfristigen Konsequenzen (gesundheitliche Schäden, soziale Ausgrenzung, berufliche Probleme und die Sucht als solche) werden weniger wahrgenommen und sind nicht steuerungsrelevant für das aktuelle Verhalten. Dies gilt bei Menschen mit Beeinträchtigung der kognitiven und exekutiven Funktionen (z. B. Antizipationsfähigkeit), wie dies bei Erwachsenen mit FAS oft der Fall ist, in noch höherer und relevanterer Weise. So kann es sein, dass ausschließlich die kurzfristigen, angenehmen Konsequenzen wahrgenommen und längerfristige negative Konsequenzen des übermäßigen Alkoholkonsums nicht nur nicht vorweggenommen, sondern überhaupt nicht dem ursprünglichen Verhalten zugeordnet werden können.

Darüber hinaus ist zu bedenken, dass sich die dargestellten Entstehungsfaktoren auch kombinieren und aufschaukeln können. Ganz im Sinne des Diathese-Stress-Modells zur Entstehung psychischer Störungen, und so auch Sucht, können Wechselwirkungen vorliegen, bei denen z. B. durch Alkoholkonsum bei einer Person mit erhöhter Vulnerabilität und hohem akuten oder gar chronischem Stress schneller ein pathologisch erhöhtes Konsumverhalten entsteht. Für erwachsene Menschen mit FAS- oder FASD-Symptomatik sind besonders Regeln zum nicht schädigenden und gesunden Umgang mit Alkohol und anderen Substanzen wichtig. Wenn überhaupt schon konsumiert wird, wovon bei Alkohol in unserer Gesellschaft überwiegend auszugehen ist, sollte von Anfang an darauf geachtet werden, dass nicht in Stresssituationen, besonders solchen mit starker negativer Emotionalität, konsumiert wird. Vielmehr erscheint das gewohnheitsmäßige Erlernen kontrollierter Konsumrituale wichtig. Kontrolle bezieht sich dabei auf die Situationen des Nicht-Konsums bzw. Konsums, aber auch auf Menge und Stil des Konsums. Die Konsummengen sollten stets unterhalb der Schwelle des subjektiven und objektiven Betrunkenseins bleiben. Für Männer gilt eine Grenze von weniger als 20 g Alkohol täglich als unbedenklich, für Frauen von weniger als 30 g täglich. Um eine stabile Verhaltensgewohnheit in Richtung selbstkontrollierten Konsums auszubilden, der auch in Krisen- und Stresszeiten nicht exarzerbiert und außer Kontrolle gerät, sind vielfache Übungsdurchläufe zur Stabilisierungsroutinen im Alltag notwendig.

4.1.2 Biopsychosziales Ätiologiemodell

Für die Entstehung aller psychischen Störungen wird heute von einer komplexen Gemengelage biopsychosozialer Ursachen ausgegangen. Im Sinne dieses Drei-Faktoren-Modells werden verschiedene Entstehungsursachen betrachtet. Diese können je nach psychischer Störung und vorliegenden Individuen variieren. So kann ein Sohn eines alkoholabhängigen Vaters neben einer erhöhten biologischen Vulnerabilität durch eine gezielte Selektion stark konsumierender Freunde („peer-group“) ein stabiles problematisches Konsummuster entwickeln, das auch in einer Suchterkrankung führt. In einem anderen Beispiel mag es eine Person mit niedrigem Selbstwertgefühl sein, die durch eine persönliche Lebenskrise (Trennung, Verlust) ein stabiles problematisches Konsummuster entwickelt, das sich auch zu einer Suchtstörung verfestigen kann. Bei der Entstehung von Suchtstörungen ist aber im Unterschied zu anderen psychischen Störungen von einem Vier-Faktoren-Modell auszugehen, indem die Merkmale und Besonderheiten der jeweiligen Substanz berücksichtigt werden (Abb. 4.1).

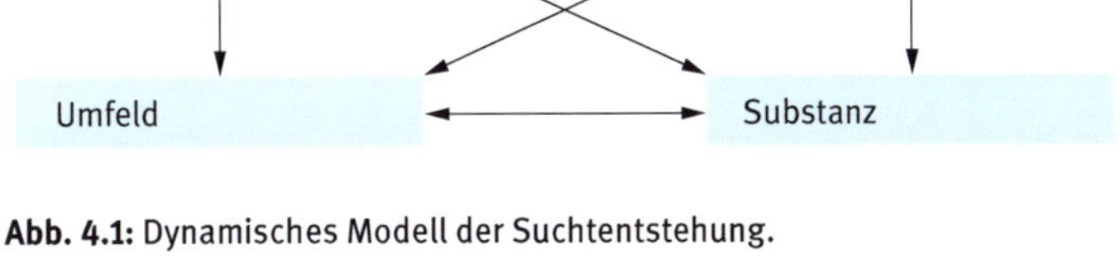

Abb. 4.1: Dynamisches Modell der Suchtentstehung.

Im Falle von Menschen mit geistiger Behinderung kann z. B. der exzessive Konsum hochprozentiger Alkoholika (Faktor „Substanz“) wie bei anderen Personen auch zu schnell eintretenden, unberechenbaren Verhaltensweisen führen. Ist dies mit einem ungünstigen sozialen Umfeld kombiniert (trinkende Peers), kann es nicht nur zu stabilen problematischen Konsummustern, sondern auch zu selbst- oder fremdschädigendem Verhalten führen. Wenn die kognitiven Funktionen zur Reflexion oder Antizipation dieses Konsumverhaltens eingeschränkt sind, entsteht eine Motivation zu Verhaltensveränderung aufgrund negativer Konsequenzen mit geringerer Wahrscheinlichkeit als bei anderen Personen.

4.1.3 Kriterien der Alkoholsucht

Die diagnostischen Kriterien zur Erfassung einer Alkoholsucht sind in den letzten Jahrzehnten immer weiter verfeinert und differenziert worden. Nachdem in den ersten Jahrzehnten der diagnostischen Klassifikation mit ICD und DSM (ca. 1950 bis 1980) die somatisch-physiologischen Kriterien (Entzugserscheinungen, Toleranz, Folgeschäden) im Vordergrund standen, wurden zunehmend psychologisch-kognitive und soziale Kriterien hinzugefügt (Gedanken kreisen um Alkohol und Trinken, Verlust von Freunden und sozialen Bezügen). Nachdem zunächst, ganz im Sinne von E. M. Jellinek (1960), Kontrollverlust als diagnostisches Kriterium formuliert wurde, fand später eine Differenzierung dieses Kriteriums im Sinne eines zunehmenden Verlusts der Verhaltenskontrolle statt. Gemeint ist damit, dass die Kontrolle über den Erwerb, den Konsum (Dauer und Menge) sowie die Konsumfolgen zunehmend verloren gehen.

Nachdem zunächst von einem relativ uniformen Suchtmodell ausgegangen wurde, welches eine einheitliche Symptomatik der Sucht postulierte, erfolgte seit den Forschungsarbeiten von Pattison (1982) und Pattison und Kaufman (1982) eine Veränderung dieser Konzeption. Verschiedene Symptomkombinationen („Suchtsyndrome“) werden seitdem angenommen und können in den Klassifikationssystemen ICD und DSM durch Symptomkombinationen diagnostiziert werden. Die politisch-ideologisch motivierte Abschaffung des Suchtbegriffs in der Diagnostik durch die WHO hat sich dabei nie nachhaltig durchgesetzt und wurde im Jahr 2013 zumindest im neu erschienen DSM-5 wieder abgeschafft. Da die seit mehreren Jahren angekündigte Neufassung des ICD derzeit immer noch nicht vorliegt und daher nach wie vor eine Diagnostik mit dem mehr als 20 Jahre alten ICD-10 erfolgt, werden die Suchtstörungen im Folgenden überwiegend anhand der neu entwickelten Diagnostik nach DSM-5 dargestellt.

ICD-10-Kriterien[1] der Substanzabhängigkeit:
1. Starker Wunsch oder eine Art Zwang, psychotrope Substanzen zu konsumieren
2. Verminderte Kontrollfähigkeit bzgl. des Beginns, der Beendigung und der Menge des Substanzkonsums
3. Körperliches Entzugssyndrom bei Absetzen oder Reduktion des Substanzkonsums oder Substanzkonsum mit dem Ziel, Entzugssymptome zu mildern
4. Nachweis einer Toleranz; um die ursprünglich durch niedrigere Dosen erreichten Wirkungen zu erzielen, sind zunehmend höhere Dosen erforderlich
5. Fortschreitende Vernachlässigung anderer Vergnügungen oder Interessen zugunsten des Substanzkonsums; erhöhter Zeitaufwand, um die Substanz zu beschaffen, zu konsumieren oder sich von den Folgen zu erholen
6. Anhaltender Substanzkonsum trotz des Nachweises eindeutig schädlicher Folgen

Im Falle einer nicht vorliegenden Substanzabhängigkeit kann auch bei problematischem Konsum ein „schädlicher Gebrauch" diagnostiziert werden, wenn gravierende, anhalten körperliche, psychische oder soziale Schäden durch den Konsum vorliegen.

Es wurde von Seiten verschiedener Suchtforscher (evtl. Tretter, 2008; Klein, 1992; Sher u. Grekin, 2013) wiederholt vorschlagen, diese Kriterien für verschiedene Subgruppen (Frauen vs. Männer, Jugendliche vs. Senioren) zu differenzieren, um den unterschiedlichen Gegebenheiten besser gerecht zu werden. Diese Argumentation lässt sich mit Recht auch auf Menschen mit Behinderungen, insbesondere geistiger Behinderung, übertragen. Somit wäre zu untersuchen, ob gerade Menschen mit FASD Alkoholverlangen anders erleben und verarbeiten, schneller Toleranz entwickeln und einen andere Wahrnehmungsschwelle für Entzugserscheinungen aufweisen.

Inzwischen liegt ein differenziertes Klassifikationsmodell vor, das anhand multipler Verhaltenssymptome verschiedene Suchtsyndrome in Bezug auf Alkohol und andere Substanzen erfasst. Mit dem DSM-5 wird erst einmal eine dimensionale Diagnostik der Sucht verwirklicht. Dies bedeutet, dass je nach Zahl der erfüllten Kriterien zwischen leichter, mittelgradiger und schwerer Suchtstörung unterschieden wird.

Die im Unterschied zum ICD-10 wesentlich differenzierteren Kriterien des DSM-5 für eine Substanzgebrauchsstörung lauten:
Kriterien der Alkoholkonsumstörung nach DSM-5 (Falkai u. Wittchen, 2015, 675–676).
1. Alkohol wird häufig in größeren Mengen oder länger als beabsichtigt konsumiert.
2. Anhaltender Wunsch oder erfolglose Versuche, den Alkoholkonsum zu verringern.

---

1 Von diesen sechs Kriterien müssen mindestens drei zum gleichen Zeitpunkt in den letzten 12 Monaten erfüllt gewesen sein, um die Diagnose einer Substanzabhängigkeit zu stellen.

3. Hoher Zeitaufwand, um Alkohol zu beschaffen, zu konsumieren oder sich von seiner Wirkung zu erholen.
4. Craving oder ein starkes Verlangen, Alkohol zu konsumieren.
5. Wiederholter Alkoholkonsum, der zu einem Versagen bei der Erfüllung wichtiger Verpflichtungen bei der Arbeit, in der Schule oder zu Hause führt.
6. Fortgesetzter Konsum trotz ständiger oder wiederholter sozialer oder zwischenmenschlicher Probleme, die durch die Auswirkungen von Alkohol verursacht oder verstärkt werden.
7. Wichtige soziale, berufliche oder Freizeitaktivitäten werden aufgrund des Alkoholkonsums aufgegeben oder eingeschränkt.
8. Wiederholter Alkoholkonsum in Situationen, in denen der Konsum zu einer körperlichen Gefährdung führt.
9. Fortgesetzter Alkoholkonsum trotz Kenntnis eines anhaltenden oder wiederkehrenden körperlichen oder psychischen Problems, das wahrscheinlich durch Alkohol verursacht wurde oder verstärkt wird.
10. Toleranzentwicklung, definiert durch eines der folgenden Kriterien:
    1. Verlangen nach ausgeprägter Dosissteigerung, um einen Intoxikationszustand oder einen erwünschten Effekt herbeizuführen.
    2. Deutlich verminderte Wirkung bei fortgesetztem Konsum derselben Menge an Alkohol.
11. Entzugssymptome, die sich durch eines der folgenden Kriterien äußern:
    a) Charakteristisches Entzugssyndrom in Bezug auf Alkohol.
    b) Alkohol (oder eine sehr ähnliche Substanz, wie etwa Benzodiazepine) wird konsumiert, um Entzugssymptome zu lindern oder zu vermeiden.

Die Alkoholkonsumstörung („Sucht") wird in drei Schweregraden diagnostiziert:
- F10.10 Leicht: 2 bis 3 Symptomkriterien sind erfüllt.
- F10.20 Mittel: 4 bis 5 Symptomkriterien sind erfüllt.
- F10.30 Schwer: 6 oder mehr Symptomkriterien sind erfüllt.

Bislang liegen in Deutschland noch zu wenige Erfahrungen mit der neuen DSM-5-Diagnostik vor, um einschätzen zu können, ob diese auch für Menschen mit FASD-Diagnose in der Früherkennung und ggf. Prävention (insbesondere selektiver und indizierter Prävention; siehe Kap. 4.2.3) hilfreich sein kann. Die Identifikation früher und leichter Suchtformen bietet jedoch die Chance, einer an Risikoreduktion und Problemreduktion orientierten Hilfestrategie.

4.1.4 Risikogruppen

Neben den dargelegten Faktoren zur Suchtentstehung, die entweder für alle Personen oder in unterschiedlicher Ausprägung für verschiedene Personen gelten, kann es sinnvoll sein, Risikogruppen für Suchterkrankungen zu identifizieren, um diesen passgenaue Hilfen (Prävention, Therapie) zukommen zu lassen. Als solche Risikogruppen können Personen mit auffälligen Persönlichkeitsmerkmalen (Neurotizismus, Antisozialität), hoher biologischer Vulnerabilität (erniedrigte Alkoholreagibilität, erhöhte Stressdämpfungseffekte durch Alkohol) und in prekären sozialen Lebenslagen (Langzeitarbeitslosigkeit, Peer-Gruppen mit starkem Alkoholkonsum) gelten. In jüngster Zeit werden die Zusammenhänge zwischen psychischer Traumatisierung und späterer Substanzsucht (Schäfer u. Krausz, 2006; Schäfer u. Schulze-Thüsing, 2009; Schäfer et al., 2009) intensiv diskutiert. Eine psychische Traumatisierung wird dabei als ein besonders schwerwiegendes Ereignis aus der Umwelt (meistens aus der Familie eines Kindes) angesehen, das in besonders intensiver Weise biologische und psychologische Reaktionen hervorruft.

Der dann meist in der frühen Jugend beginnende Konsum von Suchtmitteln hat intensive Wirkungen auf das Gehirn des Traumatisierten (vor allem Sedierung, Dopaminausschüttung, Anxiolyse, Verbesserung der Soziabilität, Euphorisierung), welche insgesamt durch Lernprozesse positiver und negativer Verstärkung zu gewohnheitsmäßigem Dauerkonsumverhalten führen kann. Dies gilt natürlich in besonderem Maße für FASD-geschädigte Jugendliche, die nicht selten gerade aus psychotraumatisierenden Kontexten entstammen.

Weitere relevante Risikogruppen für Alkoholsucht sind Kinder suchtkranker und psychisch kranker Eltern, Kinder aus unvollständigen Familien, insbesondere mit großen psychosozialen Problemen sowie Kinder mit einer ADHS-Störung. Auch hier sind im Sinne einer Cross-Over-Störung FASD-Kinder ebenfalls mit einem höheren Risiko für Alkoholkonsumprobleme behaftet.

Im Sinne einer umfassenden, transgenerationalen Prävention sollte durch die Verhinderung pränatalen Alkoholkonsums und -missbrauchs das Risiko für FAS(D) sowie späterer möglicher Suchtprobleme frühzeitig und umfassend gesenkt werden.

4.2 Suchtprävention, insbesondere Prävention des Alkoholmissbrauchs

Michael Klein

Die Verhinderung dauerhaften Alkoholmissbrauchs und chronischer Alkoholsucht stellen gesundheitspolitisch ohne Zweifel den Königsweg der bevölkerungsbezogenen Maßnahmen dar. Gelingt nämlich die Verringerung alkoholbedingter Schäden und negative Konsequenzen, profitieren Menschen individuell, sozial und die ganze Gesellschaft ökonomisch.

4.2.1 Gesundheitsökonomische Grundlagen der Suchtprävention

Dies vor allem aus gesundheitsökonomischen und wirtschaftspolitischen Gründen, betrug doch der jährliche Verlust durch alkoholbedingte Schäden in Deutschland im Jahre 2007 im Rahmen einer Modellrechnung 26,7 Mrd. € (Adams u. Effertz, 2011). Von diesen entfallen 10,0 Mrd. € auf direkte Kosten (wie z. B. ambulante und stationäre Behandlungskosten, Unfallkosten, Sachbeschädigungen, Pflegekosten usw.). Mit 16,7 Mrd. € entfällt der größere Teil auf indirekte Kosten, wie z. B. Produktionsverluste durch Frühsterblichkeit, Kosten durch Arbeitsunfähigkeit und Frühberentung. Bei dieser Berechnung sind die Kosten, die gesellschaftlich durch FASD entstehen wie z. B. Unterbringung und Betreuung in Pflegefamilien oder spezialisierten Einrichtungen, Integrationshelfer, Kosten für medizinische Diagnostik und Behandlungen, langfristige Kosten für Daseinsvorsorge und Teilhabeförderung nicht berücksichtigt. In nordamerikanischen Studien (Popova et al., 2012; Stade et al., 2009) werden diese Kosten immer wieder beziffert. So kommen Stade et al. (2009), zu dem Ergebnis dass die gesellschaftlichen Kosten für alle FASD-Fälle in Kanada von der Geburt bis zum Lebensalter von 53 Jahren bei 5,3 Mrd. $ liegen. Es ist also offensichtlich, dass die Tatsache, dass die gesellschaftlichen Kosten durch FAS und FASD immer noch ausgeblendet werden, zu einer Unterschätzung der gesundheitsökonomischen Belastungen durch Alkoholkonsum und Alkoholmissbrauch in Deutschland führt.

Die Verhinderung oft langjähriger, chronischer Alkoholkonsumstörungen spart jedoch nicht nur volkswirtschaftlich Kosten, sondern hilft auch, Leid, Trauer und Gewalt im sozialen Leben, insbesondere in Familien, zu vermeiden („intangible costs"). Die dadurch bedingten Kosten und Konsequenzen sind natürlich nicht in finanzieller Hinsicht darstellbar. Es ist jedoch naheliegend, dass dadurch jedoch die Lebensqualität und das Wohlbefinden von Millionen von Menschen erheblich verbessert werden könnten.

4.2.2 Geschichte der Suchtprävention

Die Geschichte der Suchtprävention erscheint in vielerlei Hinsicht als eine Geschichte der Irrungen und Wirrungen, pädagogische Spielkonzepte dominierten oft vor reflektierten, evidenzbasierten biopsychosozialen Ansätzen (Klein, 2015).

Erst mit dem Aufkommen bevölkerungsweiter „Suchtepidemien", in Deutschland zum Ende des 19. Jahrhunderts im Zuge des exzessiven Schnapskonsums im proletarischen Millionenheer verarmter und entrechteter Arbeiter, wurde die Notwendigkeit einer systematischen Suchtprävention erstmals ernsthaft erwogen. Zunächst standen warnende und abschreckende Botschaften im Vordergrund. Bis ins 20. Jahrhundert hinein herrschte der Volksglaube vor, dass entscheidend für die geistige Entwicklung eines Kindes die Frage des Betrunkenheitszustands von Mann und Frau zum Zeitpunkt der Zeugung sei. Insofern wurden Männer und Frauen gewarnt, im alkoholischen Vollrausch ein Kind zu zeugen. Dieses galt dann als besonders von „Idiotie" bedroht. Im frühen 20. Jahrhundert setzte sich die simplifizierende, biologistische Sichtweise durch, dass Alkoholismus weitergegeben wird, was an den vielen Millionen Alkoholikern und dem Lebensweg ihrer Kinder „bewiesen" wurde. Es kam die Vorstellung vom erbkranken Nachwuchs auf, was dann in den eugenischen Zwangsmaßnahmen der Nationalsozialisten und ihrer Handlanger im Wissenschaftsbetrieb in Zwangskastrationen im Sinne eines „Schutzes des Volkskörpers" mündete.

Nach dem 2. Weltkrieg dominierten zunächst Abschreckungs- und Angstkampagnen, vor allem ab Ende der 60er Jahre in Bezug auf Cannabis und Heroin. Die bevölkerungspolitisch viel bedeutsameren Drogen, Alkohol und Tabak, wurden viel seltener und umfassender thematisiert. Insofern signalisieren die Akzente, die in der Suchtprävention gesetzt werden, stets auch den politischen Willen in Bezug auf die Priorisierung bestimmter Konsumverhaltensweisen und möglichen Konsumprobleme. Erst mit Übergang zur ersten rot-grünen Bundesregierung im Jahre 1998 erfolgte eine gründliche Revision der Drogen- und Suchtpolitik. Seitdem werden die alkohol- und tabakbezogenen bevölkerungsbezogenen Probleme umfassend wahrgenommen und auch unter Präventionsaspekten konzeptionalisiert. Unter der jahrzehntelang vorherrschenden Ignoranz gegenüber den Alkoholproblemen in der Bevölkerung konnte natürlich auch keine Prävention in Bezug auf FASD entstehen. Deshalb ist es nicht verwunderlich, dass von allen schwangeren Frauen immer noch mehr als 20 % Alkohol trinken (Pfinder u. Feldmann, 2011).

4.2.3 Konzeptionalisierung von Suchtprävention

Die Prävention von Suchtproblemen gliedert sich nach den Modellvorstellungen der WHO (Hurrelmann et al., 2007) in drei Zielebenen:

1. Universelle Prävention: richtet sich an die gesamte Bevölkerung und dient der Förderung von gesundem Verhalten und dem Vermeiden von Risiken. Hierzu gehören Maßnahmen der Aufklärung, Gesundheitsbildung („health literacy"), massenmediale Kampagnen, Preisgestaltung durch Steuern und Abgaben, Verfügbarkeitseinschränkungen und -begrenzungen.
2. Selektive Prävention: ist zur frühzeitigen Reduktion von Risiken bei Personen mit erhöhten Vulnerabilitäten, wie z. B. Kinder in suchtbelasteten Familien, geeignet. Wird ein vorhandenes Risiko frühzeitig erkannt und durch geeignete Maßnahmen der Ausbruch einer Krankheit verhindert, war die entsprechende selektive Prävention erfolgreich. Dabei sollte auch darauf geachtet werden, dass das Risiko zur Entwicklung einer Krankheit sich nicht in einen anderen Störungsbereich verlagert, z. B. dass nicht eine Essstörung anstelle einer Alkoholstörung entsteht.
3. Indizierte Prävention: befasst sich mit Risikogruppen, die bereits problematische Verhaltensmuster entwickelt haben und daher vor der Entwicklung einer psychischen Krankheit stehen, z. B. regelmäßiger Cannabiskonsum in Peergruppen.

Auch Jugendliche mit FASD können im Umgang mit Alkohol eine derartige Risikogruppe darstellen.

Bezogen auf Interventionen bei Menschen mit FASD sind Ansätze der selektiven und indizierten Prävention besonders wichtig. Diese beziehen sich zum einen auf (junge) Frauen mit Alkoholkonsum in der Schwangerschaft, um negative Auswirkungen auf die ungeborenen Kinder im Ansatz zu vermeiden. Diese „Primärprävention" in Bezug auf FASD ist zum anderen um „Sekundärprävention" zu ergänzen, wenn Kinder und Jugendliche mit FASD gefährdet sind, problematischen Alkohol- oder Drogenkonsum zu entwickeln. Beide Ebenen der FASD-bezogenen Prävention sind in Deutschland bislang noch nicht befriedigend im Regelangebot verankert, so dass die entsprechenden Folgerisiken hoch sind. Eine Ausnahme bildet z. B. das Medienpaket „Blau im Bauch" von WIGWAM ZERO in Berlin (http://www.wigwamzero.de/blauimbauch/). Diese und vergleichbare Angebote sollten nach erfolgreicher Evaluation und Evidenzsicherung schnellstens in die Regelprävention integriert werden.

4.3 Risikofaktoren zur Entwicklung einer Suchtstörung bei Menschen mit FASD und vergleichbaren Beeinträchtigungen

Gela Becker

Aufgrund fehlender Untersuchungen wurde Menschen mit kognitiven Beeinträchtigungen zugeschrieben, deutlich weniger Suchtmittelprobleme zu haben, als die Gesamtbevölkerung (in der Altersgruppe der 18–64-jährigen Erwachsenen ca. 10,9 Millionen mit riskantem Konsum (= 14,2 %), davon 1.77 Mio. alkoholabhängig, (= 3,7 %); 3,6 % mit Alkoholmissbrauch; DHS, 2013). Begründet wurde dies damit, dass sie durch die Formen ihrer Unterbringung in Einrichtungen der Behindertenhilfe weniger Zugangsmöglichkeiten zu Alkohol hätten (Fretz, 2012).

Studien der letzten zehn Jahre, geben jedoch Hinweise darauf, dass die Prävalenz des Substanzmissbrauchs von Menschen mit Behinderung inzwischen dem der Gesamtbevölkerung zumindest entspricht, teilweise sogar leicht erhöht sein könnte. Hinweise geben Vollerhebungen in Einrichtungen der Behindertenhilfe aus Sachsen-Anhalt mit 11 % (Schubert u. Theunissen, 2005), aus Westfalen von 25 % (Beine, 2003) sowie eine Vollerhebung aus NRW mit 15 % (Hörning u. Kretschmann-Weelink, 2011) riskantem Konsum.

Dabei manifestiert sich der problematische Konsum fast aller Substanzen mit steigender Tendenz am häufigsten in ambulant betreuten Wohnformen. Im Rahmen von

Normalisierungs- und Integrationsbemühungen, sowie ab 2009[2] der Umsetzung der UN-Behindertenkonvention mit Schwerpunkt Inklusion ist die Zahl der Menschen, die in einer ambulant betreuten Wohnform leben, seit 2003 um ca. 160 % gestiegen. Die Entwicklung hat sich gegenüber den Vorjahren allerdings etwas verlangsamt (von 2009 auf 2010 Anstieg um 11,7 %, von 2010 auf 2011 um 8,8 %, von 2011 auf 2012 um 8,5 % aus: Bundesarbeitsgemeinschaft überörtlicher Sozialhilfeträger, 2013).

Sennekamp und Scharlau (2008), sowie Theunissen (2005) weisen darauf hin, dass es nicht nur die selbstbestimmten Wohnformen sind, die zu der zunehmenden Alkoholgefährdung beitragen, sondern vermuten:

> „je höher der IQ geistig behinderter Menschen, desto höher die Wahrscheinlichkeit eines Suchtmittelgebrauchs.... Dabei erlebt dieser Personenkreis den Konsum von Alkohol oder Zigaretten oft als Ausdruck vermeintlich selbstbestimmten Handelns“ (Theunissen, 2004).

Gründe für Substanzmissbrauch liegen bei Menschen mit FASD und vergleichbaren Beeinträchtigungen in einer Reihe von basalen Lebensbedürfnissen, die aufgrund von Teilhabeeinschränkungen nicht oder nicht ausreichend befriedigt werden können: Hierzu gehört das Bedürfnis nach Zugehörigkeit, nach Spannungsabbau, nach sozialen Kontakten aufgrund hoher Einsamkeit, Partnerschaft, Anerkennung, sowie die schwerer zu verarbeitende Trauer um Verluste (Partner, Betreuer, Angehörige). Hinzu kommt übermäßiger Konsum als Beweis von Autonomie und Unabhängigkeit, aufgrund von Ängsten oder von Schwierigkeiten „nein“ zu sagen (Wolf, 2014).

Gemeinsame Risikofaktoren entsprechen denen von Menschen mit einer geistigen Behinderung, deren Teilhabeeinschränkungen zu Risikofaktoren für Konsum und Substanzmissbrauch werden. Allgemein ist dies auf der Basis des bio-psychosozialen Modells (siehe dazu auch Kap. 4.1) sich wechselseitig bedingender Faktoren zu verstehen (DHS, 2003; Kielholz u. Ladewig, 1973):

1. Es finden sich beim Einzelnen und seinen individuellen Merkmalen besondere Risikofaktoren in einer frühen Mangelversorgung sowie Traumatisierungen in der Kindheit, die aufgrund eingeschränkter emotionaler und kognitiver Verarbeitungsmöglichkeiten nicht kompensiert werden können. Sie sind gleichermaßen wesentliche Bedingungen für die Entwicklung von psychischen Störungen, wie von Suchterkrankungen. Die Prävalenz von zusätzlichen psychischen Störungen ist bei Menschen mit einer geistigen Behinderung drei- bis vierfach erhöht (Cooper et a., 2007; Buckles et al., 2013; Sarimski u. Steinhausen, 2008). „*Es ist allerdings unklar, ob komorbide psychische Störungen immer Folgen eines Alkoholismus (Sekundärsyndrome) sind, oder ob eine psychische Störung Alkoholprob-*

---

2 Beschlossen von der UN 2006, in Kraft getreten am 3.05.2008, ratifiziert durch den deutschen Bundestag 24.03.2009.

leme befördert .... Daher sollte von einer Wechselwirkung der verschiedenen Faktoren ausgegangen werden" (Theunissen u. Schubert, 2006, S. 185).

2. In den letzten Jahren haben zudem die veränderten Betreuungskonzepte unter den Leitlinien der Förderung von Selbstbestimmung und Autonomie sowie der verstärkten Teilhabe am gesellschaftlichen Leben (Inklusion) die Risiken für die Entwicklung einer Suchtproblematik in Form infolge der ausgedünnten Betreuungsformen erhöht (Kretschmann-Weelink, 2006).
3. Im Rahmen von Autonomieförderung und Normalisierung ist der Zugang zu Alkohol erheblich leichter geworden. Zusätzlich gibt es bei Menschen mit geistiger Behinderung Hinweise auf geringere Toleranzen gegenüber Alkohol (Kretschmann-Weelink, 2006).

Risikofaktoren, die die Gesamtzielgruppe betreffen, werden bei fehlender früher Diagnosestellung und daraus resultierend fehlenden Folgehilfen potenziert. Risiken der Unter- und Fehlversorgung sind für Menschen mit FASD aufgrund der „Unterdiagnostik" – und dies betrifft insbesondere die noch wenig bekannten Unterformen der FASD – erhöht.

Folgen und besondere Risikofaktoren entstehen aus dieser Unterversorgung insbesondere dann, wenn hohe innere Spannungszustände nicht behandelt werden und, ergänzend, die Fähigkeiten, sich auch ohne Alkohol zu entspannen, nicht gefördert wurden, so dass Betroffene Alkohol zunehmend und daraufhin gewohnheitsmäßig zur Selbstregulation bei Stress und zum Abbau negativer Affekte nutzen.

4.3.1 Risikofaktoren bei Menschen mit FASD

Junger Mann (22) mit partiellem Fetalen Alkoholsyndrom, Depressionen und riskantem Konsum: „Manchmal spielen auch so' ne Gedanken ne Rolle, was bin ich. Ich komm aus der Gosse, was bin ich. Ich hab nur durch meine Familie ein gutes Leben geschenkt gekriegt. Wenn ich die nicht hätte, würd ich auf der Straße vergammeln."

Mutter (seit 10 Jahren trocken) eines inzwischen erwachsenen Sohnes mit FAS (in vollstationärer Betreuung), über die Diagnosestellung: „Das warn Schock, Ich wusste zwar das er Schwierigkeiten hatte mit dem Sprechen, aber das das sone Auswirkungen hatte, das wusste ich nicht. Ich werde weiter für meinen Sohn da sein, so gut ich kann, ich hoffe bloß, dass ich das schaffe weiter vom Alkohol wegzubleiben. Ich versuch das Beste jetzt draus zu machen."

27 Jähriger mit pFAS und riskantem Konsum: „Na, aufhören mit Trinken: seitdem ich da in soner Ambulanz bin und wieder Medikinet kriege. Ich war vorher immer so wibbelig – das ging gar nicht."

Für Menschen mit FASD bestehen eine Reihe von spezifischen Risikofaktoren, die zu der hohen Gefährdung (nach amerikanischen Studien 46 % der Erwachsenen und 29 % der Jugendlichen; Streissguth et al., 1996) eine Suchtstörung zu entwickeln beitragen:

- Leichtere Unterform der FASD (Streissguth et al., 1996)
- Intelligenzquotient > als 70 (Streissguth et al., 1996)

- Geburt in Familien mit riskantem Konsum/Suchtbelastung (Klein, 2012; Klein u. Bischof, 2013)
- Mangelförderung durch Verbleib in suchtbelasteten Herkunftsfamilien
- Epigenetische Faktoren (Spohr, 2014)
- Schlafstörungen, Spannungs- und Erregungszustände
- psychische Störungen (komorbide als auch sekundäre Störungen, siehe dazu Kapitel 2.5)
- Depressionen und Angststörungen (Grant et al., 2004)
- Suggestibilität (Brown et al. 2011) (verführt in besonderer Weise zum mittrinken in Peer Groups).

In amerikanischen Langzeitstudien wird deutlich, dass das Risiko für Substanzmissbrauch von Menschen mit FASD steigt, je höher der Intelligenzquotient und je weniger äußerlich sichtbare Merkmale einer FASD vorhanden sind (Streissguth et al., 1996) (siehe Abb. 2.2 und Abb. 2.4). Das bedeutet nicht, dass Menschen mit dem Vollbild FAS weniger beeinträchtigt sind, sondern, dass sie von der Gesellschaft deutlich weniger überfordert und mehr geschützt werden als Menschen mit einer der weniger sichtbaren Unterformen der FASD.

Je nach Länge des Verbleibs in einer problematischen Herkunftsfamilie kommen ungünstige Rollenvorbilder und Lebenserfahrungen hinzu, die das Risiko des Substanzmissbrauchs ebenfalls deutlich erhöhen. Im Vergleich mit Kindern nicht suchtkranker Eltern haben Kinder aus suchtbelasteten Familien ein bis zu sechsfach erhöhtes Risiko, selbst abhängig zu werden oder Alkohol zu missbrauchen (Krishnan-Sarin, 2000; Klein, 2012). Wird dies kombiniert mit einer verspäteten Diagnosestellung erhöht sich die Gefahr der Entwicklung sekundärer und komorbider Störungen durch Mangelförderung, Fehlbetreuungen und Fehlbehandlungen (Streissguth et al., 1996, 2004). Wenn Behandlungsstrategien nicht auf die hirnorganischen Beeinträchtigungen abgestimmt sind, erhöht sich weiterhin die Gefahr von Therapieabbrüchen und fehlender Zustimmung zu, bspw. medikamentösen, Behandlungen. Insbesondere die bei Menschen mit FASD überdurchschnittlich häufig auftretenden Depressionen und Angststörungen zählen zu den bei Suchtstörungen häufig anzutreffenden Basiserkrankungen (Grant et al., 2004) und potenzieren somit die Gefahr der Suchtentwicklung.

Hinzu kommen Hinweise aus einer Langzeitstudie von Alati et al. (2008), nach der das Ausmaß des Alkoholkonsums der Mutter während der Schwangerschaft (2 versus ≥ 3 Getränke bei einer Trinkgelegenheit) einen wesentlichen Anteil an der frühen Entwicklung von Suchtstörungen hat (Kinder der Mütter mit stärkerem Alkoholkonsum entwickelten dreimal so häufig bereits in der Jugendphase Suchtstörungen). Die Autoren stellen die Hypothese auf, dass biologischen Komponenten in der Form einer physiologischen „Programmierung“ bei der Entstehung von Suchtstörungen eine größere Rolle zugemessen werden sollte.

Joanne Weinberg und ihre Forschungsgruppe (Hellemanns et al., 2010; Reynolds et al., 2011) untersuchten die neurobiologischen und endokrinologischen Folgen pränataler Alkoholexposition. Ihre Forschungen ergeben Hinweise darauf, dass eine pränatale Alkoholexposition das komplexe Stress- und Belohnungssystem deutlich verändert (Reduktion der Dopamin-Rezeptoren, Aktivierung des Stresssystems, veränderte Balancen zwischen Stress- und Belohnungssystem), die Sensitivität für Drogen erhöht sowie die Gehirnentwicklung verändert. Zusammen befördern diese Effekte die Vulnerabilität und das Risiko, psychische Störungen wie Depressionen, Angststörungen und Suchtstörungen zu entwickeln.

4.3.2 Menschen mit vergleichbaren Beeinträchtigungen und erhöhtem Risiko: ADHS

Vergleichbare hirnorganische Einschränkungen (allerdings anderen Verlaufes) können bei Menschen mit Aufmerksamkeitsdefizitsyndromen (Spohr, 2014; Alex u. Feldmann, 2011) in Kombination mit weiteren kognitiven Einschränkungen vorliegen. Die Auftretenshäufigkeit für ADHS Adult liegt nach Studien aus dem angloamerikanischen Raum bei ca. 4,4 % der Bevölkerung (Kessler et al., 2006). Ein Hinweis auf erhöhte Risiken für Suchtstörungen bei vorheriger ADHS zeigt eine deutsche Untersuchung bei Suchtkranken: So weisen je nach Setting ca. 10–20 % der Drogenabhängigen und ca. 8–15 % der Alkoholabhängigen als Erwachsene eine ADHS auf (Benkert et al., 2010).

In verschiedenen Studien gibt es Hinweise auf einen früheren Beginn und eine stärkere Ausprägung von Substanzmissbrauch (bis zu 37 %) bei Menschen mit ADHS (Caroll et al., 1993, Levin et al., 1997, Wilens et al., 1997). Das Lebenszeitrisiko für die Entwicklung einer Suchterkrankung verdoppelt sich (Biederman et al., 1995). Bislang gibt es keine Hinweise, dass eine Therapie mit Stimulanzien (Methylphenidat) die Wahrscheinlichkeit für die Entwicklung einer Suchtstörung erhöhen würde (Ohlmeier, 2008). NachTretter et al. (2010) wird das Risiko eher geringer, wenn eine frühzeitige Diagnose gestellt wird und die Therapie, leitliniengerecht, aus einer Kombination von Medikation und Psychotherapie besteht.

ADHS gehört mit einer Auftretenshäufigkeit von 60 % zu den komorbiden Störungen von FASD (Spohr u. Steinhausen, 2008). Aufgrund der genetischen Komponenten dieser Störung, sowie der erhöhten Risiken für Suchtstörungen bei ADHS, nimmt potentiell auch die genetische Transmission für FASD in Kombination mit ADS/ADHS zu (vgl. ausführlich Spohr, 2014). Die Abbildung 4.2 zeigt die sich teilweise überlappenden sowie die jeweils spezifischen Risikofaktoren bei FASD und ADHS. Es wird deutlich, dass so wichtige Bereiche, wie Verhaltensflexibilität, soziale Kompetenz und kommunikative Fähigkeiten, gerade zu dem wichtigen Überlappungsbereich beider Störungsbilder gehören.

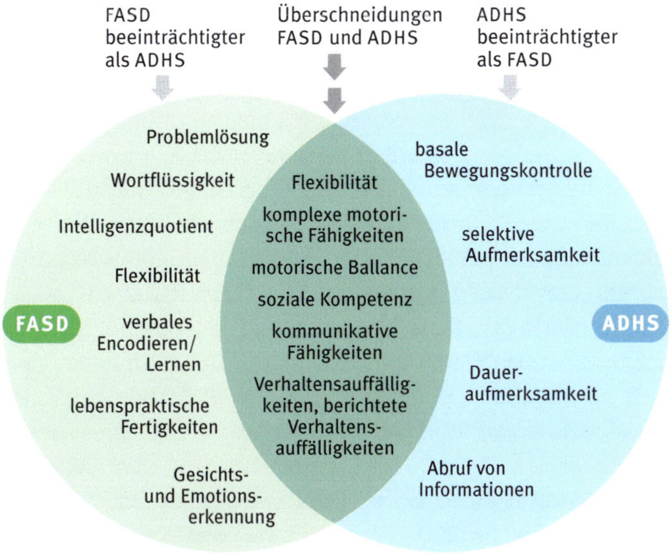

Abb. 4.2: Einschränkungen exekutiver Funktionen im Vergleich FASD und ADHS bei Kindern (modifiziert nach Mattson et al., 2011). Veränderungen bei Erwachsenen sind noch nicht erforscht.

4.4 Die besondere Situation von Menschen mit FASD und vergleichbaren Beeinträchtigungen mit Blick auf Angebote der Suchthilfe

Gela Becker

Junge Frau (25 Jahre alt) mit FAS und Suchtstörung: „Ich kann das nicht Entzug in ner Klinik und so. Ich schaff das nicht mit so vielen Menschen."

Menschen mit einer geistigen Behinderung werden bislang durch Angebote der Suchtkrankenhilfe kaum erreicht (Drescher u. Wessel, 2015).

Wenn die Probleme der Unterdiagnostik behoben sind und auch die Besonderheiten der meist nicht direkt erkennbaren hirnorganischen Beeinträchtigungen erfasst wurden, bleibt eine besondere Problematik für Menschen mit FASD, sowie für Menschen mit vergleichbaren Beeinträchtigungen im Aufbau von Veränderungsmotivation bestehen. Die Einschränkungen in den Handlungs-Planungsstrukturen (siehe dazu ausführlich Kap. 5) bewirken, dass der ex- oder intrinsische Aufbau von Motivation, der über die Antizipation von Konsequenzen erfolgt, beeinträchtigt ist.

Erschwerend kommt insbesondere für Menschen mit FASD hinzu, dass sie oftmals Odysseen von Überforderung und Fehlbehandlungen hinter sich haben. Zum Selbstschutz aufgebaute Vermeidungshaltungen haben sich vielfach chronifiziert. Dadurch können Veränderungsprozesse – je nach Ausmaß der Störung – nur langfristig mit engem Lebenswelt- und Betreuungsbezug gefördert werden.

Ein weiteres Problem stellen für Menschen mit FASD und vergleichbaren Beeinträchtigungen die Hilfekulturen der Suchthilfe dar, die besonderen Wert auf professionelle Distanz legen (siehe zum Thema erst beginnender Kooperationen zwischen Sucht- und Behindertenhilfe am Beispiel NRW, Hörning u. Kretschmann-Weelink, 2012; einen Überblick über die Hilfekulturen Suchttherapie, Psychosen Therapie und Behindertenpädagogik bieten Wolf, 2014 und Herrmann, 2013; zur Kooperation zwischen Sucht- und Behindertenhilfe, siehe Drescher u. Wessel, 2015). Ein großer Teil dieser Menschen ist ausschließlich über aufsuchende Arbeit und Defizit kompensierende Ansätze erreichbar. Ein Teil der Aufklärungsarbeit über Menschen mit hirnorganischen Beeinträchtigungen wird auch die Notwendigkeit der Finanzierung aufsuchender und kompensierender Strukturen betreffen, da diese Zielgruppe ohne passgenaue Hilfestellungen, die bislang nur in der Behindertenhilfe anzutreffen sind, keine umfassenden Teilhabemöglichkeiten erhält (siehe dazu auch Kap. 1 und Kap. 5.2). Viele der Betroffenen können aufgrund ihrer Schwierigkeiten mit Alltagsstrukturierung (z. B. hinsichtlich Termineinhaltungen etc.) die bestehenden Angebote nur mit Begleitung durch Fachkräfte oder Angehörige erreichen.

Hinzu kommt, dass Menschen mit FASD auf besondere Beziehungsqualitäten, wie „emotionale Wärme“, (die sich wiederum aus Akzeptanz, Achtsamkeit wertschätzender Grundhaltung und der Vermeidung von konfrontativen Ansätzen zusammensetzt) in besonderer Weise angewiesen sind. Für eine Verbesserung der Versorgung von Menschen mit hirnorganischen Beeinträchtigungen wird es künftig darum gehen, Behindertenhilfe, Suchthilfe und sozialpsychiatrische Versorgung für die Besonderheiten von Menschen mit hirnorganischen Beeinträchtigungen zu sensibilisieren. Die vorhandenen Betreuungskulturen und Methoden müssen differenziert den Störungsbildern angepasst und zusätzlich auf die individuelle Problematik herunter gebrochen werden. Drescher und Wessel (2015) weisen für die Felder der Sucht- und Behindertenhilfe darauf hin, dass zumindest die Leitprinzipien dieser Hilfefelder, wie bspw. Normalisierung, Empowerment, Selbstbestimmung, Individualisierung und Inklusion übereinstimmen und damit eine Basis für künftige Kooperationen bilden können.

Zur Verdeutlichung mag hier eine der bewährten Methoden der Suchthilfe, das von Miller u. Rollnick (1991, 2004) entwickelte Motivational Interviewing (MI), dienen. Dieses ist für Menschen mit FASD und vergleichbaren Beeinträchtigungen, ohne Adaptionen nicht einsetzbar. Insbesondere, da vielfach Einschränkungen im Sprachverständnis vorliegen, kurzfristige Interventionsstrategien nicht ausreichen und die Möglichkeiten der Reflektion zwischen den Sitzungen, die Teil der Methode ist, für Menschen mit hirnorganischen Beeinträchtigungen kaum bestehen

(Dubovsky, 2014). Anpassungen des MI für FASD werden gegenwärtig in den USA entwickelt und erprobt und können perspektivisch die Versorgung verbessern (siehe dazu auch Kap. 3.5).

Gela Becker

5 Interventionsforschung für Menschen mit FASD und vergleichbaren Beeinträchtigungen im Überblick

Obgleich FASD bereits vor 40 Jahren entdeckt wurden (Jones u. Smith, 1973; Lemoine et al., 1968) und die gravierenden sekundären Störungen schon bereits in mehreren Langzeitstudien erforscht wurden (Streissguth, 1996, 2004), stehen für Erwachsene mit FASD (weltweit) noch keine und für Menschen mit vergleichbaren Beeinträchtigungen nur eine begrenzte Anzahl von evaluierten Interventionen zur Verfügung.

Therese Grant et al. (2014) weisen in der Studie „Substance Abuse Treatment Outcomes in Women with Fetal Alcohol Spectrum Disorder" mit Nachdruck darauf hin, dass stationären Angebote in der Suchtbehandlung für Menschen mit FASD und anderen hirnorganischen Beeinträchtigungen sehr einfach und klar strukturiert werden müssen. Die Studie umfasste 549 Frauen in einem Zeitraum von vier Jahren (November 1997 bis Juli 2011). Ein wesentlicher Hinweis für die Entwicklung von suchttherapeutischen Interventionen ist, dass ambulante Behandlungen intakte exekutive Funktionen (z. B. Planung, Organisation, Sequenzierung) verlangen, während bei stationären Behandlungen der Ich-stützende Rahmen Menschen mit hirnorganischen Beeinträchtigungen deutlich mehr entgegenkommt.

Durch die Unterschiede in den psychosozialen Versorgungsstrukturen liegt in der in Deutschland vergleichsweise gut ausgebauten ambulanten Versorgung der Behindertenhilfe, die mit Blick auf die UN-Behindertenkonvention in stetigem Zunehmen begriffen ist (siehe dazu Kap. 4.4), eine Chance auch für ambulante Suchthilfesettings, die im Rahmen der Eingliederungshilfe begleitet und gestützt werden können. Der Vorrang stationärer Settings für Menschen mit FASD ist daher nur eingeschränkt auf die deutsche psychosoziale Versorgung übertragbar. Unsere Erfahrungen zeigen, dass nur ein Teil der Klienten mit FASD und beginnender Suchtstörung bereit oder in der Lage wäre, einen Ortswechsel, wie ihn ein Klinikaufenthalt darstellt, überhaupt in Erwägung zu ziehen (siehe dazu Verhaltenstypen FASD Kap. 2.3, diejenigen mit Veränderungsängstlichkeit benötigen zur Integration äußerer Veränderungen oft Jahre). Es geht also mit dem Ausbau spezialisierter ambulanter suchttherapeutischer Hilfen auch darum, die Behandlungs- und Teilhabemöglichkeiten dieser Menschen zu erhöhen.

Ein weiteres wesentliches Ergebnis der o.g. Studie ist, dass die Abbruchquote von weiblichen Patienten mit FASD in der amerikanischen Regelversorgung wesentlich höher liegt als für die ohne FASD (USA: 2005 nur 32 % der Frauen schlossen eine ambulante Suchtbehandlung ab; Grant et al., 2013); die Abbruchquote von stationär entgiftenden Alkoholpatienten im europäischen Raum wird mit 32 % beschrieben (Martinez-Raga et al., 2002). Da für Deutschland keine Studien zu FASD im Zusammenhang mit Behandlungsabbrüchen in Suchtberatung und Suchttherapie existieren, können an dieser Stelle lediglich spekulative Bemerkungen auf künftigen Forschungsbedarf hinweisen.

Die deutsche Suchthilfestatistik für das Jahr 2013 weist folgende Zahlen für planmäßige Beendigungen bei ambulanten und stationären Maßnahmen zur Suchthilfe/Suchttherapie nach. Bei Frauen mit der Hauptdiagnose Alkoholabhängigkeit: ambulante Suchtfacheinrichtungen (775) mit 22.569 behandelten Frauen 69,5 % planmäßige Beendigungen; stationäre Suchttherapieeinrichtungen (198) mit 8.411 behandelten Frauen 86,5 % planmäßige Beendigungen. Das heißt, die Abbruchquoten in Deutschland sind generell im Vergleich zu den USA und zum übrigen europäischen Raum deutlich geringer, 30,5 % im ambulanten Bereich und 13,5 % im stationären Bereich. Aufgrund der besonderen Situation von Menschen mit FASD und vergleichbaren Beeinträchtigungen mit Blick auf Angebote der Suchthilfe (siehe Kap. 3.4) erscheint die Vermutung gerechtfertigt, dass sie nur eingeschränkt durch die Angebote erreicht werden und vielfach zu den Abbrechern gehören dürften. Zu überprüfen wäre, ob es möglicherweise die niedrigschwellig konzipierten Behandlungseinrichtungen sind (z. B. Kontaktcafes, Notschlafstellen, etc.) in denen FASD-Screening höhere Patientenzahlen von Betroffenen auffinden würde (auf hohe Abbruchquoten, 43,3 % in diesem Bereich wird von Braune et al., 2008, hingewiesen).

Für den notwendigen Aufbau einer suchttherapeutischen Versorgung, die auch die Teilhabe dieser Zielgruppen umfasst, wäre es also sinnvoll einen „Zweischritt" zu wagen: zum einen aufgrund der „Unsichtbarkeit" der Einschränkungen, Screenings für FASD und vergleichbare Beeinträchtigungen zu installieren (bzw. das vorhandene Screeningverfahren LHS, siehe Kap. 3, für Deutschland zu normieren) und zum anderen, die Behandlungssettings an die Bedürfnisse von Menschen mit neurokognitiven Einschränkungen anzupassen.

Im Folgenden werden einige Interventionsstudien für Kinder und Jugendliche zusammengetragen, deren Ergebnisse Hinweise für die Konzipierung von Interventionen für den Erwachsenenbereich geben können, zumal viele der Betroffenen in Teilbereichen auf einem kindlichen Niveau verbleiben. Insbesondere die früh sichtbaren gravierenden Folgen der hirnorganischen Beeinträchtigungen für die soziale Integration, Teilhabe und die Erfüllung von Lebenswünschen und Zielen verstärken die erhöhten Risiken für Substanzmissbrauch bei Menschen mit FASD (siehe Kap. 4.3 und 4.4). Es liegen inzwischen sechs evaluierte Trainings für Kinder und Jugendliche, sowie acht Eltern-Kind Interventionen (Peaden et al., 2008; Paley u. O'Connor, 2009; Schwarz, 2012) aus dem englischsprachigen Raum vor, während dem Großteil weiterer Interventionsstudien systematische Herangehensweise und Evaluation fehlen (Kodituwakku, 2010). Auch wenn Effekte der Trainings nur eingeschränkt generalisierbar sind, stellen wir im Folgenden zusammenfassend die Interventionen vor, die Hinweise auf Behandlungserfolge bei Störungen der exekutiven Funktionen, Selbst Monitoring, Selbstregulation sowie insbesondere sozialen Fähigkeiten geben.

Das Programm „Step Up“, ein Präventionsprogramm zur Reduktion von Alkoholkonsum für Jugendliche mit pränataler Alkoholexposition, entwickelt von Mary J. O'Connor, Justin Quattlebaum und Marleen Castaneda (O'Connor et al., 2014), ist leider zum Zeitpunkt der Bucherstellung lediglich in Form von Vorträgen publiziert und kann erst in der Zukunft umfassender vorgestellt werde.

5.1 Neurokognitive Therapie für Kinder mit FASD: eine Anpassung des Alert© Programms

Überprüft wurden die Adaptionen des Alert Programms im Rahmen einer Studie (Bertrand, 2009; Wells et al., 2012). Im Fokus lag dabei die Effektivität einer Gruppentherapie, die das Ziel hat, typische neurokognitive Schwierigkeiten bei Kindern mit FASD und ARND, einschließlich Defiziten in Exekutivfunktionen, Gefühlsregulation, Schwierigkeiten in der Selbstregulation sowie Planung und Organisation zu verbessern. Die Studie wurde als randomisierte kontrollierte Studie konzipiert. Die Gesamtstichprobe bestand aus 78 Kindern mit FASD im Alter zwischen 6 und 11 Jahren und wurde auf zwei Gruppen aufgeteilt. Die Kontrollgruppe bestand aus 38 Kindern. Eine Einschränkung der Studie besteht darin, dass alle teilnehmenden Kinder nicht mehr in den Herkunftsfamilien lebten, sondern bei Pflege- oder Adoptiveltern. Follow-up-Bewertungen fanden sieben Monate nach der Studie statt.

Schwerpunkt des Programms war die neurokognitive Förderung exekutiver Funktionen und der Emotionsregulation. Um die Einschränkungen der exekutiven Funktionen zu verbessern, wurden Komponenten des Alert© Programms, die auf Selbstbeobachtung und Selbstregulation abzielen, eingesetzt. Das Programm wurde für Kinder mit ADS und HKS entwickelt und liegt in deutscher Übersetzung vor (Williams u. Shellenberger, 1996), Die Begleitbehandlung der Bezugspersonen stellte eine nicht zu unterschätzende Variable dar (Price et al., 2008; Schrepfmann u. Snyder, 2002). Die zwölfwöchige Behandlung mit wöchentlich 70 minütigen Sitzungen und parallel laufender Begleitbehandlung der Eltern nutzte die Analogie des „Motors“ und dessen Regulierung als Bild für die Gefühlsregulation. Den Kindern wurde beigebracht, innere Hinweise auf Dysregulation zu spüren und mit neuen Strategien der Selbstregulation und der Entspannung, wie z. B. Progressiver Muskelrelaxation zu verbinden. Diese Strategien konnten zu Hause von den Eltern nachverstärkt werden. Die Kinder in der Interventionsgruppe zeigten deutliche Fortschritte in den exekutiven Funktionen und der Gefühlsregulation. Dies konnte mit Hilfe des BRIEF (Behavior Rating Inventory of Executive Function Drechsler u. Steinhausen, 2013), eines Testverfahren exekutiver Funktionen, festgestellt werden. Einschränkungen ergaben sich daraus, dass die Kinder in kontrollierten fürsorglichen Settings lebten, getragen von der Begeisterung der Pflegeeltern und Therapeuten, die im häuslichen Milieu die Effekte aufrecht erhielten. Die gleichen Effekte wären nicht in schwierigeren sozialen Milieus zu erzielen. Ferner konnte der Transfer in andere Settings, wie z. B. die Schule, nicht überprüft werden.

Aspekte der Anpassung des bestehenden Alert Programms an Kinder mit FASD bestanden im gleichbleibenden Aufbau der Sitzungen, was den Kindern Sicherheit gab: Ankommen, Überblick, Lernintervention über Rollenspiel oder begleitete Einzelübungen sowie Mitgabe von Materialien (Übersicht in Ressourcenbuch).

Eine Folgestudie von Rovet et al. (2014), die sich auf die Durchführung des Alert© Programms beschränkte, konnte unter Einbezug von bildgebenden Verfahren Hinweise darauf geben, dass das Alert Programm im MRT nachweisbare neuroplastische Veränderungen sowie Verbesserung von Selbst- und Emotionsregulation bewirken konnte. In Hinsicht auf das Arbeitsgedächtnis, die Planungsfähigkeit und Aufmerksamkeit konnte dies nicht festgestellt werden.

5.2 Kinder- Freundschafts-Training und Adaptionen für FASD: Bruin Buddies und Good Buddies

Gemeinsam mit ihrer Forschungsgruppe hat Mary O'Connor bereits 2006 ein erprobtes Training, das Kinder-Freundschafts-Training (CFT) (Frankel u. Myatt, 2003), für FASD adaptiert (O'Connor et al. 2006, 2012)

Die chronisch wiederkehrende Ablehnung durch Gleichaltrige gehört mit zu den größten Risikofaktoren für die Entwicklung von psychischen Störungen bei FASD-Kindern. Die sozialen Einschränkungen der Kinder mit FASD umfassen:
- Schwierigkeiten beim Verstehen sozialer Hinweisreize
- rücksichtsloses Sozialverhalten
- Schwierigkeiten bei sozialer Kommunikation
- schlechtes soziales Urteilen
- Mangelnde Antizipation oder Nicht-Berücksichtigung sozialer Konsequenzen

Die Diskrepanz zur Altersgruppe nimmt mit Bezug auf soziale Fähigkeiten mit zunehmendem Alter zu.

Wesentlicher Bestandteil auch dieses Projektes war das Einbeziehen von Eltern in den Bereichen:
- direkte Supervision des Spielens
- Leitung der interpersonalen Problemlösung/-bewältigung
- Gelegenheiten für Kontakt mit Gleichaltrigen bereitstellen
- Kind unterstützen, eine Spiel-Interaktion zu betreten und aufrecht zu erhalten
- Kind unterstützen, Konfliktsituationen zu vermeiden

Aufgrund der häufig ausgeprägten Gedächtnisprobleme bei Kindern mit FASD haben sich im Programm die durchgängigen Routinen, die Wiederholung des Materials und der Erkennungsworte erwiesen.

Die Einschränkungen im Sprachverständnis wurden durch Darbietung des Materials in verschiedenen Formaten, kleinschrittigen verbalen Instruktionen und durch die Verwendung konkreter Beispiele kompensiert. Die Einschränkungen der kognitiven Flexibilität wurden durch vorgegebene Hinweise mit Motivationscharakter sowie das Üben von alternativen Antworten ausgeglichen. Schwierigkeiten beim Lernen von Erfahrungen wurden durch Nachbearbeitung und zahlreiche Übungs- und Trainingsmöglichkeiten, die Schwierigkeiten mit Ursache-Wirkungs-Beziehungen durch die Vorwegnahme von Verhaltenskonsequenzen deutlich gemacht.

Bei einer Stichprobengröße von N = 100, im Alter von 6–12 Jahren mit bestätigter pränataler Alkoholexposition, einer Wartekontrollgruppe von N = 49, einem Follow-up nach 3 Monaten, zeigten sich deutliche Verbesserungen im Wissen über angemessenes Sozialverhalten. Dies wurde auch durch die Eltern, allerdings nicht durch die Lehrer bestätigt.

2009 erfolgte eine umfassendere Evaluation des in Projekt „Good Buddies“ umbenannten Freundschaftstrainings. Mit den Methoden der Vorgabe einfacher Regeln sozialen Verhaltens, Lernen am Modell sowie einüben und Feedback, konnten signifikante Verbesserungen sozialer Fertigkeiten erzielt werden. Kinder mit FASD zeigten ebenso gute Leistungen wie Kinder der Vergleichsstichprobe. Die evidenzbasierte Behandlung von Kindern mit Defiziten sozialer Fähigkeiten war im Setting eines Gesundheitszentrums sehr effektiv.

5.3 Interventionen für Menschen mit geistiger Behinderung

Hinweise auf künftig steigenden Bedarf für zielgruppenspezifische Präventions- und Interventionsangebote geben die Fallzahlen der Eingliederungshilfe, die von 2005 bis 2011 um 38 % auf 800.000 Personen gestiegen sind (Gesundheitsberichterstattung des Bundes, www.gbe-bund.de). Dem entsprechen noch nicht ausreichende Interventionen in der Versorgungspraxis. Eine Entwicklungsbasis für künftige Adaptionen bestehender Programme der Suchthilfe bieten die Gemeinsamkeiten der Leitprinzipien von Behinderten- und Suchthilfe, wie Personenzentrierung, Sozialraumorientierung, Teilhabeorientierung und Empowerment (siehe dazu Drescher u. Wessel, 2015).

5.3.1 Das DIDAK© Präventionsprogramm

Das im Rahmen eines Modellprojektes für Menschen mit einer geistigen Behinderung und einer Alkoholproblematik (Kretschmann-Weelink, 2006) entwickelte Präventionsprogramm „Didaktisch-handlungsorientiertes Primär- und Sekundärpräventionsprogramm für erwachsene Menschen mit einer geistigen Behinderung“ wurde mit 30 Teilnehmern erprobt und ist in zwei Teile gegliedert:

1. „Gesund und fit wie mache ich das?“; Themenschwerpunkte:
   a) Gesundheitsförderndes Verhalten und Risiken

b) Gesundheitsförderndes Verhalten
c) Risiken und Gefahren für die Gesundheit durch Alkohol und Rauchen
d) Risikoarmer Umgang mit Alkohol und Abstinenz
e) Vorsätze; Risikosituationen; Handlungsstrategien (Coping) Ansprechpartner bei Fragen zu oder Probleme mit der Gesundheit

2. „Umgang mit Alkohol“, Themenschwerpunkte:
   a) Alkoholkonsumgründe und Wirkung von Alkohol; Folgeprobleme durch Alkoholkonsum; Alkoholismus ist eine Krankheit Krankheitsmerkmale
   b) Ziel von Werbung; Vorsätze und Ambivalenz; Risikosituationen
   c) Vorsätze und Ambivalenz; Rollenspiel: Handlungsstrategien in Risikosituationen
   d) Stärken und Ressourcen

Mit den Methoden der „Einfachen Sprache“, der Wiederholung in überschaubaren kleinschrittigen Modulen und der sorgfältigen Visualisierung konnten deutliche Fortschritte erzielt werden. So äußerten im Rahmen qualitativer Interviews 28 von 30 befragten Teilnehmern, ihr Verhalten im gesundheitlichen Bereich positiv geändert zu haben. Von den 30 befragten Teilnehmern konsumierten zehn weniger Alkohol und ein Teilnehmer trank überhaupt keinen Alkohol mehr; von zwölf befragten Teilnehmern haben acht ihren Alkoholkonsum positiv verändert.

5.3.2 Weitere spezialisierte Interventionen von ambulant bis stationär

Eine Beratungsstelle der **Lebenshilfe zum Thema Sucht** in Berlin stellt neben den Aufgaben einer Suchtberatungsstelle mit Anpassungen an Menschen mit Behinderungen Freizeitangebote zur Verfügung.

Die **Heilpädagogische Ambulanz Berlin** bietet ambulante Suchtrehabilitation für Menschen mit einer geistigen Behinderung und einer Suchterkrankung als Angebot der Eingliederungshilfe an: **Motivationsgruppe-Suchttherapie für Menschen mit geistiger Behinderung.** In Auswertung ihrer Ergebnisse als anerkannter Träger ambulanter Suchtrehabilitation (seit 2007) zeigt sich, dass der vom Rentenversicherungsträger vorgesehene Zeitraum von eineinhalb Jahren nicht ausreicht, um für Menschen mit einer geistigen Behinderung erreichte Erfolge zu stabilisieren, so dass diese Angebote um gruppentherapeutisch orientierte Motivations- und Nachsorgegruppen ergänzt werden müssen. Notwendig wird dies für Menschen mit geistiger Behinderung aufgrund der Besonderheiten in der Veränderungsmotivation, des Veränderungstempos sowie vielfach anzutreffender Einschränkungen im Lernen aus Konsequenzen.

„Die Gruppe Sucht“ wurde 2006 evaluiert (Sennkamp u. Scharlau, 2008) und bietet in einem stabilen Setting Menschen mit geistiger Behinderung die Möglichkeiten zur Motivation, Begleitung und Nachsorge. Die Gruppe entstand aus der Kooperation einer Suchtberatungsstelle mit einer Komplexeinrichtung der Behindertenhilfe. Als sehr wichtig wurde ein stabiles Beziehungsangebot erachtet in Form „einer internen und externen Zentralperson“, die von einer Suchttherapeutin der Beratungsstelle und dem Gruppenleiter der Wohngruppe wahrgenommen wurde. Diese personellen Voraussetzungen helfen die Kooperation zwischen den vielfach gegenläufigen Hilfeangeboten der Sucht- und Behindertenhilfe im Interesse der Betroffenen zu koordinieren. Das Gelingen dieses Modells ist allerdings sehr von persönlichen und lokalen Gegebenheiten abhängig.

In der Auswertung der qualitativen Interviews ergeben sich möglicherweise verallgemeinerbare Hinweise auf den Vorrang spezialisierter Angebote für Menschen mit geistiger Behinderung gegenüber ausschließlich inklusiven Angeboten: Besonderheiten bestehen bei Menschen mit geistiger Behinderung in einer deutlich anderen, bzw. fremdbestimmten, Veränderungsmotivation. Dies erschwert das Aufsuchen von Selbsthilfegruppen mit völlig anders gearteten Motivationen, die vielfach von den Menschen mit Beeinträchtigungen nicht nachvollzogen werden können.

Die Beratungsstelle „Diakonische Suchthilfe Mittelbaden“, seit 2009 auf Menschen mit kognitiven Beeinträchtigungen im ambulanten person-zentrierten Setting eingerichtet (Fretz, 2012), stellt eine Trägerkooperation aus der Sucht- und Behindertenhilfe dar. In wöchentlichen Sitzungen mit einer sehr heterogenen Altersgruppe wurden Interventionen in einer Kombination von Gruppen- und Einzelgesprächen erprobt. Ein besonderer Schwerpunkt liegt im Vertrauensaufbau.

Der Wittekindshof in Westfalen Lippe, eine diakonische Stiftung entwickelte komplexe abstinenz- und entwicklungsorientierte Wohnangebote für Menschen mit geistiger Behinderung und erheblicher Sucht- und Substanzmissbrauchsproblematik. Eine Schrittfolge von differenzierten Wohnangeboten verknüpft mit sozialtherapeutischen Angeboten schafft Settings, die auch Menschen mit schweren Beeinträchtigungen und Suchtstörung Entwicklungsprozesse ermöglichen (Buschkämper et al., 2009).

Die Fachklinik Oldenburger Land ist eine Einrichtung für Menschen mit einer Suchterkrankung und bietet spezielle Entwöhnungsbehandlungen für Menschen mit Intelligenzminderung an. Eine der Voraussetzungen für die Aufnahme ist die Entwicklung von Eigenmotivation und einem ausreichenden Leidensdruck. Gerade dies stellt für Menschen mit FASD und vergleichbaren Beeinträchtigungen ein besonderes Problem dar (siehe Kap. 6).

Eine weitere Klinik, die für Entzugsbehandlungen von Menschen mit Lern- und geistiger Behinderung zur Verfügung steht, ist die **Fachklinik Fischer Haus** in Gaggenau, Michelbach (allerdings ausschließlich auf Männer spezialisiert).

Teil II: **Modell einer Clearinggruppe für Menschen mit FASD und Suchtproblemen**

Gela Becker, Klaus Hennicke, Michael Klein und Mirjam N. Landgraf

Einleitung

Aufgrund des großen Nachholbedarfs bezüglich der Entwicklung von Interventionen für Erwachsene mit FASD allgemein, und für Erwachsene mit FASD und vergleichbaren Beeinträchtigungen mit Suchtstörungen im Besonderen, wird auf der Basis der vorangestellten Ausführungen im Folgenden das interdisziplinär entwickelte Modellprojekt „Clearing bei Menschen mit FASD und vergleichbaren Behinderungen" vorgestellt. Die skizzierten Hintergründe und Defizite in adäquater Diagnostik und Versorgung lassen diesen Ansatz notwendig und vielversprechend erscheinen. Eine Pilottestung und Evaluation sind geplant. Das Modellprojekt kann bereits jetzt umfassende Anregungen für den diagnostischen, therapeutischen und pädagogischen Umgang mit dieser speziellen Klientel bieten.

„Clearingprozess" bedeutet in diesem Fall die differenzierte Auseinandersetzung der Teilnehmenden mit den eigenen Beeinträchtigungen und anschließend mit dem riskanten Konsum und der beginnenden Suchtstörung. Wir gehen von der Hypothese aus, dass die Auseinandersetzung mit den eigenen Beeinträchtigungen, ergänzt um praktische Hilfestellungen, die sowohl in Einzel- als auch Gruppensettings erarbeitet werden und die anschließend auch dem Helferfeld mitgegeben werden, die Basis für eine differenzierte Auseinandersetzung mit problematischem Konsum bilden – und somit den Zugang zu gesundheitsförderndem Lebensstil, Suchtberatung und Suchtkrankenhilfe erleichtern können. Der Entwicklung von „maßgeschneiderten Bausteinen", die den Zugang zur Regelversorgung behinderungsgerecht ergänzen können, kommt daher eine wichtige Funktion in der Ermöglichung von Teilhabe für diese besondere Zielgruppe zu.

Das besondere innovative Vorgehen dieses Modellprojektes besteht in der Entwicklung von multimodalen Zugängen, die anhand der im Rahmen der Eingangsdiagnostik erstellten kognitiv-intellektuellen Funktionsprofile mit den Einzelnen erarbeitet werden. Der besondere Bedarf von Menschen mit hirnorganischen Funktionsbeeinträchtigungen wird erfasst, Verarbeitungshilfen und Arbeitsmaterialien, die einen Teil der Defizite kompensieren können, werden erarbeitet. Die Kommunikationsstrukturen werden an die besonderen Bedürfnisse angepasst. Bewährte Strategien und Gesprächstechniken aus der Sucht- und Behindertenhilfe werden modifiziert verwendet, um den Clearingprozess der Betroffenen zu fördern. Die Besonderheit dieses Modellprojektes besteht zusätzlich darin, dass ein Teil der zu entwickelnden Materialien individualisiert und personenzentriert mit den Betroffenen gemeinsam erstellt wird.

Aufgrund des breiten Spektrums unserer Zielgruppe werden die Beeinträchtigungen nach Schweregraden gewichtet. Diese Schweregrade entsprechen dem Spektrum der Menschen mit FASD und vergleichbaren Beeinträchtigungen, die von „High-Function FASD" bis in den Bereich der schweren geistigen Behinderung reichen können.

Aus diesen Schweregraden folgen Interventionsstrategien, die für die Umsetzungen in Gruppensituationen den Einzelnen gerecht werden sollen. Erforderlich dafür ist eine gute personelle Ausstattung der Clearinggruppe mit zwei Trainerinnen oder Trainern.

Die Nachhaltigkeit dieser komplexen psychosozialen Maßnahme die gleichzeitig auch „prä"-therapeutische Funktionen hat, ist nur dann zu gewährleisten, wenn Bezugspersonen (Angehörige, Fachkräfte, Ehrenamtliche) geschult und zur Unterstützung für die Wegbegleitung und das „Ankommen" in der Gruppe sowie für die Arbeit zwischen den Sitzungen eingebunden werden.

Gela Becker

6 Vorarbeiten zu einer Clearinggruppe und allgemeine Hinweise für Adaptionen in Hilfefelder

Die im Folgenden zusammengetragenen Voraussetzungen für den Aufbau und die Gestaltung einer Clearinggruppe für Menschen mit FASD und vergleichbaren Beeinträchtigungen haben gleichzeitig zum Ziel, den Transfer von Erfahrungswissen zu leisten. Deshalb werden ausführliche Materialien zur Diagnostik und zu den Interventionen angeboten, die in verschiedene Hilfefelder und pädagogisch-therapeutische Settings der Behindertenhilfe, der Suchtkrankenhilfe sowie der Sozialpsychiatrischen Versorgung übertragen werden können.

6.1 Vordiagnostik

[Frau B. 23 Jahre alt, Fetales Alkoholsyndrom (Vollbild), lebt in einer spezialisierten Wohngemeinschaft.]
Interviewerin: „Also uns ist ja erzählt worden, dass es oft ist, weil es so Anspannungszustände gibt, gerne abends, dass es dann irgendwie..."
Frau B.: „Ja, man möchte es ausklinken, man möchte den Kopf frei bekommen."
[Herr C. 24 Jahre alt, Partielles Fetales Alkoholsyndrom, lebt in einer vollstationären Einrichtung.]
Herr C.: „Ich bin aggressiv."
Interviewerin: „Ja. Hm. Sind das dann vielleicht Situationen, wo Sie Alkohol trinken würden, um ein bisschen davon wegzukommen?"
Herr C.: „Ja, also, leider nicht nur Alkohol. Halt kiffen. Und halt auch nicht wenig."
Interviewerin: „Um diese Spannung zu beheben?"
Herr C.: „Überhaupt alles so. Ich bin dann plötzlich einmal ruhig, ich bin gut drauf, hab' einfach Spaß. Okay, am nächsten Tag geht's mir eigentlich Scheiße. Für den Anfang so, ist einfach dieser Kick."

Wie in Kapitel 2 ausgeführt, werden sich die Problematik der Diagnostik und der Zugang zu Nachdiagnostik im Erwachsenenalter von Menschen mit FASD erst mit zunehmender gesellschaftlicher Sensibilisierung verbessern. Daher besteht auch die ethische Verpflichtung, die Versorgung dieser Menschen in der Gegenwart zu verbessern, selbst wenn nicht alle direkt den Zugang zu umfassender Diagnostik finden können. Bis das in Kapitel 3 vorgestellte Screening-Verfahren für Deutschland evaluiert und normiert sein wird, müssen wir auf das in der Praxis bewährte Konzept der „Arbeitsdiagnose" zurückgreifen (s. Kap. 2.7), das nicht nur bei fehlendem Zugang zu Nachdiagnostik greift, sondern auch für die Fälle, die aufgrund ihrer multiplen Beeinträchtigungen und Negativerfahrungen, jegliche Diagnostik verweigern.

Wenn möglich, sollten die in Kapitel 2.4 vorgestellten Testverfahren durchgeführt und zu einem neuropsychologischen Profil zusammengefasst werden. Aus diesem

Profil ergeben sich bereits Hinweise für die Gewichtung von Beeinträchtigungen und damit auch für Interventionsniveaus. Ist dies aus o.g. Gründen nicht möglich, können die für die Gruppensitzungen relevanten diagnostischen Informationen und Einschätzungen auch im Rahmen von Einzelgesprächen und – wenn möglich unter Einbezug von Bezugspersonen (Fachkräfte, Angehörige, Ehrenamtliche) – mit den Klienten und künftigen Teilnehmenden erarbeitet und die Aussagen zu den verschiedenen Bereichen nach klinischem Eindruck gewichtet werden.

Entschieden werden muss auch, ob evtl. die Behandlung einer komorbiden Störung (siehe Kap. 2.5) Vorrang vor der Förderung einer Suchtbehandlung (sequentielle Behandlung) hat, oder ob dies simultan erfolgen soll.

Aufgrund der Bedeutung für die Erhöhung der Risiken des Substanzmissbrauchs sowie weiterer Folgestörungen ist die Abklärung von Schlafstörungen sowie von erhöhten Erregungszuständen, die bei Menschen mit FASD überdurchschnittlich häufig vorkommen (vgl. Ipsiroglu u. Veer, 2012) und ggf. die Überweisung an Fachärzte von zentraler Bedeutung. Die Behandlung dieser Störungen hat Vorrang vor einer Suchtbehandlung (Abb. 6.1).

Die Tabelle 6.1 zeigt mögliche Verfahren, die verwendet werden können (ergänzend zu den in Kap. 2.4 vorgestellten Testverfahren) um Ressourcen, Alkoholkonsum sowie einen differenzierten Überblick über Stärken und Schwächen (Funktionsprofil) zu erhalten.

Bei fehlender Compliance für Diagnostik jeder Art sollte zunächst der Einsatz von dialogischen, die Identität fördernden Selbsthilfematerialien, erwogen werden, wie bspw. die Schrift „Fetale Alkoholspektrum-Störung (FASD) und dann?“. Ein Handbuch mit Strategien für Jugendliche und junge Erwachsene. (Evangelischer Verein Sonnenhof e.V., 2015), in dem eine Reihe von einfachen Fragebögen den Einstieg in Gespräche zu Problembereichen erleichtern, kann ebenfalls zum Einsatz kommen.

Abb. 6.1: Gewichtung der Beeinträchtigungen. Ein Diagnostik-Überblick. *(Fortsetzung Abb. 6.1 Seite 96–98)*

NAME: GEBURTSDATUM: ANSCHRIFT:

FASD-Diagnostik	**FAS** ☐ ja ☐ nein		**pFAS** ☐ ja ☐ nein		**Verdacht auf VS-PAE** ☐ ja ☐ nein		**Datum der Diagnose:**	
Vergleichbare Beeinträchtigungen	Geburtsschäden ☐ ja ☐ nein				Unfallfolgen ☐ ja ☐ nein Datum des Unfalls:			
Verhaltenstyp	Veränderungsängstlichkeit −10 ·········· 0 ·········· +10 -Weglauf-/Hinlauf-Tendenz							
Komorbiditäten	Depression ☐ leicht ☐ mittel ☐ schwer		Angststörung ☐ leicht ☐ mittel ☐ schwer		Schlafstörung ☐ leicht ☐ mittel ☐ schwer		ADHS ☐ ja ☐ nein	
Medikation	Welche:			Menge:			seit wann:	
Alkoholmissbrauch	< 1 Jahr	> 1 Jahr	Diagnostizierte Suchtstörung ☐ ja ☐ nein		Suchtberatung ☐ ja ☐ nein Jahreszahl:		Entzüge ☐ ja ☐ nein Anzahl/Jahreszahl:	
Vermeidungs- („Nein" im Vordergrund) vs. Annäherungsziele (Lebensziele)	Vermeidungsziele	−10 ·········· 0 ·········· +10			Annäherungsziele			
Krankheitseinsicht	mangelnde Krankheitseinsicht	−10 ·········· 0 ·········· +10			Krankheitseinsicht			
Suggestibilität	niedrig	−10 ·········· 0 ·········· +10			hoch			
Sensorische Reaktionen	Unterreaktion (z. B. Schmerz-, Kälte-, Wärmeempfingen	−10 ·········· 0 ·········· +10			Überreaktion (z. B. Berührungen, Licht, Wärme, Gerüche)		Im Vordergrund steht:	
Beeinträchtigungen (Bezugsgruppe FASD-Spektrum und vergleichbare Beeinträchtigungen)	**keine**	**leicht**	**mittelschwer**	**erheblich**	**keine**	**leicht**	**mittelschwer**	**erheblich**
Intelligenzquotient	☐	☐	☐	☐	IQ:			
	Fremdeinschätzung				Selbsteinschätzung (wird vom Diagnostizierenden eingetragen)			
Handlungsplanung (EF)	☐	☐	☐	☐	☐	☐	☐	☐
Kognitive Flexibilität/Umstellfähigkeit (EF)	☐	☐	☐	☐	☐	☐	☐	☐
Gedächtnisfunktionen	☐	☐	☐	☐	☐	☐	☐	☐
Affekt- oder Verhaltensregulation	☐	☐	☐	☐	☐	☐	☐	☐

Aufmerksamkeit	☐	☐	☐	☐	☐	☐	☐	☐
Impulskontrolle	☐	☐	☐	☐	☐	☐	☐	☐
Sprachverständnis	☐	☐	☐	☐	☐	☐	☐	☐
Soziale Fähigkeiten	☐	☐	☐	☐	☐	☐	☐	☐
Alltagsfähigkeiten	☐	☐	☐	☐	☐	☐	☐	☐

Welche Beeinträchtigungen und Verhaltensbesonderheiten stehen im Vordergrund?
1.
2.
3.
Andere:
Unbedingt vermeiden:
Was kann helfen?
a) Beeinträchtigungen in der Informationsaufnahme und den Einzelsitzungen:
Unbedingt vermeiden:
Was kann helfen?
b) Beeinträchtigungen, die in Gruppensituationen im Vordergrund stehen:
Unbedingt vermeiden:
Was kann helfen?

Funktionen ICF	keine	leicht	mittelschwer	erheblich
– b 117 Funktionen der Intelligenz	☐	☐	☐	☐
– b 122 globale psychosoziale Funktionen	☐	☐	☐	☐
– b 126 Funktionen von Temperament und Persönlichkeit	☐	☐	☐	☐
– b 130 Funktionen der psychischen Energie und des Antriebs	☐	☐	☐	☐
– b 140 Funktionen der Aufmerksamkeit	☐	☐	☐	☐
– b 152 emotionale Funktionen	☐	☐	☐	☐
– b 160 Funktionen des Denkens	☐	☐	☐	☐
– b 164 höhere kognitive Funktionen	☐	☐	☐	☐
– b 167 kognitiv-sprachliche Funktionen	☐	☐	☐	☐
– b 172 das Rechnen betreffende Funktionen	☐	☐	☐	☐
– b 180 die Selbstwahrnehmung und die Zeitwahrnehmung betreffende Funktionen	☐	☐	☐	☐

Hilfebedarfsgruppe (HBG):	Behinderungsgrad:		Pflegestufe:
Zuordnung	☐ geistige Behinderung ☐ seelische Behinderung	☐ körperliche Behinderung	☐ keine
Soziale Ressourcen	Familiär ☐ ja ☐ nein	Betreuung Behindertenhilfe ☐ ja ☐ nein	sozialpsychiatrische Versorgung ☐ ja ☐ nein
	Beschäftigung ☐ ja ☐ nein Bereich:	Schule ☐ ja ☐ nein Schulabschluss: / Ausbildung ☐ ja ☐ nein	Berufstätigkeit:
Betreuungsumfänge	BEW ☐ ja ☐ nein	WG ☐ ja ☐ nein	Stationär ☐ ja ☐ nein
Ansprechpartner	a) Betreuung nach Betreuungsrecht	Kontaktdaten:	
	Betreuungsbereiche:		
	b) Bezugspersonen (Fachkräfte, Angehörige, Ehrenamtliche)	Kontaktdaten:	

Diese Materialie soll für Fachkräfte einen Überblick über relevante Gesichtspunkte in der praktischen Arbeit mit Menschen mit FASD und vergleichbaren Beeinträchtigungen bieten. Das Einverständnis der Betroffenen muss vorliegen, auch was den Einbezug und die Fremdbeurlteilungen von Angehörigen und Fachkräften betrifft. Diese Materialie unterliegt ausgefüllt, aufgrund subjektiver (immer auch supervisorisch zu überprüfender) Einschätzungen der Diagnostizierenden strenger Schweigepflicht. Die Beeinträchtigungen und ihre Gewichtungen können aufgrund vorhandener diagnostischer Beurteilungen (z.B. psychologischer oder pädagogischer Beurteilungen), medizinischer Krankenakten, aufgrund von Berichter der Betreffenden oder von Dritten und/oder durch Beobachtungen der Diagnostizierenden erfolgen. Diese Ausweitung der Verwendbarkeit auch ohne die Objektivierung von Testverfahren ist dem strengen Praxisbezug geschuldet: 1. verweigern viele der Erwachsenen mit FASD und vergleichbaren Beeinträchtigungen die Diagnostik, 2. Existieren noch keine ausreichenden diagnostischen Möglichkeiten für Menschen mit FASD, 3. Ist der Zugang zu neuropsychologischer Diagnostik für Erwachsene mit neurokognitiven Beeinträchtigungen und/oder einer geistigen Behinderung, je nach Region außerordentlich erschwert.

EF = exekutive Funktionen, BEW = Betreutes Einzelwohnen, ICF = Internationale Klassifikation der Funktionsfähigkeit, Behinderung und Gesundheit

Tab. 6.1: Mögliche Verfahren für die Vordiagnostik.

Bereich/Domäne	Test (Kürzel)	Testname
Ressourcen	FAMOS	Fragebogen zur Analyse Motivationaler Schemata (Grosse Holtforth u. Grawe, 2002)
Alkoholkonsum	CAGE	Detecting alcoholism. The CAGE questionnaire (Ewing, 1984)
	TWEAK	Screening von Risikokonsumentinnen während der Schwangerschaft (Russell, 1994)
Funktionsprofil	WTB	Werdenfelser Testbatterie zur Messung kognitiv-intellektueller Fähigkeiten bei Menschen mit Behinderung (Peterander et al., 2009)
	HOTAP	Testverfahren zur Erfassung der Planungsfähigkeit im Alltag (Menzel-Begemann, 2010)
	BRIEF	Verhaltensinventar zur Beurteilung exekutiver Funktionen (Drechsler u. Steinhausen, 2013)
	KATE	Kölner ADHS-Test für Erwachsene (Lauth u. Minsel, 2014).
	M-WCST™	Modified Wisconsin Card Sorting Test (Schretlen, 2011)

6.2 Von der Vordiagnostik zu den Schwerpunkten der Teilhabeförderung

Im Folgenden wird der Weg von den zunächst diagnostisch geprägten Einzelgesprächen, zur Entwicklung personenbezogener Materialien für die Clearinggruppe beschrieben, die den Schweregraden der Beeinträchtigungen angepasst sind. Es empfiehlt sich, dass diese Vorgespräche bereits von den späteren Trainerinnen und Trainern durchgeführt werden, um bereits den Beziehungsaufbau anzubahnen. In einem kurzen Exkurs wird der theoretische Hintergrund des Projektes skizziert.

6.2.1 Einzelgespräche zum Beziehungsaufbau und zur Entwicklung Personen- bezogener Materialien

Menschen mit FASD und vergleichbaren Beeinträchtigungen sind aufgrund ihrer neurokognitiven Beeinträchtigungen meist nur eingeschränkt gruppenfähig. Ein großer Teil der suchttherapeutischen Angebote findet jedoch in Gruppensettings statt. Menschen mit FASD können daher bislang von diesen Angeboten nur begrenzt profitieren oder verweigern sich frustriert nach kurzer Zeit – selbst wenn es sich um Angebote handelt, die für Menschen mit Beeinträchtigungen entwickelt wurden.

Empfehlenswert ist für alle Gruppensettings – abgestuft nach dem Schweregrad der Beeinträchtigungen – die Ergänzung durch einzeltherapeutische Maßnahmen und der Einbezug von Bezugs- und Betreuungspersonen, die zu Co-Therapeutinnen und Co-Therapeuten weitergebildet werden sollten (siehe dazu Kap. 7). Dies deshalb, da der Transfer des Gelernten je nach Beeinträchtigungsgrad in Alltagsstrukturen nur durch Förderung und permanente Unterstützung von außen gelingen kann.

Ziel der vorgestellten Vordiagnostik (Kap. 6.1) ist die Gewichtung und Umsetzung der Befunde in praktisch handhabbare, individualisierte Empfehlungen, mit denen bestehende Interventionsstrategien und Gruppensettings an die Fähigkeiten der Betroffenen angepasst und modifiziert werden können.

Im Rahmen der Einzelgespräche mit den Teilnehmenden der Clearinggruppe werden die Vorbefunde in „einfache Sprache", bei Bedarf auch in „leichte Sprache" (Konzepte, die darauf abzielen, sprachliche Barrieren für Menschen mit kognitiven Beeinträchtigungen abzubauen) übersetzt, personbezogen und ressourcenorientiert vorgestellt, und in Form des am ehesten zugänglichen Sinneskanals[1] mitgegeben.

Diese Empfehlungen werden zusätzlich – soweit die Teilnehmenden einverstanden sind – mit Angehörigen und Fachkräften besprochen. Für Folgesettings wird ein Schreiben mit Empfehlungen für Fachkräfte mitgegeben, entweder den Teilnehmenden oder, mit deren Einverständnis, den gesetzlichen Betreuern oder auch anderen Vertrauenspersonen übermittelt. Die Auswertung der Vordiagnostik erfolgt:
- für die Einzelgespräche mit den Teilnehmenden zur Vorbereitung auf die Gruppensitzungen im Gespräch, in einfacher Sprache, als Ressourcenkarte, als Filmbeispiel oder als CD;
- für die Zusammenhangsarbeit der Betreuenden und Bezugspersonen wird die Vordiagnostik in Form von Empfehlungen zusammengefasst, die im Verlauf des Projektes durch Materialien zur Stabilisierung des Transfers von Informationen in das Betreuungssetting ergänzt werden;
- für den Transfer in suchtspezifische Angebote oder Institutionen werden in der Auswertung der Vordiagnostik Empfehlungen von Anpassungen bestehender Settings erarbeitet und mitgegeben.

Siehe dazu Anhang B: „Ressourcenkarte – was kann ich gut? Was haben meine Bezugspersonen über mich gesagt?" und Anhang C „Hilfen in Stresssituationen".

---

1 Menschen mit FASD können z. B. Beeinträchtigungen des auditiven Kurzzeitgedächtnisses, des visuellen Kurzzeitgedächtnisses und/oder der räumlich-visuellen Wahrnehmung haben. Daher sollten ressourcenaktivierende Materialien dies berücksichtigen und in einer Form (Flyer, CD, Kurzfilm) erstellt werden, die für die Teilnehmenden leichter zugänglich ist. Umfassende Hinweise für Interventionen, die die Vielfalt der Beeinträchtigungen berücksichtigen finden Sie in Anhang A.

6.2.2 Chronifizierte Vermeidungshaltungen

Frau M., 23 Jahre, partielles Fetales Alkoholsyndrom Diagnose im 18. Lebensjahr, Depressionen, Suchtstörung, diverse Schulwechsel wegen Mobbing:
„Mein Vater war nicht viel zu Hause. Der hat nicht so viel mitgekriegt. Und hat natürlich auch versucht zu verhindern, dass meine Mutter trinkt. Aber meine Mutter war halt ein bisschen stärker. Und also die Sucht war stärker. Ich hab viel Depressionen und im Moment macht es sich mehr psychisch bemerkbar und ich hab auch mit der Feinmotorik Probleme. Dann kommen dazu Störungen, also ich merk nicht, wenns zu kalt oder zu warm ist. Ich kann im Winter manchmal so mit ner einfachen Strickjacke durch die Gegend rennen und da fragen mich Leute, wie machst Du sowas. Beim Sportunterricht zum Beispiel konnt' ich nicht teilnehmen, weil ich viele Sachen nicht konnte aufgrund meiner körperlichen Behinderung."

Späte Diagnostik führt bei Menschen mit FASD zu einer Vielzahl von frustrierenden Erlebnissen allgemeiner Überforderung, die negativ potenzierend wirken und die Gefahr der Entwicklung von sekundären Störungen erheblich erhöhen. Begünstigt wird die Entwicklung von Suchtstörungen bei Fehlbehandlungen und bspw. auch fehlenden Medikationen behandlungsbedürftiger Leiden, die jedoch bisher nicht im Fokus standen, wie bspw. hirnorganisch bedingte Spannungszustände, auch im Rahmen von ADHS oder Schlafstörungen (siehe Kap. 2.5).

Wir treffen darum im Erwachsenenbereich aufgrund der chronischen Unterdiagnostik auf hochbelastete Menschen, die sich oftmals nicht mehr vorstellen können, dass ihnen überhaupt auch nur ansatzweise geholfen werden kann. Bei Menschen mit FASD entstehen aufgrund der pränatalen Schädigungen, mit u. a. lebenslanger Auswirkung auf die Stressregulierungssysteme, und in Kombination mit frühen negativen Bindungserfahrungen massive Verletzungen der Grundbedürfnisse, die zu einer dauerhaften Aktivierung von Vermeidungszielen (stabilen Vermeidungsschemata) führen. Diese verstärken sich bei fehlender Diagnose und Behandlung und begünstigen dadurch sekundär den Suchtmittelkonsum als Bewältigungsstrategie (Vermeidung negativer Emotionen). Dieser Personenkreis muss erst wieder dazu motiviert werden, Annäherungsziele zu entwickeln („Annäherungspriming") (Grawe, 2004; Immisch, 2004). In tiefenpsychologischer Perspektive werden die aus Mangelversorgung entstehenden Einschränkungen als frühe Störung oder Grundstörung gefasst.

Hinzu kommen Probleme mit dem Aufbau von Veränderungsmotivation bei den Menschen mit FASD und vergleichbaren Beeinträchtigungen, die im Rahmen der Eingliederungshilfe betreut werden. Das Suchtverhalten wird einerseits durch die Betreuungsstrukturen gefördert, da mögliche Konsequenzen eines Suchtverhaltens wie bspw. der Verlust einer Wohnung etc., ausbleiben (Sennekamp u. Scharlau, 2008). Andererseits stellt die eingeschränkte Planungsfähigkeit ein besonderes Problem bei FASD und vergleichbaren Beeinträchtigungen dar, so dass eine Veränderungsmotivation über Leidensdruck durch Konsequenzen –unabhängig von den Abfederungen durch Betreuungssettings – häufig ausbleibt. Bei unmittelbar gesundheitsgefährdendem Verhalten greifen auch die Möglichkeiten der konsequenten Anbahnung bis

Erzwingung von Hilfen (siehe Kap. 1), wobei letztere jedoch nach Möglichkeit vermieden werden sollte. Der Forderung von Wüllenweber u. Theunissen (2004, S. 226) *„dass Interventionen bei alkoholgefährdeten oder -abhängigen Personen mit geistiger Behinderung (...) subjekt- und kontextorientiert angelegt werden müssen“*, trifft in besonderer Weise auf Menschen mit FASD und vergleichbaren Beeinträchtigungen zu. Sie sind auf passgenaue Angebote mit deutlichem Bezug zu ihrer alltäglichen Lebenswelt angewiesen und ihre Veränderungsmotivation kann häufig nur „jemandem zuliebe“ gefördert werden.

Aufgrund der Fragilität und Umweltabhängigkeit der Veränderungsmotivation, können die thematischen Blöcke der Clearinggruppe jeweils getrennt voneinander angeboten werden, um so bei der zu erwartenden hohe Abbruchquote – und dies wäre jeweils erneut eine Situation, die als „Versagen“ empfunden werden könnte – das Angebot in überschaubare Einheiten aufzuteilen.

Der Vorrang von besonderen Beziehungsqualitäten (Wüllenweber u. Theunissen, 2001, S. 146), wie etwa Verstehen, Verständnis, Anerkennung, Wertschätzung, Beruhigung, Geborgenheit und Sicherheit zeichnet bedürfnisbezogene Hilfen aus, auf die diese besondere Zielgruppe in höchstem Maße angewiesen ist.

6.2.3 Schulenübergreifender theoretischer Hintergrund

Unsere Zielgruppe zeigt entweder aufgrund pränataler Alkoholexposition oder aufgrund anderer Verursachungen gravierende Einschränkungen der hirnorganischen Funktionen, die durch Fehl- und Mangelbetreuungen auf der Basis fehlender, unzureichender oder falscher Diagnosen im Lebensverlauf noch zusätzlich negativ potenzierende Wirkungen erfahren haben. Aus diesen Gründen sind für diese Menschen die neuronalen Wirkweisen therapeutischer Herangehensweisen zentral, die schulübergreifende Hinweise auf die Förderung von Veränderungsmotivation geben (Grawe, 2004). Zentral sind dabei die Probleme der Emotionsregulation (unterregulierte Emotionen), die neben den weiteren Risikofaktoren (siehe Kap. 4.3.1) zur Suchtgefährdung massiv beitragen. Dieser Schwerpunkt setzt einen zusätzlichen Akzent, der den von Kretschmann-Weelink (2007) entwickelten didaktisch-behavioralen, kompetenzfördernden Ansatz für Menschen mit einer geistigen Behinderung und einer Alkoholproblematik spezifisch für diese Zielgruppe ergänzt.

Als Methoden der Clearinggruppe kommen aufgrund der chronifizierten Vermeidungshaltungen dieser Zielgruppe zur Förderung einer Veränderungsmotivation ausschließlich Strategien des „Emotionsmanagements“ (Lammers, 2007) in Frage. Einen frühen Ansatz des Zugangs zu kontaktbeeinträchtigten Klienten stellt die – in Weiterentwicklung der von Carl Rogers begründeten Klientenzentrierten Psychotherapie – von Garry Prouty 1966 begründete „Prä-Therapie“ dar, deren Elemente zum Aufbau eines psychologischen Kontakts zu kontaktbeeinträchtigten Klienten therapeutische Basisvariablen zur Verfügung stellen (Prouty et al., 2011). Direkte klärungs- oder erlebnisorientierte Emotionsarbeit (Thematisierung belastender, unangenehmer oder problematischer Emotionen) könnte diese instabilen Klienten destabilisieren. Zentrum der behutsam und personzentriert aufgebauten prä-therapeutischen Förderung ist die Bearbeitung der Vermeidungshaltungen (in der Regel sind im Bereich der Annäherungsziele nur die Autonomiewünsche präsent), ergänzt um die Förderung emotionsregulatorischer Kompetenzen. Aufgrund der eingeschränkten Handlungs-Planungsstruktur ist auch das Bewusstsein für die Verursachung von Alltagsproblemen und -konflikten durch eigenes Verhalten eingeschränkt und die Verführung durch kurzfristige positive Effekte des Konsums in Form von Spannungsabbau und eine Dopaminausschüttung, kaum aufzubrechen (siehe dazu auch Kap. 4.3.1, besondere Suchtgefährdung von Menschen mit FASD durch verändertes Dopamin-System und HPA-Achsen-Veränderung).

Erforderlich ist daher die konsequente, vorhandene Ressourcen aktivierende Beziehungsgestaltung, die den auch neuronal verfestigten Negativerfahrungen viele positive, durch Bezugspersonen nachverstärkende Erfahrungen und möglichst erstmals eine positive Kleinstgruppenerfahrung ermöglichen soll.

Der thematische Aufbau unserer Clearinggruppe folgt den Stadien der Verhaltensänderung im Transtheoretischen Modell TTM (Prochaska u. DiClemente, 1992):

1. Vorbereitung: Motivierung, Begleitung und Beratung als sog. Annäherungspriming (Selbstöffnungs- und Veränderungsbereitschaft durch bedürfnisbefriedigende Erfahrungen) – Stadium der Sorglosigkeit; **wird in Vordiagnostik und Einzelgesprächen sowie Einbezug der Bezugspersonen umgesetzt.**
2. Information über Alkoholkonsum, Förderung von Emotionsregulation (generalisiertes Thematisieren von Ärger- und Stresserfahrungen) **wird in Modulblock II für Erwachsene mit FASD und vergleichbaren Beeinträchtigungen umgesetzt.**
3. Motivierung und Anleitung bei der Selbstwahrnehmung und dem Erkennen von Auslösern, Verhaltensweisen und Folgen – Stadium der Bewusstwerdung erfolgt sowohl in Modulblock II, als auch in **Modulblock III Vermittlung in weiterführende Angebote.**
4. Motivierung, Begleitung, Beratung konkreter vorstellbarer Ziele, evtl. Aufbrechen in Teilziele in Bezug auf Auslöser und Alkoholkonsum, werden im Rahmen der Nachgespräche unter Einbezug der Bezugspersonen vorbereitet. Schließlich Entscheidung für eine Herangehensweise (stationäre Behandlung, ambulante Beratung, Medikation und/oder Reduzierung der Trinkmenge) – Stadium der Vorbereitung.

Viel gewonnen ist bereits, wenn Ziele im Bereich der „Sicherung des Überlebens“, der „Sicherung des möglichst gesunden Überlebens“ oder sogar der „Reduzierung der Trinkmenge“ (zu Zielhierarchie siehe DHS, 2003; Schwoon, 1992) von den Teilnehmenden perspektivisch angestrebt werden können. Perspektivisch meint in diesem Zusammenhang, dass bei einer Reihe von Teilnehmenden die Teilnahme an sich, die positive Gruppenerfahrung im Vordergrund steht und die Übersetzung in Ziele, die Suchtstörung direkt betreffend, durch die zu Co-Therapeuten fortgebildeten Bezugspersonen nur durch längerfristig geduldiges Thematisieren erreichbar ist. Damit haben alle drei von uns entwickelten thematischen Einheiten das Ziel, zu einer Förderung des Annäherungsprimings beizutragen und damit die Chance für die Teilhabe an Folgeangebote zu erhöhen.

In Folgeangeboten bspw. der Suchthilfe ist dann zu beachten, dass die individualisiert erarbeiteten Interventionshinweise übernommen und/oder weiter angepasst und differenziert werden.

6.3 Allgemeine Hinweise für Einzel- und Gruppensettings

Gela Becker

Langjährige Sozialpädagogin einer FASD Wohngemeinschaft: „Bloß nicht zu hoch ansetzen: das glaubt man manchmal nicht was bei Menschen mit dieser Behinderung nicht ankommt. Sie freun sich über das Gespräch und lächeln einen an – aber angekommen ist nichts."

Die möglichen Verhaltensauffälligkeiten umfassen das Spektrum von:
- Impulskontrollstörungen,
- emotionaler Labilität, Affektregulationsstörungen,
- Aufmerksamkeitsstörungen,
- Hyperaktivem Verhalten,
- Gedächtnisstörungen,
- Beeinträchtigungen des Sprachverständnisses,
- Benennungsschwierigkeiten,
- Störungen der Informationsverarbeitung,
- Störungen der Handlungsplanung,
- mangelndem Regelverständnis,
- Reizoffenheit,
- überaktiviertem Stresssystem,
- Reifungsstörungen,
- Schlafstörungen,
- motorischer Unruhe/Antriebslosigkeit,
- motorische Beeinträchtigungen, vor allem der Feinmotorik,
- mangelnden sozialen Kompetenzen,
- eingeschränkter Empathie Fähigkeit,
- leichter Suggestibilität,
- Beeinträchtigung der Alltagskompetenzen.

Menschen mit Fetalen Alkoholspektrumstörungen wirken häufig nicht nur körperlich wenig „behindert“, da sich ein Teil der cranio-facialen Auffälligkeiten „auswächst“ und auch Untergewicht und Microcephalus nicht mehr so sichtbar sind, sie erscheinen auch in ihren verbalen Fähigkeiten auf den ersten Blick eloquenter, als es den realen Reflexionsfähigkeiten entspricht.

Dies trifft nicht auf unsere gesamte Zielgruppe zu und kann sich sowohl bei Menschen mit vergleichbaren Beeinträchtigungen als auch bei Menschen mit FASD, bei denen bspw. das Sprachzentrum geschädigt ist, anders darstellen.

Es finden sich zahlreiche Verhaltensauffälligkeiten, die aus einer funktionellen Beeinträchtigung des Zentralnervensystems, insbesondere der exekutiven Funktionen resultieren. Sie gehen häufig mit affektiven Schwankungen einher, die sich im Laufe der Jahre chronifiziert haben und die für die Einzel- und Gruppensettings berücksichtigt werden müssen. Es handelt sich u. a. um (siehe dazu die umfassende Übersicht am Ende dieses Kapitels):

- Einschränkungen bei der Analyse der Umgebung und damit der Wahl des situationsangemessenen Verhaltens,
- Einschränkungen bei der Konzeptentwicklung als Fähigkeit, einen Handlungsplan zu entwerfen, der auf ein aktuelles Problem anwendbar ist,
- Einschränkungen bei der Sequenzierung als zeitliche Aneinanderreihung der Teilschritte eines Handlungsentwurfes,
- Fehlende Beachtung von Rückmeldungen über das eigene Verhalten
- das Initiieren von Handlungen aufgrund verminderten Antriebs,
- die Flexibilität als Fähigkeit zur Veränderung von Routinen,
- das Beachten von Regeln und damit die Fähigkeit, das eigene Verhalten mit diesen oder mit Konventionen in Einklang zu bringen,
- zusätzlich führen Ablenkbarkeit und Aufmerksamkeitsstörungen zu Schwierigkeiten, wenn ein Verhalten für einen längeren Zeitraum geplant und organisiert werden muss.

Aus diesen Beeinträchtigungen folgen soziale Auffälligkeiten. Insbesondere kann das Kommunikationsverhalten dieser Klienten hin und wieder den Anschein von Rücksichtslosigkeit erwecken, da sie eigene Vorstellungen nicht mit denen anderer abwägen und moralische, ethische und rechtliche Aspekte einbeziehen können.

Die Einsicht in diese Aufmerksamkeitseinschränkungen und die Motivation, sie zu überwinden, ist meist nur begrenzt vorhanden. Gravierende Folgen sind unter anderem, Schwierigkeiten Freunde zu finden und Freundschaften zu halten. Soziale Isolation gehört mit zu den Faktoren, die die Entwicklung von Suchtstörungen begünstigen können, so dass der Förderung von gelingenden Gruppenaktivitäten über die Situation hinaus eine exemplarische Bedeutung zukommt.

Für die Arbeit mit gruppen- und einzeltherapeutischen Settings gelten daher folgende allgemeine Empfehlungen:

- gleicher Raum, gleiche Zeit, d. h. keine Raumwechsel und keine Veränderungen von Tag und Zeit für den Folgetermin,
- zeitlich begrenzter Rahmen,
- einfache Sprache,
- Vermeiden von Überwältigungs- und Überforderungssituationen,
- reizreduzierte, ruhige Räumlichkeiten,
- bildliches und/oder schriftliches Erarbeiten von Kommunikationsgrundregeln, die dann auf einem Plakat im Gruppenraum aushängt werden,
- schnelle Hilfen in Konfliktsituationen aufgrund der eingeschränkten Fähigkeit sich in andere Personen hineinzuversetzen (Zwei-Wahrheiten-Spiel) ggf. stellvertretende Konfliktschlichtung,
- Förderung der sich kommunikativ niederschlagenden Planungsprozesse durch den Einsatz externer Hilfsmittel: schriftlich/bildlich/auditiv,
- Vorstrukturierung von Gesprächen mit Hilfe von Checklisten und Rollenspielen,
- Für Informationsvermittlung: hufeisenförmige Anordnung der Stühle (Gruppe),
- Angebot an „Handschmeichlern“ oder „leisen“ Gegenständen zum Spannungsabbau: „etwas in der Hand – damit das Gehirn frei ist“,
- Rückzugsmöglichkeiten – „Denkstuhl“ oder Happy-Chair – ohne den Raum verlassen zu müssen,
- generell kein flackerndes Licht während der Gruppen- und Einzelarbeit.

6.3.1 Verständigungshinweise für Fachkräfte[2]

- über konkrete, fassbare Dinge mit möglichst wenig Worten reden
- Worten mit doppelten Bedeutungen vermeiden – und zwar mit Rücksicht auf das nicht altersentsprechende sozio-emotionale Verständnis
- Arbeit mit häufigen Wiederholungen mit Rücksicht auf das gestörte Kurzzeitgedächtnis (verschiedene Sinneskanäle nutzen: einfache Verschriftlichung/Bilder/Collagen/gesprochene Checklisten (CD, mp3, Audionotiz im Handy etc.)
- Entwicklung stabiler Kommunikationsroutinen (bspw. Gruppensitzungen und Einzelgespräche am gleichen Tag, zur gleichen Zeit, mit den gleichen Eröffnungsmitteilungen)
- auf Einfachheit und Kürze der Sätze achten. um der Gefahr der Überstimulation vorzubeugen
- genaue und spezifische Formulierungen mit Rücksicht auf die eingeschränkte Fähigkeit zu Abstraktion und Generalisierung, keine Fremdwörter

2 Gemeint sind hier Mitglieder ganz unterschiedlicher Berufsgruppen (Sozialpädagogen, Pädagogen, Psychologen, Mediziner sowie Erzieher und Sozialarbeiter), die Kontakt- und Beziehungsarbeit oder therapeutische Hilfen leisten.

- wenn eine Intervention bei einem Klienten nicht greift: innehalten, Augenkontakt herstellen; fragen, was helfen könnte (Malbin, 2002); wesentlich ist immer wieder, sich bewusst zu machen, dass den Verhaltensbesonderheiten häufig ein physiologisch basierter Impuls zugrunde liegt, über den der Klient erst einmal selbst nicht bewusst Auskunft geben kann

Für die Nachhaltigkeit dieses Clearingangebotes ist im Anschluss entscheidend, dass die auf die Funktionseinschränkungen der Teilnehmenden abgestimmten Hilfestellungen für die Entwicklung von weniger riskantem Konsum in dauerhafte, von Bezugspersonen (siehe Kap. 7.1) gestützte Routinen und Folgehilfen übergehen. Dadurch kann eine alltagsorientierte Implementierung der Hilfen mit der Folge einer gewohnheitsmäßigen Verstetigung erfolgen.

Für die Veränderungsbereitschaft schwer zu motivierender Klienten wird inzwischen als Gesprächstechnik das „Motivational Interviewing“ (MI) als zugleich person- zentriertes und orientierendes, jedoch nicht konfrontatives Behandlungsverfahren genutzt (Miller u. Rollnick, 2004). Menschen mit FASD und vergleichbaren Beeinträchtigungen erfüllen die für diese Methode erforderlichen Voraussetzungen wie bspw. intaktes verbales Sprachverständnis und Arbeitsgedächtnis meist nicht, können auch nicht allein zwischen den Sitzungen reflektieren. Jedoch gibt es erste Bemühungen um Anpassung der Strategien an den besonderen Bedarf von Menschen mit FASD oder vergleichbaren Beeinträchtigungen (Dubovski, 2014; Stevens 2013; Sagorsky u. Skinner, 2005). Die Richtung dieser Adaptionen, wie größere Aktivität und Orientierungshilfen der Therapeuten, Eingehen auf die eingeschränkten sprachlichen Fähigkeiten, Überprüfung, ob etwas verstanden wurde, häufige Übersicht und Wiederholung sowie der Einsatz verschiedener Sinnesebenen, ebenso wie das Einbeziehen von Angehörigen und Fachkräften für die Sicherstellung des Ankommens bei den Sitzungen (Dubovski, 2014), entspricht auch den Schwerpunkten des hier vorgestellten Ansatzes. Für Einzelsettings kann MI in dieser Form eine ergänzende Methode der Motivationsförderung darstellen.

6.3.2 Interventionen, die vermieden werden müssen (Grant et al., 2013)

- Vorlesen einer Liste von Regeln am Beginn einer Sitzung oder Aushändigen als Kopie, ohne zu überprüfen, ob die Betroffenen dies verstehen können
- mehrere Instruktionen oder Hinweise auf einmal geben
- erwarten, dass Betroffene in der Lage sind, Hinweise einer Suchtbehandlung aufzunehmen und darüber allein nachzudenken,
- Dinge, die man Betroffenen/Klienten gibt, um die Behandlung positiv zu beeinflussen, darf man ihnen als eine Konsequenz für negative Reaktionen nicht wieder abnehmen
- Langzeitkonsequenzen können von den Betroffenen nicht begriffen werden

- Behandlungsmethoden, die sich ausschließlich auf verbale Kommunikation stützen (wie zum Beispiel nicht modifiziertes Motivational Interviewing, einsichtsorientierte Psychotherapie oder unstrukturierte Milieus (z. B. Wildnisprogramme, Erlebnispädagogik) erreichen Menschen mit hirnorganischen Beeinträchtigungen kaum oder nicht
- nachhaltige Erfolge sollte man im Rahmen von Gruppenangeboten nicht erwarten, sondern nur mit langfristigen multimodalen Settings unter Einbezug der relevanten Bezugspersonen
- die Schlussfolgerung ziehen, dass Klienten nicht motiviert sind, wenn sie sich zurückziehen oder über eine längere Zeit keine Fortschritte sichtbar sind
- die Behandlungseinrichtung darf nicht überstimulierend sein und vor allem nicht mit Großgruppensettings arbeiten,
- Planungen, Verabredungstage und die Sitzungszeiten sollten möglichst nicht verändert werden
- keine komplizierten Behandlungspläne mit verschiedenen Zielen
- nicht rückschließen, dass der Mangel an Fortschritt, Verschlossenheit, Isolation oder emotionale Ausbrüche vom Klienten beeinflussbar wäre

6.3.3 Verstärkung hirnorganischer Beeinträchtigungen durch Alkoholkonsum

Alkohol hat einen intensivierenden Effekt auf Einschränkungen der Hirnfunktionen. Der Missbrauch kann kognitive Einschränkungen, Depressionen sowie die Entstehung von Krampfanfällen begünstigen, aber auch Probleme mit der motorischen Balance, dem Laufen und Sprechen verstärken. Prä- und postnatale hirnorganische Beeinträchtigungen, die durch Alkoholmissbrauch verstärkt oder verursacht werden können, sind nach der Ontario Neurotrauma Foundation (2001):
- Einschränkungen im Kurzzeitgedächtnis
- Einschränkungen in der Reflexionsfähigkeit
- Schwierigkeiten mit Balance und Koordination
- Impulsivität
- Herabgesetzte emotionale Kontrolle
- Persönlichkeitsveränderungen
- Einschränkungen der Urteilsfähigkeit
- Schläfrigkeit
- Depressionen
- Schlafstörungen
- Herabgesetzte Frustrationstoleranz

Zusätzlich weisen die Autoren auf erhöhten Substanzmissbrauch als Folge von Schädel-Hirn-Traumen hin.

Scheurich u. Brokate (2009, S. 29) weisen ferner darauf hin, dass moderates soziales Trinken selbst, keine bedeutsamen neuropsychologischen Defizite hervorruft und erst ab einer Trinkmenge von 60 g/Tag zu nachweisbaren kognitiven Defiziten führt (die denen einer Alkoholabhängigkeit gleichen). Nach vierwöchiger Abstinenz wiesen im Bereich der kognitiven Funktionen nur noch exekutive Funktionen und visuell-räumliche Leistungen Beeinträchtigungen auf (Scheurich u. Brokate, 2009).

6.4 Gewichtung der Vordiagnostik mit Folge für die Interventionen

Gela Becker

Ziel der Vordiagnostik ist es, die komplexen Verhaltensbesonderheiten, die Menschen mit FASD und vergleichbaren Beeinträchtigungen zeigen können, so zusammenzufassen, dass Trainer und Trainerinnen sich neben der Gruppensituation auch auf personenbezogene Interventionen für einzelne Teilnehmende einrichten können. Dafür erfolgt in der Auswertung der Vordiagnostik (siehe dazu einen Überblick in Abb. 6.1) zunächst eine Zuordnung der Teilnehmenden zu einem der zwei Verhaltenstypen FASD (siehe Kap. 2.3, diejenigen mit Veränderungsängstlichkeit versus Weglauftendenz) Anschließend werden in Auswertung der Selbst- und Fremdbeurteilungen die Einschränkungen benannt, die im Vordergrund der Verhaltensauffälligkeiten stehen. Hierzu können auch komorbide Störungen gehören.

In der Auswertung der neuropsychologischen Profile und Funktionsanalysen (dies gilt sowohl für Erwachsene mit FASD, als auch für Erwachsene mit vergleichbaren Beeinträchtigungen) geht es zunächst um die Einschätzung der Art und Schwere der exekutiven Dysfunktionen (denen aufgrund der zentralen Steuerungsfunktionen eine wesentliche Funktion zukommt) und darum, ob weitere kognitive Funktionen beeinträchtigt sind sowie um die Gewichtung der Krankheitseinsicht in Beeinträchtigungen und Substanzmissbrauch.

Berücksichtigen müssen wir bei der Interpretation der Testergebnisse, dass die Testsituationen stark strukturiert sind und damit das Initiieren von Handlungen oder das Priorisieren von Handlungsmöglichkeiten – beides gehört zu wichtigen exekutiven Funktionen –, nicht erfasst werden kann. Um hier nicht zu Fehleinschätzungen zu kommen, sind die Einschätzung der Alltagsfähigkeiten und damit ein Überblick über Teilhabestörungen und allgemeinen Hilfebedarf in der Form von Fremdbeurteilungen zentral.

Zusammenfassend ist das Ziel der Auswertung der Vordiagnostik die Einschätzung, welche Interventionen, und damit welche Form der Zugänge und Materialien für die Einzelnen sinnvoll sind:

– für die Einzelgespräche zur Vorbereitung auf die Gruppensitzungen,
– für die Zusammenhangsarbeit der Betreuer und Bezugspersonen,
– für die Teilnahme an den Gruppensitzungen der Clearinggruppe,
– für den Transfer in suchtspezifische Angebote oder Institutionen.

Wenn kognitive Einschränkungen bei Teilnehmenden im Vordergrund stehen, sollten für Lernsituationen, Informationsvermittlung und als Strategien zur Verhaltensänderung wiederholt strukturierte Materialien und Checklisten in leichter Sprache eingesetzt werden, die im Transfer von Bezugspersonen (Fachkräften, Angehörigen, Ehrenamtlichen) zwischen den Sitzungen eingesetzt werden. Stehen die Verhaltensauffälligkeiten im Vordergrund, können zur Förderung von selbsttätiger Reflektion und um Inhalte zu verankern, Methoden des Verhaltensmanagements (bspw. Zielmanagement, Selbstinstruktionstechniken oder Selbst-Awareness Training) eingesetzt werden, die z. T. allerdings im Rahmen von Einzelbehandlungen erarbeitet werden müssen. Für schwer beeinträchtigte Teilnehmende, bei denen weder eine kognitive Verbesserung oder eine Verhaltensänderung erwartet werden kann, ist der Einsatz der Modifikation von Umweltbedingungen sinnvoll, um eine bessere Bewältigung des Alltags zu ermöglichen.

Menschen mit FASD oder vergleichbaren Beeinträchtigungen sind nicht ohne weiteres den o.g. Gewichtungen zuzuordnen. Oft zeigen sie verschiedene Mischformen von Teilleistungsschwächen und Teilleitungsstärken. Diese grobe Aufteilung in leichte, mittelschwere und erhebliche Beeinträchtigungen ist eine Vereinfachung in praktischer Absicht. Sie entspricht trotz verschiedener Unschärfen dem Spektrum, dem die geplante Intervention gerecht werden soll (Menschen mit sog. High-Function FASD, denjenigen mit starken kognitiven Beeinträchtigungen und/oder diejenigen, bei denen komorbide Störungen im Vordergrund stehen) und muss um die jeweiligen Besonderheiten des Einzelnen ergänzt werden. Die zukünftigen Erfahrungen werden zeigen, ob sie einen Gebrauchswert für künftige Praxisfelder haben werden.

Da bei FASD ein breites und hochdifferenziertes Spektrum an dauerhaften Defiziten und möglichen Ressourcen besteht, gilt es zusätzlich herauszuarbeiten, ob und inwieweit Teilbereiche auch durch die Entwicklung von Veränderungsmotivation erreicht werden können. Dies bedeutet, dass die Trias von Kompensation der Beeinträchtigungen, Wiederholung der Verwendung von Checklisten in einfacher Sprache und/oder Verfahren des Verhaltensmanagements bei den Einzelnen in jeweils verschiedenen Bereichen greifen und zur Förderung von Teilleistungsstärken genutzt werden können.

In der Regel stehen einige Beeinträchtigungen im Vordergrund der Verhaltensauffälligkeiten, die dann in verschiedener Gewichtung für Einzel- und Gruppensettings berücksichtigt werden müssen.

Die für den praktischen Einsatz gedachte Diagnostikübersicht, ergänzt durch eine Ressourcenkarte, die die Richtung der Interventionen angibt, die mit den Teilnehmenden und ihren Bezugspersonen erarbeitet werden (siehe Anhang B), gewichtet die Beeinträchtigungen innerhalb des Spektrums der Menschen mit FASD und vergleichbaren Beeinträchtigungen. Sicher entstehen daraus eine Reihe von weiteren grundsätzlichen Fragestellungen, die jedoch zugunsten der Beförderung einer schnell wirksamen Praxis beiseite gestellt und auf die Zukunft verschoben werden müssen.

Die Vordiagnostik gibt bereits Hinweise auf Empfehlungen für Folgemaßnahmen, die im Clearingprojekt insbesondere im Rahmen des letzten thematischen Blocks erarbeitet werden. Für Menschen mit gravierenden Beeinträchtigungen und wenig Ressourcen empfiehlt es sich, die Entscheidungsprozesse jeweils auf die Wahl zwischen zwei Möglichkeiten zur reduzieren.

Im Verlaufsschema (Abb. 6.2) ist im Überblick der Weg von der Diagnostik (Kap. 2) über die Vordiagnostik (Kap. 6.1.1) zu einer Gewichtung der Vielzahl möglicher Beeinträchtigungen, die zu je verschiedenen Interventionsschwerpunkten führen – wie sie in diesem Kapitel aufgeführt wurden – zusammengefasst.

6.4.1 Überblick über Verhaltensbesonderheiten und exemplarische Interventionsmöglichkeiten

Die ZNS-Auffälligkeiten mit daraus folgenden Verhaltensstörungen, wie sie in der deutschsprachigen S3-Leitlinie FAS als Diagnosekriterien der ZNS-Auffälligkeiten gefasst sind (Landgraf u. Heinen, 2013), sind vollständig in den Überkategorien des Diagnostischen und Statistischen Manuals Psychischer Störungen (DSM-5, 2013; siehe dazu Kap. 2.6), dort im Forschungsteil unter Verhaltensstörung aufgrund Pränataler Schädigung durch Alkohol (VS-PAE) enthalten. Diese für die Diagnostik vorgeschlagenen Kriterien, haben aufgrund ihres, die Verhaltensstörungen beschreibenden Charakters einen hohen praktischen Gebrauchswert, so dass diese Systematik im Folgenden auch für die tabellarische Übersicht „Interventionsmöglichkeiten im Überblick“ (siehe Anhang A) verwendet wird.

Einzeln oder in Kombination findet der Leser die häufigsten Verhaltensbesonderheiten, die im Vordergrund der Auffälligkeiten stehen können, verbunden mit Interventionshinweisen für Gruppensettings. Im Rahmen der Durchführung der Clearinggruppe muss aufgrund der großen Heterogenität dieser Zielgruppe – dies ist auch auf andere Gruppensettings übertragbar – durch gute personelle Ausstattung (immer zwei Trainerinnen oder Trainer) der Versuch unternommen werden, gleichzeitig auch Menschen mit höheren Hilfebedarfen gerecht zu werden, indem Strategien zur Verhaltensänderung an ihre Voraussetzungen angepasst und das Setting für sie modifiziert wird. Fraglos sind das hohe Anforderungen an das einzelfallorientierte Verständnis der Beeinträchtigungen, die von den Trainerinnen und Trainern erarbeitet und im Halten der Gruppensituationen umgesetzt werden müssen. Im Überblick finden Sie die diagnostizierten Verhaltensbesonderheiten, die bei Menschen mit FASD und mit vergleichbaren Beeinträchtigungen, auftreten können. Diese können in der Regel

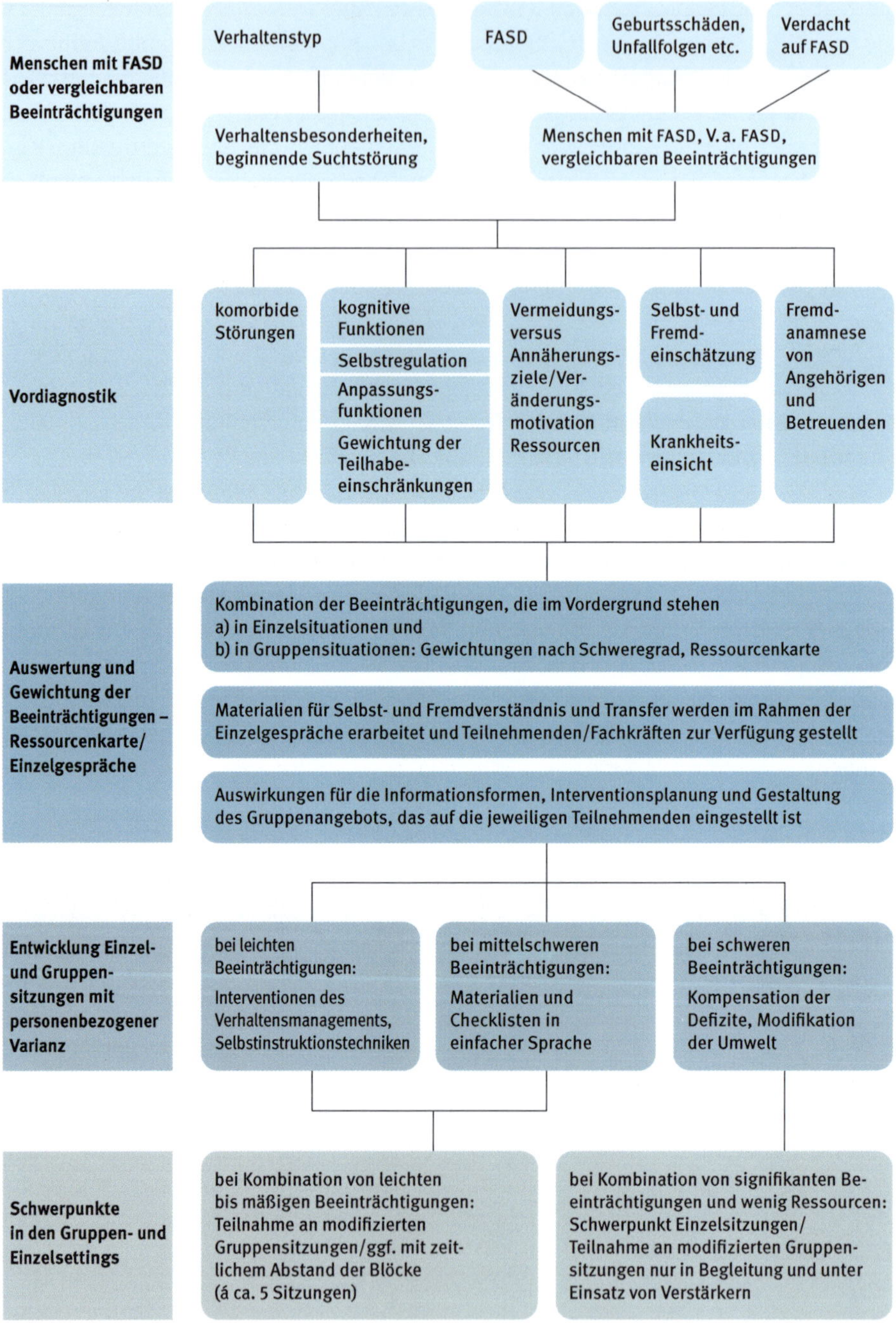

Abb. 6.2: Verlaufsschema Teil I.

nur durch Diagnostik sichtbar gemacht werden, um sie dann auch therapeutisch zu nutzen. Finden die Beeinträchtigungen der Teilnehmenden keine ausreichende Berücksichtigung erhöht dies das Abbruchrisiko. Der folgende Überblick dient der Vorbereitung der Trainer auf individualisierte personenzentrierte Vorgehensweisen in Gruppensituationen, für Teilnehmende, bei denen verschiedene Kombinationen der aufgeführten Beeinträchtigungen im Vordergrund stehen können. Gleichzeitig wird das Spektrum der Teilhabebeeinträchtigungen bei FASD deutlich.

6.4.2 Allgemeine Hinweise für Adaptionen in weitere Settings

1. Anpassung von Umweltbedingungen an das individuelle Funktionsniveau (im Sinne der vorhandenen Möglichkeiten und Ressourcen)
2. kompensierende Begleitung der Einschränkungen durch stabile Settings (Fachkräfte, Angehörige, Ehrenamtliche); Wechsel müssen vermieden werden
3. Für die Zusammenstellung von Gruppensituationen Beachtung von Suggestibilität, Ansteckungseffekten und eingeschränkter Gruppenfähigkeit – d. h. Kleinstgruppen
4. Vermeidung von sensorischer Überforderung und Überlastung
5. Umdenken bei der Interpretation des Verhaltens durch die Fachkräfte
6. Anpassung der Erwartungen

Diese Hinweise sollten grundsätzlich beim Transfer in andere Handlungs- und Alltagssettings beachtet werden, um den Menschen mit FASD und vergleichbaren Beeinträchtigungen günstige Verhaltens- und Reaktionsbedingungen zu schaffen.

Gela Becker, Gisela Michalowski, Ellen Scholz, Jessica C. Wagner und Theo Wessel

7 Modell einer Clearinggruppe

Entstanden in einem gemeinsamen Diskussionsprozess unserer multiprofessionell zusammengesetzten Projektgruppe unter Einbezug der Empfehlungen von Erwachsenen mit FASD legen wir den Entwurf einer multimodalen und bifokalen „Clearinggruppe für Menschen mit FASD und vergleichbaren Beeinträchtigungen sowie riskantem bis abhängigem Konsum“ bereits vor der Pilottestung vor. Wir gehen davon aus, dass bereits zu diesem Zeitpunkt Adaptionen für die verschiedenen Hilfefelder möglich sind. Aus diesem Grund und aufgrund der Gewichtung der Störungen nach Schweregraden, versehen wir die Sitzungsbeschreibungen mit Hinweisen zur Flexibilisierung, so dass eine Anpassung an die Schweregrade der Störungen erfolgen kann.

[Frau B. ist 23 Jahre alt und lebt mit der Diagnose Fetales Alkoholsyndrom]
Interviewerin: „Haben Sie bestimmte Situationen im Alltag, wo Sie sagen, das ist total stressig für mich?“
Frau B.: „Ja. Da ich auch psychisch nicht ganz stabil bin, ist auch schon der kleinste Einkauf für mich sehr anstrengend.“
Interviewerin: „Okay. Ja.“
Frau B.: „Die ganz vielen Leuten, die ganz vielen Stimmen. Wir gehen schon mal in die „Arkaden“ oder so. Das ist sehr viel. Aber ich krieg da alles. Deswegen, das ist das Beste, wo man einkaufen gehen kann. Ähm, nee, einkaufen ist sehr anstrengend oder die Termine hintereinander wahrnehmen wie jetzt das Interview und dann noch nen Arzttermin, das ist schon wieder zu viel. Also ich brauche so Zeiten, wo ich sagen kann, morgen ist dies und in zwei Tagen ist das. Das ist doch in Ordnung.“
Interviewerin: „Ah ja, das ist ein guter Hinweis, weil man dann auch, wenn man Gruppensitzung macht, zum Beispiel sagen kann, nicht zu eng aneinander, so dass da Platz dazwischen ist.“
Frau B.: „Richtig, richtig.“

7.1 Vom Co-Abhängigen zum Co-Therapeuten

Von einer erfolgreichen Teilnahme an der Clearinggruppe ist bei Menschen mit FASD und vergleichbaren Behinderungen nur dann auszugehen, wenn das Bezugssystem (Angehörige, Ehrenamtliche und Fachkräfte) in die Aufgaben der Clearinggruppe mit einbezogen ist. Einschlägige Studien (Bischoff, 2012) belegen, dass die Einbeziehung von Angehörigen zu einer erheblichen Verbesserung und einer Nachhaltigkeit der Therapieerfolge führen. Da Menschen mit FASD häufig nicht in ihren Herkunftsfamilien heranwachsen, werden im Folgenden die sie begleitenden Angehörigen, Ehrenamtlichen und die Fachkräfte Bezugspersonen genannt. Wesentlich ist, dass die Bezugspersonen eine positive Beziehung zu den Teilnehmenden haben und in einem engen und vertrauensvollen Kontakt zu ihnen stehen. In der Regel sind es auch diese Bezugspersonen, die ihre Klienten für eine Teilnahme an der Clearinggruppe motivieren.

Da aber viele Menschen mit FASD und vergleichbaren Beeinträchtigungen aus den Hilfesystemen herausfallen und häufig ein familiäres Bezugssystem fehlt, muss bei einigen Klienten ein stützendes Netzwerk erst aufgebaut werden.

Menschen mit FASD und vergleichbaren Behinderungen können Probleme in verschiedensten Bereichen aufweisen. Diese sind im Folgenden aufgelistet:

- Sprache und Kommunikation
  - Sie können die Informationen, die sie erhalten, nicht verstehen und benötigen einen „Übersetzer", der es ihnen mit einfachen Worten und meist mehrfach erklärt.
  - Sie folgen oft nicht den Anweisungen, wenn diese nicht klar bzw. persönlich an ihn/sie gerichtet sind.
- Typisch ist
  - Sie schalten bei Überforderung ab, ziehen sich zurück oder agieren sich anderweitig aus.
  - Sie sind wenig kooperativ und kompromissbereit.
  - Sie ziehen häufig keine Verbindung zwischen ihrem Verhalten und den daraus resultierenden Konsequenzen, sehen sich also nicht als Verursacher von persönlichen oder interaktiven Problemen.
- Verhaltensbesonderheiten
  - Sie erfinden Geschichten, um z. B. ihr schwaches Gedächtnis zu kaschieren.
  - Sie mögen keine Veränderungen ihrer Gewohnheiten und widersetzen sich dann häufig.
  - Sie sind oft nicht in der Lage Gruppendruck auszuhalten.
  - Sie leiden meist unter einer geringen Aufmerksamkeitsspanne, einer erhöhten Aktivität und Impulsivität.
  - Sie verlieren schnell das Interesse an Dingen und Aktivitäten.
  - Sie können sich schlecht organisieren, besitzen keinen Ordnungssinn.
- Gedächtnis
  - Sie können sich schlecht Termine, Verabredungen und tägliche Aufgaben merken.
  - Sie vergessen wichtige Informationen, über die sie – je nach Tagesform – später wieder verfügen können.
  - Sie sind oft unfähig, Nachrichten exakt weiterzuleiten.
  - Sie können sich schlecht orientieren. (nach FASworld e.V. Deutschland, 2005).

Auf Grund dieser hier beschriebenen Verhaltensbesonderheiten (siehe dazu auch Kap. 6.3, sowie Überblick über Interventionen, in Anhang A) benötigen die Teilnehmenden vertraute Bezugspersonen, die ihnen u. a. helfen, die Termine der Treffen einzuhalten, nicht Verstandenes entsprechend zu übersetzen und zwischen Trainern und Teilnehmenden zu vermitteln. Die auf der Ressourcenkarte (siehe Kap. 6.1) durch den Teilnehmenden vermerkten Stärken sollen in Zusammenarbeit mit den Bezugspersonen verstärkt werden, damit der Teilnehmende lernt, sich selbst positiver wahrzunehmen.

Die Bezugspersonen sind im Zusammenleben mit den suchtgefährdeten Menschen mit FASD oder vergleichbaren Behinderungen bzw. in der Betreuung dieses Personenkreises einer permanenten Belastung (ggf. auch einer Überbelastung) ausgesetzt. Daher benötigen sie zwingend eine Stärkung ihrer persönlichen Fähigkeiten, Unterstützung, Beratung und Anleitung.

Vor Beginn der eigentlichen Diagnostik ist eine gründliche Vorbereitung der Bezugspersonen unerlässlich. Sie werden mit dem Einverständnis der Teilnehmenden bereits in die Vordiagnostik für die Fremdeinschätzung und in den Einzelgesprächen zur Projektvorbereitung zur Erstellung der Ressourcenkarte, sowie zur Klärung des Ankommens der Teilnehmenden in den Sitzungen einbezogen.

Eine der Sitzungen ist für Teilnehmende allein, eine für Teilnehmende und Bezugspersonen vorgesehen. Neben den in Kapitel 6.1 beschriebenen Gesichtspunkten sind folgende Bereiche vorabzuklären:

- Für die Teilnahme am Modulblock I für Menschen mit FASD, wenn z. B. depressive Störungen im Vordergrund stehen, muss der Vorteil von Verarbeitungshilfen und dem Gefühl in der Gruppe mit dieser Behinderung nicht mehr allein zu sein, gegenüber dem Triggern von pathologischer Trauer, abgewogen werden
- Wünsche und Empfehlungen für das Ankommen in der Gruppe müssen ebenso vorgeklärt werden

Menschen mit diesen Störungen können z. T. erhebliche Probleme haben, sich an Termine zu erinnern oder zu diesen pünktlich zu erscheinen: die Terminabsprachen sind daher möglichst auf verschiedenen Sinneskanälen anzubieten.

[Herr C., Partielles FAS, lebt in einer vollstationären Einrichtung]
Herr C.: „Wenn ich halt – wenn ich Bus fahre, und ich bin die Station schon eine Million mal gefahren, kenne die theoretisch in- und auswendig, und dann ist irgendwas oder es passiert was. Ich bin total aufgeregt dann. Meistens rufe ich in der WG an und sage „ahhaaa“ [im Tonfall: Hilfe, ich weiß nicht weiter], was eigentlich total unmöglich ist, nur weil ich kenne den Weg.“
Interviewerin: „Okay. Aber wenn dann sozusagen was passiert und Sie... fahren Sie dann zu weit oder was passiert dann?“
Herr C.: „Ich fahre dann einfach zu weit oder Zufrühaussteigen hatt' ich auch schon.“
Interviewerin: „Ja.“
Herr C.: „Das wär ja theoretisch nicht schlimm, aber manchmal erschreckt mich das halt.“
Interviewerin: „Ja.“
Herr C.: „Ich muss dann sagen: ‚Hey, Junge, wie oft bist du diese Station schon gefahren?‘. Ich hab mich selbst schon mal im ‚Schloss‘ (ein Einkaufszentrum) verfahren. Also, ich kenne das ‚Schloss‘ wirklich in- und auswendig [Stimme unverständlich]. Ich könnte sogar von hier dahin laufen. Und,

ja, letzte Woche wollt' ich da ein' Kumpel abholen und bin dann einfach zwei Stationen zu früh ausgestiegen."
Interviewerin: „Okay."
Herr C.: „Das fand ich ärgerlich, total. Er hat auch gefragt, wie oft hast du mich jetzt hier abgeholt? Frag mich nicht, warum."

Je nach Grad der Beeinträchtigungen ist der Bedarf an Assistenz sehr unterschiedlich und reicht von fakultativer Unterstützung bis hin zu umfassender persönlicher Begleitung:
- Motivation für die Teilnahme an der Clearinggruppe
- Motivation für jede Sitzung
- Termine gemeinsam schriftlich eintragen
- als Memo aufs Handy oder den MP3-Player sprechen
- Bildkarte mit den Gruppenterminen zum Aufhängen/Aufkleben
- Termine durch eine SMS oder einen Anruf nochmals in Erinnerung rufen
- ggf. Einrichten von Erinnerungsfunktionen im Handy
- ggf. Einsatz positiver Verstärker nach der Teilnahme, z. B. abholen
- Erinnerung an den Termin
- Wegbeschreibung ausdrucken
- Wegetraining
- Wegbegleitung

Vor Beginn der ersten Sitzung der Clearinggruppe findet eine erste Sitzung mit den Bezugspersonen statt, in der sie über den Ablauf, die Ziele und Inhalte des Projektes umfassend informiert und in ihrer persönlichen Motivation zur Teilnahme und Unterstützung gestärkt werden. Schwerpunkte der Information und Anleitung der Bezugspersonen vor Beginn des Modulblocks I für Menschen mit FASD („FASD und dann?") sind:
- „Was ist, wenn es nicht weiter geht": Vorbereitung und Klärung möglicher Abbrüche
- Informationen zu FASD und Einschränkungen der exekutiven Funktionen
- Informationen zu den besonderen Risikofaktoren für Menschen mit FASD, eine Suchtstörung zu entwickeln (siehe Kap. 4.3.1)
- Erste Basisinformationen zum Thema „Annäherungspriming" (siehe Kap. 6.1.4, 6.1.5, 6.4.1.1), d. h. Hinweise für die Bezugspersonen, wie sie den Aufbau von Veränderungsmotivation für die Teilnehmenden fördern können
- Achtsamkeitsübungen mit den Teilnehmenden

Im Modulblock II für Menschen mit FASD und vergleichbaren Beeinträchtigungen kann es durch die Hinzunahme einer weiteren Zielgruppe zu einer neuen Gruppenzusammensetzung und damit auch neu hinzukommenden Bezugspersonen kommen. Dadurch ergeben sich leichte Überschneidungen in der Informationsvermittlung.

Vom Co-Abhängigen zur Co-Trainerin und zum Co-Trainer
Einführungssitzungen für Angehörige, Fachkräfte und Ehrenamtliche mit dem Einverständnis der Teilnehmenden

Modulüberblick für Angehörige und Fachkräfte	Gruppensitzungen	Sitzung mit Bezugsperson
Psychoedukation für Menschen mit FASD – *FASD und nun?*	FASD und dann?	+ 1 Sitzung Beeinträchtigungen bei Menschen mit FASD Menschen mit FASD unterstützen
	Was geht gut, was geht manchmal nicht so gut?	
	Wie erkläre ich FASD?	
MODULBLOCK I	Die Herkunftsfamilien: Hilfe holen verboten? Teilnahme optional	+ 1 Sitzung Vertiefung bei Bedarf
	Frauen mit FASD Teilnahme optional	
Clearinggruppe für Menschen mit FASD und vergleichbaren Beeinträchtigungen	Alkohol: ein Hindernis	+ 1 Sitzung Was ist, wenn es nicht weiter geht? Konzept der Annäherungs- und Vermeidungsziele
	Wie geht's weiter – Wege	
	Was könnte helfen I (Ersatzverhalten)	
MODULBLOCK II	Was könnte helfen II (Risikosituationen)	+ 1 Sitzung Erarbeitung einer Hausaufgabe für den „Notfallkoffer“
	Was könnte helfen III (Notfallplan)	
Wo kann es hingehen? Vermittlung weiterführender Angebote	Wo kann es hingehen? Informationen	+ 1 Sitzung Informationsüberblick über Angebote
	Gespräch mit denen, die es „geschafft“ haben	
	Einladung von Fachkräften	
MODULBLOCK III	Einzelgespräch für personenzentrierte Empfehlungen	+ 1 Sitzung Personenzentrierte Empfehlung gemeinsam mit Betroffenen in Einzelsitzungen
	2. Einzelsitzung bedarfsorientiert, auch zu einem späteren Zeitpunkt	

Abb. 7.1: Verlaufsschema Teil II.

Schwerpunkte der Information und Anleitung der Bezugspersonen vor Modulblock II („Alkohol als Hindernis“) sind:
- „Was ist, wenn es nicht weiter geht“: Vorbereitung und Klärung möglicher Abbrüche
- Einführung in die Stadien der Verhaltensänderung (Prochaska u. DiClemente, 1992; Lammers, 2007) herunter gebrochen auf Menschen mit hirnorganischen Beeinträchtigungen
- Erläuterung des Konzeptes der Annäherungs- und Vermeidungsziele, verbunden mit praktischen Hinweisen zur Förderung Basisinformation zum Thema Sucht
- der positiven Verstärkung des suchtvermeidenden Verhaltens
- der sinnvollen Konsequenzen bei konsumorientiertem Verhalten
- der gemeinsamen Erarbeitung kleiner Teilziele mit dem Teilnehmenden zur schrittweisen Verhaltensänderung
- der Entwicklung neuer Tagesstrukturen mit den Teilnehmenden
- Achtsamkeitsübungen mit den Teilnehmenden (siehe Anhang: Materialien aus dem Internet)

Diese Übungen sollen während der weiteren Sitzungen, die parallel zu Gruppensitzungen der Teilnehmenden stattfinden, weiter vertieft werden.

Während des laufenden Projektes wird ein stetiger Austausch zwischen allen Beteiligten über konkrete Inhalte der Sitzungen, Fortschritte, aber auch Hemmnisse gewährleistet sein. Gegebenenfalls sollte auch die Möglichkeit zur Einzelsupervision der Bezugspersonen bestehen.
Schwerpunkte der zweiten Sitzung der Bezugspersonen zu Modulblock II:
- Erarbeitung einer „Hausaufgabe“ für Bezugspersonen und Teilnehmende aus dem Alert© Programm (Williams u. Shellenberger, deutschsprachige Ausgabe 2001, S. 119) „Sensomotorische Methoden zur Veränderung des Drehzahlbereichs“, in der verschiedene Bereiche (in den Mund nehmen, sich bewegen, berühren, sehen, hören) daraufhin überprüft werden, ob sie den Teilnehmenden bei der Emotionsregulation helfen können
- Die Teilnehmenden bringen diese Materiale wieder mit (ggf. mit Unterstützung durch Bezugspersonen) und so erhalten die Trainerinnen und Trainer ihre Hausaufgabe in der personalisierten Erstellung eines Flyers, der noch um Elemente aus den Gruppensitzungen ergänzt wird

Zwischen den einzelnen Modulsitzungen sind die Bezugspersonen als Co-Trainerinnen und Trainer gefordert. Sie können als unmittelbare „Kontaktperson“ aufgrund ihrer persönlichen Nähe zu ihrem Teilnehmenden direkt reagieren und Einfluss nehmen, wie z. B. Tagesstrukturen anbieten, Alternativen in der Freizeitgestaltung aufzeigen, mit ihm Achtsamkeitsübungen durchführen und sie in ihren Veränderungsbemühungen bestärken und begleiten.

Schwerpunkte der Informationsvermittlung an Bezugspersonen für den Modulblock III („Wo kann es hingehen?") sind:

- Informationsüberblick über mögliche Angebote von ambulant bis stationär
- Zwei Einzelgespräche mit Teilnehmenden und Bezugspersonen für die personbezogenen Empfehlungen von Folgehilfen auf Grundlage der Vordiagnostik

Eine erfolglose Projektteilnahme bzw. ein Abbruch von Teilnehmenden muss aufgrund der bekannten Schwierigkeiten mit eingeplant werden. Hier ist es von großer Bedeutung, den Bezugspersonen zu vermitteln, dass dieses nicht in ihrer Verantwortlichkeit liegt. Als mögliche Option wird für Teilnehmende und Bezugsperson ein Wiedereinstieg in das Projekt bei einer Wiederholung des Angebots, offen stehen.

7.1.1 Exkurs: Annäherungs- versus Vermeidungsziele, Annäherungspriming, Stresstoleranz und Emotionsmanagement – Erläuterung für Bezugspersonen

> „Frühe Störungen der Entwicklung beginnen in der Schwangerschaft und im Säuglingsalter. Sie beeinflussen entscheidend die Entwicklung des Kindes und haben später... langfristige Auswirkungen bis ins Erwachsenenalter." (Brisch, 2011)

Der hier vorgestellte Ansatz betrachtet das Geschehen durch ein (neuro)psychologisches Fenster (Stichworte: neuronale Strukturen, Neuropsychologie, neuropsychologische Störungen), ohne den Menschen als Ganzes in seiner Lebenssituation mit seiner Geschichte und seinen Bedürfnissen aus den Augen zu verlieren. Für den Bereich der FASD-Betroffenen ist mit dem Zusammentreffen von vorgeburtlichen Veränderungen des Stressregulationssystems und postnatalen vielfältigen traumatischen Erfahrungen von fehlender Bedürfnisbefriedigung für die Bedürfnisse nach Bindung, Sicherheit und Kontrolle, Erhöhung des Selbstwertes und Selbstwertschutz und Lustgewinn/Unlustvermeidung auszugehen.

Die Folgen sind ausgeprägtes, unkontrollierbares Inkongruenzerleben (Diskrepanz zwischen Wahrnehmung und Zielen) begleitet von starker autonomer Erregung und Ausschüttung von Stresshormonen, was die Entstehung stabiler Vermeidungsschemata bei den Betroffenen geradezu notwendig macht (angepasstes Verhalten). Die Betroffenen sind gewissermaßen darauf programmiert, Bedrohungen und Gefahren, mögliche negative Ereignisse frühzeitig zu erkennen, um sie abwehren und vermeiden zu können.

Unangemessene Erwartungen – von außen und sich selbst gegenüber – und Misserfolge bei der Alltagsbewältigung tragen zur Aufrechterhaltung dieser „generalisierten Schutz- und Abwehrhaltung" bei, indem der Betroffene sich auf nichts mehr einlässt, auch nicht auf das klare Erleben von Gefühlen (Grawe, 2004). Eine angemessene Auseinandersetzung mit den Anforderungen der jeweiligen Alltagssituation und deren Bewältigung findet nicht mehr statt.

Es haben sich Vermeidungsstrategien entwickelt, die automatisch abgerufen werden. So kann sich jemand im Gespräch auf bewusster Ebene im Rahmen der Rollenerwartungen verhalten, „*aber in seinem impliziten System können alle Alarmglocken schrillen*“ (Grawe, 2004, S. 403), wenn er sich auf einen anderen Menschen (Trainer, Therapeuten, Angehörige) einlassen soll. Jeder, der sich in der praktischen Arbeit mit FASD-Betroffenen befindet, kennt das Phänomen, dass „Einsicht“ in die Notwendigkeit, Hilfestellungen anzunehmen geäußert wird, dies dann aber in der konkreten Situation vehement abgelehnt wird.

Ziel der Interventionen muss daher sein, eine Annäherungsbereitschaft (Priming) zu entwickeln, die dazu beitragen kann, bessere Bedingungen für eine angestrebte Verhaltensänderung zu schaffen. Positive Ziele mit den Teilnehmenden im Rahmen der hier vorgestellten Interventionen zu entwickeln und diese zu aktivieren wäre vielleicht ein zu hoher Anspruch , aber ein kontinuierliches Annäherungspriming sollte als Vorbereitung dazu angestrebt werden.

Maßnahmen zur Erregungssenkung (Stresstoleranz, Emotionsmanagement, Achtsamkeit) können die Sensitivität für mögliche Bedrohungen entschärfen und zusammen mit der Ressourcenaktivierung durch bedürfnisbefriedigende Erfahrungen (Bindung, Orientierung, Transparenz, Selbstwerterhöhung, angenehme Zustände) die problematischen neuronalen Erregungsmuster (Vermeidungssystem) schwächen oder hemmen und damit den Weg für eine größere Aufnahmebereitschaft der Interventionen ebnen.

In diesem Zusammenhang ist auch wichtig darauf hinzuweisen, dass die Feststellung und Analyse der Probleme der Betroffenen einen nicht zu intensiven (zeitlich und inhaltlich) Raum einnehmen sollte.

7.1.2 Kinderbetreuung

Menschen mit FASD oder vergleichbaren Störungen können Eltern sein, ebenso aber auch die Bezugspersonen. Um allen eine störungsfreie Teilnahme an der Clearinggruppe zu ermöglichen, sollte im Vorfeld eine Kinderbetreuung während der Teilnahme an den Modulsitzungen geklärt werden (vgl. Gelb u. Rutmann, 2011).

7.2 Allgemeine Hinweise zur Durchführung der Clearinggruppe

7.2.1 Voraussetzungen der Teilnehmenden

– Die Zielgruppe für den ersten Modulblock sind erwachsene Personen mit FASD, die sich aktiv mit dem Thema FASD auseinandersetzen möchten oder bereit sind, sich dem Thema ‚im geschützten Rahmen‘ einer Gruppe zu nähern. Da die Auseinandersetzung mit der Thematik FASD für einige Personen möglicherweise zu konfrontierend sein könnte und Abwehrmechanismen aktivieren könnte, erscheint es sinnvoll und notwendig, eine individuelle Vorbereitung auf die inhaltlichen Themen des ersten Moduls in Vorgesprächen und vorgeschalteten Einzelkontakten zu bahnen. Insbesondere die Teilnahme an den beiden letzten Modulthemen ‚Familiäre Rollenvorbilder' und ‚Informationen für FASD-Betroffene (Frauen) mit Kinderwunsch' sollen den Teilnehmenden der Clearinggruppe frei gestellt werden.

- Der zweite Modulblock, „Alkohol als Hindernis", ist sowohl für Menschen mit FASD und für Menschen mit vergleichbaren Beeinträchtigungen, also mit Ähnlichkeiten bezüglich der neuropsychologischen Profile, konzipiert. Daher kann sich die Gruppe möglicherweise neu zusammensetzen, so dass Teilnehmende des ersten Modulblocks den Block II nicht mehr belegen oder neue Teilnehmende hinzukommen. Dies bedeutet möglicherweise eine Veränderung im Hinblick auf die Gruppenkohäsion. Falls dies absehbar ist, sollte geprüft werden, ob dies für die Teilnehmenden annehmbar ist. Die Teilnehmenden sollten daher darauf vorbereitet werden, falls es zu Veränderungen der Gruppenzusammensetzung kommt. Da Menschen mit FASD oftmals sehr sensibel auf Veränderungen reagieren und große Probleme zeigen, sich neuen Situationen anzupassen, ist demnach eine gewisse Stabilität der Gruppenzusammensetzung wünschenswert.
- Der dritte Modulblock „Wie kann es weitergehen?" stellt den Transfer bzw. die Vermittlung von bestehenden Hilfsangeboten und dem Angebot der Clearinggruppe dar, indem die Gruppe über Möglichkeiten der Weiterbehandlung informiert wird. Hier wäre eine Kontaktaufnahme zu weiteren Therapeuten oder Institutionen aus Gründen des Transfers möglicherweise sinnvoll, sollte jedoch bei der jeweiligen Gruppenzusammensetzung abgewogen werden, da dies ebenfalls für Einzelne eine Überforderung darstellen könnte.
- Nüchternheit ist zwar erwünscht, jedoch keine Voraussetzung der Teilnahme an diesem eher niedrigschwellig angelegten Angebot. Ein Problem stellt dabei allerdings ggf. die dadurch bestehende Verführungssituation anderer zum Trinken, insbesondere für Menschen mit FASD (siehe Kap. 4.3.1, dort Hinweise auf physiologische Programmierung), dar. Im Einzelfall muss dies als Problem gelöst werden, bzw. ist ggf. eine Abholsituation durch Bezugspersonen zu organisieren.
- Aufgrund der herabgesetzten Gruppenfähigkeit von Menschen mit FASD und vergleichbaren Beeinträchtigungen sollte die Gruppengröße vier bis maximal 6 Personen nicht überschreiten.

7.2.2 Voraussetzungen der Trainerinnen und Trainer[1]

Die Trainerinnern und Trainer, die (gemeint sind hier Mitglieder ganz unterschiedlicher Berufsgruppen: Sozialpädagogen, Pädagogen, Psychologen, Mediziner sowie Erzieher und Sozialarbeiter möglichst mit therapeutischer und/oder suchttherapeutischer Zusatzqualifikation), die Kontakt-, Beziehungsarbeit und therapeutische Hilfen leisten, sollten sich sowohl mit der Thematik FASD und neuropsychologischen Beeinträchtigungen als auch mit Menschen mit FASD und/oder vergleichbaren Beeinträchtigungen vertraut gemacht haben, um auch den ersten psycho-edukativen Modulblock vorstellen zu können. Dabei müssen die jeweiligen Besonderheiten der Gruppenkonstellation und die individuelle Umsetzung der Inhalte berücksichtigt und bedarfsgerecht formuliert werden. Die Trainerinnen und Trainer müssen in der Lage sein Inhalte für Einzelne improvisatorisch – frei – zu „übersetzen“. Auch wenn im Manual verschiedene Möglichkeiten zur Auswahl aufgezeigt werden, ist es relevant, Vorüberlegungen (auch in Anlehnung an die Vordiagnostik) zu treffen, was für die betreffenden Personen hilfreicher und unterstützender sein könnte (siehe Kap. 6.1 und Abb. 6.1). In diesem Sinne sind auch diagnostische Kenntnisse, insbesondere ein grundlegendes neuropsychologisches Verständnis wünschenswert. Letztlich wird es jedoch aufgrund der besonderen Heterogenität der vorhandenen Beeinträchtigungen aber auch Stärken der Teilnehmenden wichtig sein, zu erarbeiten und zu erproben, was sich individuell als hilfreich erweist. Daher ist auf Seiten der Trainerinnen und Trainer eine grundlegende Flexibilität („don't try harder, try differently“; May, 2002) eine Voraussetzung zur Durchführung der Sitzungen. Fort- und Weiterbildungen in einfacher Sprache oder Erfahrungen mit person- und klientenzentrierter Gesprächsführung oder Psychotherapie bieten gute Voraussetzungen. Wesentlich ist eine wertschätzende und akzeptierende Haltung gegenüber den Teilnehmenden ebenso, wie der Verzicht auf konfrontative Techniken.

Berufserfahrung in der Anleitung von (heterogenen) Gruppen erscheint zusätzlich sinnvoll. Die Clearinggruppe muss möglichst mit zwei Trainerinnen oder Trainern durchgeführt werden, um eine binnendifferenzierte Arbeit zu ermöglichen. Aufgrund der geschlechtsspezifischen Unterschiede in der Wahrnehmung, Auffassung und Verarbeitung von Interventionen ist die Anleitung eines gegengeschlechtlichen Trainerteams empfehlenswert. Da die bisherigen Kenntnisse zu FASD und v.a. zu erfolgreichen Interventionen bei FASD noch in den Kinderschuhen der Forschung stecken, sollten Menschen mit FASD stets als „lifelong experts“ angesehen werden. In diesem Sinne sollte die therapeutische Haltung stets eigene neue Erfahrungen und ein gegenseitiges Lernen einschließen dürfen.

1 siehe dazu auch Verständigungshinweise für Fachkräfte*

7.2.3 Strukturelle Voraussetzungen

Wesentlich für die Auswahl eines Gruppenraumes ist:
- dass für die Durchführung der Modulblöcke möglichst der gleiche Raum zur Verfügung steht,
- die Zeit für die Durchführung so gewählt wird, dass Teilnehmende möglichst nicht mit Menschenmengen in Berührung kommen, die sie ansprechen könnten,
- das Licht in diesem Raum dimmbar ist,
- die Raumgröße zulässt sowohl an Tischen zu sitzen, als auch diese beiseite zu schieben,
- der Raum so gewählt wird, dass möglichst wenig Lärm von außen eindringen kann.

Vor allem für Menschen mit FASD und vergleichbaren Beeinträchtigungen, bei denen z. B. eine sensorische Integrationsstörung vorliegt, erscheint es hilfreich, sich auch innerhalb des Raumes zurückziehen zu können, ohne die Gruppe verlassen zu müssen (Happy-Chair).
Neben den jeweiligen für die entsprechenden Stunden aufgeführten Materialien, ist
- ein Beamer und Laptop,
- oder ein TV und DVD-Player sinnvoll, um z. B. anhand von Videoclips Geschichten und Informationen visualisieren zu können,
- zudem sollte eine Flipchart oder ein Whiteboard vorhanden sein.

7.2.4 Aufteilung der Gruppen

Jeder Modulblock enthält Einstiegs- oder Ausstiegsmöglichkeiten, so dass die Durchführung des Gruppenprogramms als halboffene Gruppe möglich ist. Innerhalb der Module ist jedoch eine weitere Gruppenneubesetzung möglichst zu vermeiden. Eine Ausnahme bildet die genderspezifische Moduleinheit im ersten Block, die ausschließlich für Frauen vorgesehen ist. Frauen mit FASD sollen hier die Möglichkeiten haben, offene Fragen zu stellen, da eine gemischte Gruppe eine größere Hemmschwelle darstellen könnte. Eine weitere Neuzusammensetzung der Gruppe könnte auch bei den Vertiefungsmodulen entstehen, die den Teilnehmenden bei Bedarf zusätzlich angeboten werden. Bei Bedarf könnte eine Gruppenaufteilung auch im Rahmen der weiteren Moduleinheiten stattfinden, da dies durch eine doppelte Seminarleitung theoretisch möglich wäre. Eine wichtige Rolle sollte allerdings neben den inhaltlichen Aspekten auch dem Austausch der Teilnehmenden untereinander zukommen.

7.2.5 Allgemeiner Ablauf der Gruppe

[Frau B. 23 Jahre alt, Diagnose Fetales Alkoholsyndrom FAS, lebt in einer Wohngemeinschaft]
Interviewerin: „Okay. Und könnten Sie uns also noch so Tipps geben? Also, das Hilfeholen. Das wollen wir ja machen, die Hilfe anbieten. Unsere Idee ist, das erst in Einzelsitzungen zu besprechen, so ein bisschen, was sind denn die Schwierigkeiten im Alltag, wo sind die Stärken, wo sind die Schwächen, und dann später in eine Gruppensitzung überzugehen. Gerade so für die Gruppensitzung' ne Empfehlung, wie viele Leute sollten da so drin sein, dass das noch angenehm bleibt?"
Frau B.: „Maximal bis 7 oder 8 Leuten, aber nicht mehr. Also man muss übersichtlich sein."
Interviewerin: „Es muss übersichtlich sein?"
Frau B.: „Ja."
Interviewerin: „Und könnten Sie sich selber, könnten Sie sich theoretisch gesehen vorstellen, dass das überhaupt etwas ist, was man in der Gruppe besprechen kann?"
Frau B.: „Doch, kann man, glaube ich. Also, wenn man weiß, der andere, der hat es und man ist befreundet und der hat auch das gleiche Problem. Was man natürlich nicht machen sollte, man sollte natürlich nicht nach der Gruppe einen saufen gehen." [lacht]

Die Gruppensitzungen sind aufgrund der eingeschränkten Aufmerksamkeit und Lernschwierigkeiten zunächst auf 60 Minuten ausgelegt. Möglicherweise ist bei gegebener Gruppenzusammensetzung die Sitzungsdauer auf 90 Minuten ausweitbar. Da die Einheiten im Schwerpunkt motivieren sollen, sich in angenehmer Atmosphäre auf bestimmte Inhalte einzulassen, ist eine solche proaktive „Atmosphäre" zu gestalten. In Anlehnung an das Konzept von DIDAK© (Kretschmann-Weelink, 2007) wird ein Angebot an Essen und Trinken mit in die Gruppensitzungen integriert.

Der Termin für die nächste Sitzung wird wiederholt und Hilfe bei der Memorierung angeboten.

7.2.6 Rahmenbedingungen für die Sitzungen im Überblick

- Stundendauer: 60 Minuten
- Teilnehmerzahl: 4–6 Personen
- möglichst 2 Trainerinnen oder Trainer
- Aus- bzw. Einstieg nach einzelnen Modulblöcken möglich (nach Vereinbarung)
- Essen und Trinken im Rahmen der Sitzung, zu Beginn oder am Ende sollte erlaubt sein, bzw. gemeinsam gestaltet werden
- „Auszeit" innerhalb der Sitzung sollte für Teilnehmer möglich sein (z. B. Happy-Chair; Schlupfecke)

7.2.7 Ziele

Die Ziele der Suchtclearinggruppe bestehen in erster Linie in einer Teilhabeförderung der Teilnehmenden. Die Einschränkungen der Teilhabe und des „Einbezogenseins" beziehen sich in unserem Kontext vor allem auf die eingeschränkten Zugänge zu Angeboten der Suchthilfe und Suchtkrankenhilfe, sind jedoch natürlich in umfassendere Einschränkungen in den Bereichen der sozialen und beruflichen Teilhabe eingebettet. Aufgrund dieser Teilhabebeeinträchtigungen sind Menschen mit FASD und vergleichbaren Beeinträchtigungen oft nicht in der Lage, selbständig zu erkennen, wann sie mit Situationen überfordert sind und Hilfe benötigen. Individuell schwierige Situationen zu identifizieren und zu erkennen, stellt daher für Menschen mit FASD und vergleichbaren Beeinträchtigungen ein wichtiges Ziel dar. Eine verbesserte Fähigkeit, frühzeitiger die eigenen Stressreaktionen und Bewältigungskompetenzen einschätzen zu können, könnte daher zu einer Verbesserung der beruflichen und sozialen Teilhabe führen, indem eigene Grenzen aber auch individuelle Lernbedingungen besser kommuniziert werden können. Relevant bleibt eine weitere Verarbeitung mit Hilfe der Bezugspersonen. In diesem Sinne ist die weitere Annahme von Hilfen, insbesondere im Hinblick auf eine möglicherweise vorliegende Suchtmittelproblematik, ein wünschenswertes, jedoch auch hoch gestecktes Ziel auf Seiten der Trainerinnen und Trainer. Die Teilnehmenden selbst werden vermutlich in der deutlichen Mehrheit dieses Ziel nicht teilen, so dass unterschiedliche Ziele mit den Betroffenen in Einzelgesprächen vorher abgeklärt werden sollten. Die Thematik des problematischen Suchmittelkonsums sollte daher sachlich aufklärend und nicht moralisierend vermittelt werden. Letztlich stellt die Teilnahme an der Gruppe eine Bereitschaft dar, sich mit z.T. unangenehmen und schwierigen Themen wie FASD und Sucht auseinanderzusetzen, auch wenn die Motivation zur Gruppenteilnahme bei Menschen mit FASD, geistiger Behinderung oder vergleichbaren Beeinträchtigungen oft eher extrinsisch bestimmt ist. Der Suchtmittelgebrauch spielt eine große Rolle für den Lustgewinn und die Unlustvermeidung, so dass eine ‚Mauer gegen die Sucht' nur dann entstehen kann, wenn die Teilnahme an der Gruppe nicht aversiv ist.

Ziele zusammengefasst:
- Vermittlung eines besseren Verständnisses über FASD und damit in Zusammenhang stehende individuelle Beeinträchtigungen
- Verbesserung der sozialen Kommunikation (anderen erzählen können, wo eigene Stärken, aber auch Schwächen liegen)
- Ressourcenaktivierung
- Verbesserung des Emotionsmanagements
- Reduktion des Stresserlebens
- Erste Hinweise auf die Entwicklung von Veränderungszielen
- Erhöhte Bereitschaft zur Hilfeannahme

- Kennenlernen risikoreicher Verhaltensweisen in Bezug auf den Suchtmittelkonsum
- Kennenlernen weiterführender Hilfsangebote zur Behandlung von Sucht/suchtgefährdenden Verhaltensweisen

Indikationen
- Erwachsene mit FASD
- Erwachsene Menschen mit FASD und riskantem bis abhängigem Konsum
- Erwachsene mit vergleichbaren Beeinträchtigungen
- Erwachsene Menschen mit vergleichbaren Beeinträchtigungen und riskantem bis abhängigem Konsum

Kontraindikationen
- Akute Gewaltandrohungen bzw. -handlungen
- Akute Entzügigkeit
- Suizidgefährdung
- Ausgeprägte Sozialphobie
- Akute Psychose

7.2.8 Überblick über die einzelnen Modulblöcke

Modulblock I: Für erwachsene Menschen mit FASD: Inhalt ist hier die Vermittlung von Wissen über FASD und die Auseinandersetzung mit persönlichen Stärken und Schwächen aufgrund der Erkrankung und Lebensbiographie, sowie die Erstellung eines Flyers um im Transfer Hilfen zur Erklärung der Beeinträchtigungen zu haben.
Modulblock II: Für erwachsene Menschen mit FASD und vergleichbaren Beeinträchtigungen; Inhalt ist die Wissensvermittlung zu Stresserleben, Sucht und Suchtentwicklung sowie Ressourcen, Achtsamkeit, sowie die Anbahnung eines Emotionsmanagement Ansatzes.
Modulblock III: Für erwachsene Menschen mit FASD und vergleichbaren Beeinträchtigungen; Inhalt ist die Thematisierung möglicher weiterführender Therapieangebote, die im Einzelnen vorgestellt werden sollen. Eine Entscheidungsfindung kann anhand von Empfehlungen im Rahmen von Einzelgesprächen unterstützt werden.
Für einzelne Sitzung verwenden wir Elemente folgender Verfahren:
- Zielmanagementtechniken: Zürcher Ressourcen Modell® und Dialektisch-Behaviorale Therapie (Storch u. Riedener, 2005; Freiburger Arbeitsgruppe DBT-A, 2009).
- Emotionsmanagement: Alert© Programm (Williams u. Shellenberger, 2001).
- Einführungsmaterialien in das Thema Sucht für Menschen mit geistiger Behinderung sind von Kretschmann-Weelink (2006) entwickelt worden.

- Für die Identitätsentwicklung von Menschen mit FASD, z. B. Fetale Alkoholspektrumstörung (FASD) und dann? Ein Handbuch mit Strategien für Jugendliche und junge Erwachsene (Evangelischer Verein Sonnenhof e.V. 2015)
- „Leichte Sprache“, die auf den Verständnishorizont von Menschen mit kognitiven Beeinträchtigungen eingestellt ist.
- Wertschätzende Rückmeldungen, Verzicht auf konfrontative Techniken sind Basisvariablen aller Therapieverfahren.

Übliche Techniken, wie z. B. Blitzlicht, können nur eingesetzt werden, wenn keine Teilnehmenden dabei sind, die sich dadurch zu sehr unter Druck gesetzt fühlen.

7.3 Modulblock I: FASD und dann? Psychoedukation für Menschen mit FASD

[Frau B., 23 Jahre alt, Fetales Alkoholsyndrom, lebt in einer Wohngemeinschaft.]
Interviewerin: „Und dann, gäbe es so Sachen, also, wir rechnen damit, dass wir vielleicht auch Menschen haben, die sich noch nicht so gut mit ihrer eigenen Beeinträchtigung auskennen. Gäbe es da so was, was man sagt, was man gerne erzählen wollen würde? Die Schwierigkeiten im Alltag?“
Frau B: „Also, naja, wie gesagt, eine Schwierigkeit...“
Interviewerin: „Oder es ist überhaupt wichtig, das alles zu wissen?“
Frau B.: „Gute Frage. Das ist ne sehr gute Frage. Doch, man sollte schon wissen, wo die Schwierigkeiten sind, was man so für Hilfen auch braucht. Ich brauche manchmal jemanden, der... ich überschätze mich manchmal mit dem Einkauf und komme gar nicht mehr nach Hause. Also, wo ich sage, gut, dass ich noch im betreuten Wohnen bin. Ich kann einen Betreuer anrufen und sagen, könntest du mich mit dem Auto abholen, der Wagen ist mir zu schwer? Es ist so, so Kleinigkeiten... da fehlen einfach die Gehirnzellen oder ich weiß nicht, also nicht die Gehirnzellen, aber das Weiterdenken. Wenn du so und so viel einkaufst, wie kommst du denn nach Hause? Darüber denke ich nicht nach. Ich denke darüber nach, ja, du hast eingekauft. Du denkst nur Stück für Stück.“

7.3.1 FASD und dann?

Ziele:

Globalziel: Herstellen einer positiven Gruppenatmosphäre, um für die weitere Teilnahme zu motivieren – Annäherungspriming
Teilziele:
- Ankommen und Kennenlernen
- Kommunikationsregeln zum Teil vorgeben, zum Teil erarbeiten
- Ressourcenorientierte Einführung in FASD
- Einführung einer Achtsamkeitsübung

Materialien:

- Auf dem Flipchart steht: Herzlich willkommen
- Wenn möglich ein zweites Flipchart/Whiteboard aufstellen
- Begrüßung der Teilnehmenden mit Namensaufklebern
- „Ich-Wappen" – Vorlage, Voraussetzung, dass es keine Teilnehmenden mit feinmotorischen Schwierigkeiten gibt
- Auswahl an Stiften
- Hufeisenförmige Anordnung der Tische
- Angebot an Handschmeichlern und Gummis zum Spannungsabbau (Igelbälle, Knautschbälle, ggf. schöne Steine) „etwas in der Hand, dann ist das Gehirn frei"
- Alkoholfreie Getränke, sowie gesunde Snacks auf einem Beistelltisch, der so platziert ist, dass er in der Nähe des Flipcharts deutlich in die Zuständigkeit der Trainer fällt
- Die auf den Bedarf der Teilnehmenden gekürzte Geschichte einer Mutter aus einer Broschüre der Guttempler (siehe Anhang 6: Materialien aus dem Internet) dem FASD-Handbuch (Sonnenhof e.V., 2015) oder alternativ Filmbeispiele (siehe dazu Anhang G: Materialien aus dem Internet)
- Achtsamkeitsübung (siehe Anhang G: Materialien aus dem Internet)
- FASD-Quiz in Kopie (www.fasd-deutschland.de)

Für Teilnehmende mit besonderen Beeinträchtigungen sollten in allen Sitzungen vorgehalten werden:

- für die Teilnehmenden, die in so gravierende Spannungszustände kommen können, dass sie entweder den Happy-Chair benutzen müssen oder mit einem der Trainer eine kurze Auszeit nehmen, als Signal ein Aufsteller „komme gleich wieder" (oder Ähnliches), der auch ohne reden zu müssen genutzt werden kann
- Ggf. Sanduhren mit verschiedenen Minutenabständen um Sprechzeiten zu regulieren
- Sonnenbrillen und Lärmschutzkopfhörer für Phasen der Reizreduktion
- Große Uhr, wenn nicht im Raum, dann aufgestellt

Hinweise zur Flexibilisierung – für alle Sitzungen geltend:

- Je nach Spektrum der Schweregrade der Störungen der Teilnehmenden können für den Einstieg auch Möglichkeiten der Selbstvorstellung gewählt werden. Für Menschen, die größere Schwierigkeiten mit Gruppensituationen haben, sollte im Rahmen der Einzelsitzungen die Vorstellung vorgeklärt und ggf. durch Begleitung der Bezugspersonen und/oder die Trainer stellvertretend übernommen werden.
- Die gleiche Variationsbreite betrifft die Vorgabe der Gruppenregeln: je nach Schweregraden können diese gemeinsam erarbeitet, teilvorgegeben oder insgesamt vorgegeben werden.
- Wesentlich ist hier: wenn „Vielredner" dabei sind, muss im Rahmen der Einzelgespräche so wenig kränkend wie möglich vorthematisiert werden, dass Sprechzeiten – im Gruppenrahmen dann allerdings für alle – begrenzt werden.
- Ebenso muss im Rahmen der Einzelgespräche vorgeklärt sein, wie stark Gruppensituationen zu Spannungen führen können. Sind Teilnehmende dabei, bei denen wir zuvor wissen, dass sie dann nicht mehr reden können, erhalten alle für den Bedarfsfall, der Übererregung einen Aufsteller „komme gleich wieder", der genutzt werden kann ohne reden zu müssen und auf den die Trainer reagieren können.
- Als Bild für die Beeinträchtigungen bei FASD können eine Reihe von Metaphern aus dem Erlebnisraum der Teilnehmenden gewählt werden: wichtig ist, dass durch diese Beschreibungen die Ressourcenaktivierung möglich bleibt.

- Achtung: auch Retraumatisierungen oder Aktualisierungen von depressiven Episoden bei Teilnehmenden mit pathologischer Trauer sind bei der Thematisierung der „trinkenden Mutter" möglich und müssen ggf. aufgefangen werden. Hier müssen Trainerinnen und Trainer ggf. Einzelgespräche anbieten und mit Reframing arbeiten: d. h. die positiven Aspekte der Mutter, die Suchtstörung als Erkrankung charakterisieren, die stärker war als die Mutter. Auf die Thematisierung der Verursachung von FASD kann deshalb nicht verzichtet werden, da sich viele der Menschen mit dieser Behinderung für ihre Verhaltensauffälligkeiten aufgrund der früheren Zuschreibungen schuldig fühlen. Erfahrungsgemäß wird jedoch bei den meisten Teilnehmenden im Vordergrund stehen, sich mit diesem Schicksal nicht mehr allein zu fühlen, also Erleichterung.
- Aufgrund eingeschränkter Zeitwahrnehmung einzelner Teilnehmender, das Ende der Sitzung eine Viertelstunde vorher ankündigen, ggf. im fünf-Minutentakt wiederholen.

Ablaufbeschreibung:

Begrüßung durch den Trainer und die Trainerin, die die Teilnehmenden bereits an der Tür in Empfang nehmen. Die Teilnehmenden erhalten ein Namensschild mit ihrem Namen, das sie aufstellen oder aufkleben können.

Die Teilnehmenden werden gebeten, sich kurz vorzustellen. Falls dies für die Teilnehmenden schwierig sein sollte, können sie auch von den Trainerinnen und Trainern vorgestellt werden. Je nach Gruppenzusammensetzung kann ein „Ich-Wappen", oder eine kurze Kennenlernübung durchgeführt werden, z. B. ein Kennenlern-Bingo.

Das konkret sichtbare Angebot wird vorgestellt: ein Trainer bietet auf einem schönen Teller die Handschmeichler und Gummis an. Auf den Happy-Chair, die Sonnenbrillen und Kopfhörer für Rückzugsbedarf wird hingewiesen.

Es folgt je nach Gruppenzusammensetzung die Erarbeitung und/oder Vorgabe der Gruppenregeln.

Im Anschluss bieten die Trainerinnen und Trainer Getränke und Snacks im Herumgehen mit Tellern und Getränke mit der Frage, was die einzelnen sich an Getränken wünschen, die ihnen dann serviert werden. Nonverbal wird damit auch die Funktion der Assistenz der Trainerinnen und Trainer deutlich.
Die Einführung in FASD kann z. B. so erfolgen:
- Durch Alkoholkonsum der Mutter während der Schwangerschaft hat sich das Gehirn anders entwickelt
- Mal funktioniert es gut, mal nicht so gut
- Stellen Sie sich das Gehirn wie zwei PC's vor, die sich ihre Aufgaben geteilt haben eigentlich verbunden sein müssen um zu arbeiten. Aber mal hat das Verbindungskabel einen Wackelkontakt und mal ist es nicht zu finden

Anschließend erfragen, ohne Einzelne direkt anzusprechen, was sie noch über FASD wissen. Einen möglichen Gesprächsprozess fördern. Die Trainerinnen und Trainer notieren die Äußerungen und kleben sie auf das Flipchart.

Optional, soweit die Teilnehmenden dafür stabil genug sind und der Zeitrahmen auch ein anschließendes Gespräch zulässt, wird „Die Geschichte einer Mutter" vorgelesen, das anschließende Gespräch mit Reframing Aspekten geführt.

Das Blatt mit dem FASD-Quiz wird verteilt und durchgeführt; wiederholt formulieren: „Sie sind nicht schuld an Ihren Beeinträchtigungen".

Eine Viertelstunde vor dem Ende der Sitzung wird auf die Zeit hingewiesen. Bei Bedarf wird auf die Inhalte der nächsten Stunde hingewiesen und nach besonderen Wünschen gefragt. Ebenso wird auf dem Flipchart die Seite mit Tag, Datum und Uhrzeit der nächsten Sitzung aufgeschlagen.

Die Ausklangübung bildet eine kurze Achtsamkeitsübung, die in allen weiteren Stunden als Ritual etabliert wird. Die Teilnahme ist freiwillig, die Wahrscheinlichkeit hoch, dass es zunächst nur die Trainer sind, die die Übung durchführen, in der Hoffnung auf Dauer auch die Teilnehmenden dafür zu motivieren (siehe Anhang G: Materialien aus dem Internet).

7.3.2 Was geht gut, was geht manchmal nicht so gut?

Ziele:

Globalziel: Herstellen einer positiven Gruppenatmosphäre, um für die weitere Teilnahme zu motivieren – Annäherungspriming
Teilziele:
- Ankommen und Kennenlernen vertiefen
- Kommunikationsregeln vertiefen bei Bedarf ergänzen
- Ressourcenorientierte Einführung in FASD vertiefen
- Etablierung einer Achtsamkeitsübung

Materialien:

- Plakat „Herzlich willkommen"; Plakat Gruppenregeln möglichst auf dem Flipchart/Whiteboard um es weiter zu bearbeiten; Plakat mit gesammelten Statements zu „was wissen wir über FASD" aus der letzten Sitzung
- Flipchart/Whiteboard zur weiteren Nutzung
- Begrüßung der Teilnehmenden mit Namensaufklebern
- Hufeisenförmige Anordnung der Tische
- Angebot an Handschmeichlern und Gummis zum Spannungsabbau (Igelbälle, Knautschbälle, ggf. schöne Steine) „etwas in der Hand, dann ist das Gehirn frei"
- Alkoholfreie Getränke, sowie gesunde Snacks auf einem Beistelltisch, der so platziert ist, dass er in der Nähe des Flipcharts deutlich in die Zuständigkeit der Trainer fällt
- Laptop mit Boxen; DVD Player
- Filmbeispiele, (siehe Anhang: Materialien aus dem Internet)
- Fragebogen „Was ist manchmal schwer für mich" (siehe Anhang D), kann alternativ auch für Statementkarten genutzt werden, dann benötigen Sie zusätzlich einen Korb
- Auswahl von Stiften
- Ausgefüllte Ressourcenkarte der Teilnehmenden aus den Einzelgesprächen in Kopie mitbringen

Hinweise für die Trainerinnen und Trainer:

- Je nach Spektrum der Schweregrade der Störungen der Teilnehmenden, sollten Sie das Filmbeispiel sehr sorgfältig auswählen. Für schwerer beeinträchtigte Menschen mit FASD ist es sehr schwer, wenn ihnen ein Film mit High function FASD gezeigt würde, indem bspw. Leben in einer eigenen Wohnung. vorgeführt wird. Auch was Interviews mit Müttern angeht muss auf die Belastbarkeit von Teilnehmenden Rücksicht genommen werden.
- Je nach Compliance der Teilnehmenden kann der Fragebogen „Was ist manchmal schwer für mich" insgesamt verteilt, vorgelesen oder als Einzelaussagen verteilt werden.

Ablaufbeschreibung:

Begrüßung durch den Trainer und die Trainerin, die die Teilnehmenden bereits an der Tür in Empfang nehmen. Die Teilnehmenden erhalten, wie in der Sitzung zuvor, ein Namensschild mit ihrem Namen, das sie aufstellen oder aufkleben können. Das konkret sichtbare Angebot wird vorgestellt: Ein Trainer bietet auf einem schönen Teller die Handschmeichler und Gummis an. Auf den Happy-Chair, die Sonnenbrillen und Kopfhörer für Rückzugsbedarf wird hingewiesen.

Bei Bedarf (aufgrund der Erfahrungen der letzten Sitzung) werden die Gruppenregeln, die sichtbar aufgehängt sind (Flipchart, Whiteboard), nochmals ergänzt. Dazu Rückfragen bei den Teilnehmenden.

Im Anschluss bieten die Trainerinnen und Trainer Getränke und Snacks im Herumgehen mit Tellern und Getränke mit der Frage, was die einzelnen sich an Getränken wünschen, die ihnen dann serviert werden. Nonverbal wird damit auch – und dies wird in allen Sitzungen fortgesetzt – die Funktion der Assistenz der Trainerinnen und Trainer deutlich.

Bei Menschen mit FASD funktionieren einige Dinge gut und andere nicht so gut:

Als Bild z. B.: Stellen Sie sich das Gehirn wie zwei PC's vor, die eigentlich verbunden sein müssen um zu arbeiten. Aber mal hat das Verbindungskabel einen Wackelkontakt (schlechte Verkabelung) und mal ist es nicht zu finden.

Dieses Thema der Sitzung wird durch einen Film generalisiert eingeführt, der Erwachsene mit FASD zeigt, die erzählen, wie sie leben.

Die Kommentare zu dem Film werden ressourcenorientiert (d. h. dass immer auch auf die Stärken verwiesen wird, absolute Statements korrigierend) begleitet.

Ein Fragebogen wird verteilt, der typische Beispiele „Was ist manchmal schwer für mich." zusammenfasst. Akzent des Gesprächs: „Schön, wenn man merkt, dass es anderen genauso geht!" Die Statements des Fragebogens sind im Korb mit Statement-Karten. Die Teilnehmenden ziehen sie und legen die Karten vor sich hin.

Anschließend werden die in den Einzelgesprächen erarbeiteten Ressourcenkarten verteilt, verbunden mit der Frage, ob es noch weitere Einfälle gibt, was die Einzelnen gut können, oder Bezugspersonen ergänzt haben.

Trainerinnen oder Trainer sammeln die zugeordneten Beispiele wieder ein und erklären, dass sie nun eine „Hausaufgabe" haben und für das nächste Mal aus beidem (Ressourcenkarte und Selbsteinschätzungen) ein Profil für die Teilnehmenden erstellen.

Eine Viertelstunde vor dem Ende der Sitzung wird auf die Zeit hingewiesen. Bei Bedarf wird auf die Inhalte der nächsten Stunde hingewiesen und nach besonderen Wünschen gefragt. Ebenso wird auf dem Flipchart die Seite mit Tag, Datum und Uhrzeit der nächsten Sitzung aufgeschlagen.

Zum Ausklang findet eine kurze Achtsamkeitsübung statt.

7.3.3 Wie erkläre ich FASD?

Ziele:

Globalziel: Herstellen einer positiven Gruppenatmosphäre, um für die weitere Teilnahme zu motivieren

Teilziele:

- Ankommen und Kennenlernen vertiefen
- Kommunikationsregeln vertiefen bei Bedarf ergänzen
- Ressourcenorientierte Einführung in FASD vertiefen
- Vorarbeiten für den personalisierten Flyer
- Etablierung einer Achtsamkeitsübung

Materialien:

- Plakat „Herzlich willkommen"; Plakat Gruppenregeln möglichst auf dem Flipchart/Whiteboard um es weiter zu bearbeiten; Plakat mit gesammelten Statements zu „Was wissen wir über FASD" aus der letzten Sitzung
- Flipchart/Whiteboard zur weiteren Nutzung
- Begrüßung der Teilnehmenden mit Namensaufklebern – wie in der Sitzung zuvor
- Hufeisenförmige Anordnung der Tische

- Angebot an Handschmeichlern und Gummis zum Spannungsabbau (Igelbälle, Knautschbälle, ggf. schöne Steine) „etwas in der Hand, dann ist das Gehirn frei“
- Alkoholfreie Getränke, sowie gesunde Snacks auf einem Beistelltisch, der so platziert ist, dass er in der Nähe des Flipcharts deutlich in die Zuständigkeit der Trainer fällt
- Personalisiertes Profil wird in der Zwischenzeit aus den Materialien der letzten Sitzung erarbeitet und liegt vor
- Fragebogen „Was löst bei mir Stress aus?“ (siehe Anhang E)
- Fragebogen „Was hilft mir im Alltag?“ (siehe Anhang F), ggf. als Statementkarten zu verwenden
- Auswahl an Stiften
- Wenn möglich Beispielflyer eines Betroffenen zur Verfügung stellen

Hinweise zur Flexibilisierung:

Je nach Gruppenzusammensetzung können die o. g. Fragebögen auch als Statement-Karten verwendet oder vorgelesen werden. Für Gruppenzusammensetzungen, in denen Fragebögen nicht verwendet werden können, können die Trainer im gemeinsamen Rollenspiel verschiedene Situationen in denen man „FASD erklärt“, vorspielen.

Ablaufbeschreibung:

Begrüßung durch den Trainer und die Trainerin, die die Teilnehmenden bereits an der Tür in Empfang nehmen. Die Teilnehmenden erhalten, wie in der Sitzung zuvor, ein Namensschild mit ihrem Namen, das sie aufstellen oder aufkleben können. Das konkret sichtbare Angebot wird vorgestellt: ein Trainer bietet auf einem schönen Teller die Handschmeichler und Gummis an. (Auf den Happy-Chair, die Sonnenbrillen und Kopfhörer für Rückzugsbedarf wird hingewiesen – falls dies noch nötig ist)

Bei Bedarf (aufgrund der Erfahrungen der letzten Sitzung) werden die Gruppenregeln, die sichtbar aufgehängt sind (Flipchart, Whiteboard), nochmals ergänzt. Dazu Rückfragen bei den Teilnehmenden.

Im Anschluss bieten die Trainerinnen und Trainer Getränke und Snacks im Herumgehen mit Tellern und Getränke mit der Frage, was die Einzelnen sich an Getränken wünschen, die ihnen dann serviert werden.

Verteilt werden nun die die personalisierten Profile aus der letzten Sitzung (Ressourcenkarte und „Was ist manchmal schwer für mich“). Sie werden besprochen. Veränderungswünsche werden aufgenommen und zu Hausaufgaben der Trainer.

Anschließend wird der Fragebogen „Was löst bei mir Stress aus?“ besprochen, verteilt und ausgefüllt. Diskussionen werden ressourcenorientiert begleitet. Der Fragebogen wird ausgefüllt. Genauso wird mit dem Fragebogen „Was hilft mir im Alltag?“ verfahren. Ein Beispielflyer wird verteilt (nach Möglichkeit). Besondere Wünsche werden notiert.

Die Hausaufgaben der Trainer werden besprochen. Da möglicherweise die beiden nächsten Sitzungen nicht von allen Teilnehmenden wahrgenommen werden, wird geklärt, wer sich in diesem Rahmen wiedersieht und wer nicht, ob vielleicht das Bedürfnis besteht, Kontaktdaten auszutauschen, sowie wie die Teilnehmenden ihren Flyer erhalten und ob ihn auch die Bezugspersonen erhalten dürfen. Der personalisierte Flyer kann eine Hilfe sein, Mitmenschen FASD zu erklären, wenn man dies zum Beispiel nicht selbst erklären kann oder möchte.

Eine Viertelstunde vor dem Ende der Sitzung wird auf die Zeit hingewiesen. Bei Bedarf wird auf die Inhalte der nächsten Stunde hingewiesen und nach besonderen Wünschen gefragt. Ebenso wird auf dem Flipchart die Seite mit Tag, Datum und Uhrzeit der nächsten Sitzung aufgeschlagen.

Die Ausklangübung bildet eine kurze Achtsamkeitsübung, die in allen weiteren Sitzungen als Abschlussritual gestaltet wird.

Da möglicherweise Teilnehmende die Gruppe verlassen, wird auch in der Abschiedssituation nochmals darauf hingewiesen, wann der nächste Modulblock II beginnt, an dem ein Wiedereinstieg möglich ist.

7.3.4 Die Herkunftsfamilien: Hilfe holen verboten?

[Frau B. ist 23 Jahre alt, hat die Diagnose Fetales Alkoholsyndrom und lebt in einer spezialisierten Wohngemeinschaft.]
Interviewerin: „Okay. Weil Sie auch die Erfahrung gemacht haben, auch mal zu viel zu trinken, würde Ihnen was einfallen für die Leute, die das nicht schaffen alleine, sich Hilfe zu holen?"
Frau B: „Sich Hilfe holen. Man muss sich nicht schämen. Man muss sich echt nicht schämen. Das passiert. Ich meine, wenn die Mutter, selbst die eigentliche Mutter selber getrunken hat, dann darf man ja auch... ja, warum kann ich das eigentlich nicht auch? Weil sie hat mir das Leben schwer gemacht, mein Leben ist schwer. Und dann einfach mal abzuschalten, und manchmal weiß man echt die Grenzen nicht mehr. Und wenn man die Grenze noch nicht weiß, ist es ganz schwer, da mal „STOP' zu sagen. Man trinkt dann einfach mit. Nee, sich Hilfe holen und auch darüber nachdenken, willst du eigentlich so werden wie deine Mutter oder dein Vater oder so?"

Die vierte Stunde des ersten Modulblocks ist als zusätzliche Stunde eingeplant für diejenigen Teilnehmenden, die sich näher mit Familiensystemen in suchtbelasteten Familien auseinandersetzen möchten. Für viele Betroffene mit FASD oder auch Menschen, die in suchtbelasteten Familien aufgewachsen sind, ist die Auseinandersetzung und Reflektion von Familienstrukturen schwierig und belastend, so dass diese Stunde freiwillig ist. Hier ist die Offenheit und das Interesse für die Thematik wichtig; die Teilnehmenden sollten emotional nicht überfordert werden, zudem an dieser Stelle nur das Interesse geweckt werden kann, sich diesem Thema zu nähern. Eine intensivere Bearbeitung ist im Rahmen der Gruppensitzungen nicht angedacht und würde auch den Rahmen sprengen. Die Anzahl der Teilnehmenden ist daher möglicherweise geringer als in den vorigen Sitzungen. Diese Sitzung sollte daher auch als eigenständiger Bereich abgeschlossen werden.

Ziele:

- Globalziel: Herstellen einer positiven Gruppenatmosphäre, um für die weitere Teilnahme zu motivieren
- Teilziele: ressourcenorientierte Einführung in FASD vertiefen; Auseinandersetzung mit typischen Rollenzuweisungen der Herkunftsfamilie

Materialien:

Für alle Sitzungen: Plakat „Herzlich willkommen"; Plakat Gruppenregeln möglichst auf dem Flipchart/Whiteboard um es weiter zu bearbeiten; Flipchart/Whiteboard zur weiteren Nutzung; Begrüßung der Teilnehmenden mit Namensaufklebern; Hufeisenförmige Anordnung der Tische; Angebot an Handschmeichlern und Gummis zum Spannungsabbau (Igelbälle, Knautschbälle, ggf. schöne Steine) „etwas in der Hand, dann ist das Gehirn frei"; Alkoholfreie Getränke, sowie gesunde Snacks auf einem Beistelltisch, der so platziert ist, dass er in der Nähe des Flipcharts deutlich in die Zuständigkeit der Trainer fällt

Zusätzlich:

- Familienkonstellationen anhand von Bildern, Figuren (z. B. Playmobil), Familienbrett
- Vorstellung von Rollenmustern zum Vorlesen vorbereiten (Anhang G: Materialien aus dem Internet)
- Schematherapiekarten

Hinweise zur Flexibilisierung:

- Je nach Spektrum der Schweregrade der Störungen der Teilnehmenden sollte die Varianz der vorgestellten typischen Rollen von Kindern aus suchtbelasteten Familien ausgewählt werden. Für mittelgradig und schwerer beeinträchtigte Menschen sollte man es bei dem Familienmuster: „Hilfe holen verboten" (Festungsfamilie) belassen, ohne auf Rollen von Kindern genauer einzugehen – auch um nicht zuviel zu aktualisieren. Eine Visualisierung mit Hilfe einer Spielburg ist dafür gut geeignet. „Voll normal" zu finden bei www.nacoa.de, dem Selbsthilfeverband von Kindern aus suchtbelasteten Familien, bietet eine gelungene Beschreibung.
- Für Teilnehmende, für die auch das generalisierte Eingehen auf die Rollen der Kinder wichtig ist, sind bei Wegscheider (1988), sowie bei www.nacoa.de nach Altersstufen aufbereitete Materialien zu finden, die Rollenbeispiele, wie: den Helden, den Sündenbock, das verlorene Kind und das Maskottchen umfassen.

Ablaufbeschreibung:

Begrüßung, Angebot Handschmeichler, Information über Gruppenregeln, Information über Rückzugsmöglichkeiten und Angebot an Essen und Trinken, wie in den Sitzungen zuvor.

Zu Beginn der Sitzung wird mit den Teilnehmenden erörtert, was für Kinder in suchtbelasteten Familien eine Rolle spielen kann. Anschließend wird die ausgewählte Geschichte (Familienmuster, alternativ vier Geschichten) vorgelesen. Einleitung zum Übergang in die Geschichten:

„Familien gehen unterschiedlich mit Erkrankungen eines Familienmitglieds um und das ist genauso bei Suchterkrankungen. Dazu lesen wir Ihnen eine Geschichte mit Pausen vor und überlegen dann gemeinsam in den Pausen, welche Figuren in der Geschichte vorkommen und wo die Spielfiguren platziert bzw. hingestellt werden können."

Den Teilnehmenden werden nun Spielfiguren gezeigt, die sie zur Umsetzung der Darstellung der Geschichte nutzen können.

In der Reihenfolge wird eine Geschichte (alternativ: nach der anderen) vorgelesen. Bei jeder Geschichte werden zunächst die Figuren während und nach der Geschichte aufgestellt. (alternativ: Danach wird erst die zweite Geschichte vorgelesen usw.)

Die Teilnehmenden erhalten nun Bildkarten, auf denen die Rollenmuster (Held, das verlorene Kind, der Sündenbock, das Maskottchen) vermerkt sind und können sich eine Karte aussuchen. Das Gespräch darüber wird von den Trainern und Trainerinnen ressourcenorientiert und generalisierend verständnisvoll gelenkt: Ziel ist es herauszuarbeiten, dass viele Menschen mit FASD bereits in der Herkunftsfamilie gelernt haben, dass Hilfe anzunehmen „verboten" ist und dass es manchmal mühsam ist, dies als Erwachsener neu zu lernen.

Eine Viertelstunde vor dem Ende der Sitzung wird auf die Zeit hingewiesen. Ebenso wird auf dem Flipchart die Seite mit Tag, Datum und Uhrzeit der nächsten Sitzung aufgeschlagen. Da auch die Folgesitzung für Frauen mit FASD nicht allen zugänglich ist, muss an dieser Stelle für einige Teilnehmende thematisiert werden, wann der nächste Modulblock II beginnt.

Die Ausklangübung bildet eine kurze Achtsamkeitsübung (siehe Anhang G: Materialien aus dem Internet).

7.3.5 Frauen mit FASD

Diese Sitzung ist ebenfalls als zusätzliche Stunde geplant für Frauen mit FASD. Viele erwachsene Frauen mit FASD haben einen Kinderwunsch. Häufiger kommt es zu ungeplanten Schwangerschaften, weil die Einhaltung von Verhütungsmethoden wie die regelmäßige Pilleneinnahme gerade Frauen mit FASD häufig schwer fällt. Ziel der Stunde ist daher die Aufklärung und Sensibilisierung für gesundheitsförderndes Verhalten im Allgemeinen, Risiken vor- und während der Schwangerschaft, verbunden mit einer Motivierung für Punkttrockenheit bei einer geplanten Schwangerschaft. Die Exklusivstunde nur für Frauen kann zudem einen Raum eröffnen, um sich über intimere Themen auszutauschen (z. B. Alkohol und Gewalterlebnisse, Traumatisierungen, Alkohol und Fremdgehen, Verhütung etc.). Diese Themen sollten jedoch nicht von Trainer oder Trainerin extrinsisch erzwungen werden. Es ist insbesondere darauf zu achten, dass die Teilnehmerinnen von Trainer und Trainerin gegebenenfalls wieder aufgefangen werden können.

Ziele:

- Globalziel: Herstellen einer positiven Gruppenatmosphäre, um für die weitere Teilnahme zu motivieren
- Teilziele: Ressourcenorientierte Einführung in FASD geschlechtsspezifisch vertiefen

Materialien:

Für alle Sitzungen: Plakat „Herzlich willkommen“; Plakat Gruppenregeln zur weiteren Bearbeitung aufgehängt; Flipchart/Whiteboard zur weiteren Nutzung; Begrüßung der Teilnehmenden mit Namensaufklebern; Anordnung der Tische abhängig von Teilnehmerzahl; Angebot an Handschmeichlern und Gummis zum Spannungsabbau (Igelbälle, Knautschbälle, ggf. schöne Steine) „etwas in der Hand, dann ist das Gehirn frei“; Alkoholfreie Getränke, sowie gesunde Snacks auf einem Beistelltisch, der so platziert ist, dass er in der Nähe des Flipcharts deutlich in die Zuständigkeit der Trainer fällt
Zusätzlich:

- Laptop und Beamer, alternativ DVD-Player und Fernseher
- Zugang zu einem FASD Aufklärungsfilm zu Alkoholkonsum in der Schwangerschaft z. B. von Wigwam Zero (siehe Anhang G: Materialien aus dem Internet)
- Informationsmaterialien zum Thema Alkohol und Schwangerschaft, z. B. von der Bundeszentrale für gesundheitliche Aufklärung (BzgA) oder einer Beratungsstelle für eine Schwangerschaft ohne Alkohol (Wigwam Zero), dort auch in leichter Sprache für Menschen mit kognitiven Beeinträchtigungen erhältlich
- Karteikarten
- Klebstoff

Hinweise zur Durchführung:

- Die Exklusivstunde nur für Frauen kann zudem einen Raum eröffnen, um sich über intimere Themen auszutauschen (z. B. Alkohol und Gewalterlebnisse, Traumatisierungen, Alkohol und Fremdgehen, Verhütung etc.). Diese Themen müssen behutsam begrenzt und in Einzelsitzungen aufgefangen werden.
- Diese Sitzung sollte möglichst nur durch Trainerinnen durchgeführt werden.

- Im zweiten Teil der Sitzung: Je nach Voreinschätzung der Teilnehmerinnen kann die Sitzung mit dem Fokus auf „gesunde Ernährung in der Schwangerschaft“ oder eigene Wünsche in Bezug auf Schwangerschaft durchgeführt werden.

Ablaufbeschreibung:

Begrüßung, Angebot Handschmeichler, Information über Gruppenregeln, Information über Rückzugsmöglichkeiten und Angebot an Essen und Trinken, wie in den Sitzungen zuvor.

Der Einstieg in das Thema „gesundheitsförderndes Verhalten“ kann über ein Video erfolgen. Die Teilnehmerinnen sollen im Anschluss ihre Wünsche und Befürchtungen in Bezug auf eine Schwangerschaft oder Mutterschaft (gegebenenfalls kann ein alternatives Thema gewählt werden, z. B. die Rolle in Partnerschaften, Umgang mit Gewalt) auf Karteikarten schreiben (bei Bedarf durch Trainerinnen). Diese werden zunächst gesammelt und für alle sichtbar aufgeklebt und aufgehängt.

Die Wünsche sollen dabei im Fokus stehen. Aus den formulierten Wünschen soll die Frage abgeleitet werden, wie diese erfüllt werden können und welches Bedürfnis dahinter steht (Materialie: Wunschkarten).

Die Teilnehmerinnen sollen die Erfahrung machen, dass Wünsche und Bedürfnisse ernst genommen werden ohne Bewertung. Aus den formulierten Wünschen und Bedürfnissen ergibt sich die Frage, was die Teilnehmerinnen brauchen, um diese erfüllen zu können.

Diese Übung kann durch Beispielvorgaben für die Stunde vereinfacht werden und im Einzelkontakt individualisiert werden.

Alternativ: Thema, gesunde Schwangerschaft (oder alternatives Thema) thematisieren. Hierzu sollen auf dem Tisch verschiedene Bildkarten ausgelegt werden. Die Teilnehmenden werden gebeten, sich ein (bzw. mehrere Bilder) zu greifen und zu beschreiben, was das Bild mit gesunder Schwangerschaft zu tun hat. Auf ein großes Blatt oder Flipchart aufkleben. Weitere Materialien können hinzugefügt werden.

Eine Viertelstunde vor dem Ende der Sitzung wird auf die Zeit hingewiesen. Ebenso wird auf dem Flipchart die Seite mit Tag, Datum und Uhrzeit der nächsten Sitzung aufgeschlagen und noch einmal geklärt, wer auch am Modulblock II teilnehmen möchte.

Die Ausklangübung bildet eine kurze Achtsamkeitsübung (siehe Anhang G: Materialien aus dem Internet).

7.4 Modulblock II: Alkohol ein Hindernis. Clearinggruppe für Menschen mit FASD und vergleichbaren Beeinträchtigungen

Der zweite und auch dritte Modulteil ist für Menschen mit FASD aber auch für Menschen mit vergleichbaren Beeinträchtigungen konzipiert. Neuropsychologische Beeinträchtigungen und Defizite können bei einer Vielzahl unterschiedlicher Ursachen und Syndrome vorhanden sein, etwa bei genetischen Syndromen, bei frühgeborenen Kindern, bei Menschen mit perinataler Sauerstoffunterversorgung, bei erworbenen Hirnschädigungen etc. Thematisiert wird zunächst der Umgang mit Stress und das Erleben von Glück bzw. Wohlbefinden, das bei Menschen mit ähnlichen Beeinträchtigungen – z. B. der Exekutivfunktionen, Aufmerksamkeit, mit Lernschwierigkeiten oder Gedächtnisproblemen – häufig wenig reflektiert werden kann, aber z. T. sehr viel häufiger als schwierig erlebt wird. In Bezug auf die Entstehung einer Suchtstörung oder eines Missbrauchs von Suchtmitteln scheint Stresserleben eine vielfältige und modulierende Rolle zu spielen, im Hinblick auf die Entstehung, Aufrechterhaltung, das Entzugserleben und das Risiko von Rückfällen. Eine Verbesserung des Umgangs mit Stress, also ein verbessertes Stressmanagement, eingebettet in einen ersten Ansatz zur Emotionsregulation könnte daher auch indirekt zu einer Stärkung der Betroffenen führen, die ihnen längerfristig ermöglichen könnte, ihren Suchtmittelkonsum zu reduzieren und andere Bewältigungsformen auszuprobieren und einzusetzen. Insbesondere schwierige Situationen, können zu individuellen Risikosituationen werden, in denen der Suchtmittelkonsum nahe liegt. Daher liegt auf der Identifizierung solcher Risikosituationen ein weiterer Fokus. Im Sinne der Teilhabeförderung werden auch in diesem Modulblock individualisierte Materialien erarbeitet (Notfallkoffer), die sowohl für die Weiterarbeit der Bezugspersonen, als auch für den Transfer in Folgeeinrichtungen eine Hilfestellung geben können.

7.4.1 Alkohol: ein Hindernis

Ziele:

Globalziel: Herstellen einer positiven Gruppenatmosphäre, um für die weitere Teilnahme zu motivieren – Annäherungspriming, Förderung von Veränderungsmotivation

Teilziele:

- Ankommen und Kennenlernen
- Kommunikationsregeln zum Teil vorgeben, zum Teil erarbeiten
- Einführung in Gesundheitsförderndes Verhalten und die Risiken von Alkoholkonsum
- Einführung einer Achtsamkeitsübung

Materialien:

- Auf dem Flipchart steht: Herzlich willkommen
- Wenn möglich ein zweites Flipchart/Whiteboard aufstellen
- Begrüßung der Teilnehmenden mit Namensaufklebern
- „Ich-Wappen" – Vorlage, Voraussetzung, dass es keine Teilnehmenden mit feinmotorischen Schwierigkeiten gibt; Alternativ Kennenlern-Bingo oder andere Kennenlernspiele
- Auswahl an Stiften
- Hufeisenförmige Anordnung der Tische
- Angebot an Handschmeichlern und Gummis zum Spannungsabbau (Igelbälle, Knautschbälle, ggf. schöne Steine) „etwas in der Hand, dann ist das Gehirn frei"
- Alkoholfreie Getränke, sowie gesunde Snacks auf einem Beistelltisch, der so platziert ist, dass er in der Nähe des Flipcharts deutlich in die Zuständigkeit der Trainer fällt
- Mögliche Materialien: Fragebogen zu Alkoholkonsum aus FASD-Handbuch (Sonnenhof e.V., 2015); die eskalierende Alkoholanamnese (Siedentopf et al., 2004); Einführungsmaterialien aus DIDAK© (Kretschmann-Weelink, 2006)
- Materialien zum Verteilen an die Teilnehmenden: Rezeptbuch alkoholfreie Drinks (z. B. zu beziehen über BzgA, siehe Anhang F: Materialien aus dem Internet)
- Achtsamkeitsübung in Kopie; (siehe Anhang F: Materialien aus dem Internet)

Für Teilnehmende mit besonderen Beeinträchtigungen sollten vorgehalten werden:

- für die Teilnehmenden, die in so gravierende Spannungszustände kommen können, dass sie entweder den Happy-Chair benutzen müssen oder mit einem der Trainer eine kurze Auszeit nehmen, als Signal ein Aufsteller „komme gleich wieder" (oder Ähnliches), der auch ohne reden zu müssen genutzt werden kann
- Sanduhren mit verschiedenen Minutenabständen, um ggf. Sprechzeiten zu regulieren
- Sonnenbrillen und Lärmschutzkopfhörer für Phasen der Reizreduktion
- große Uhr, wenn nicht im Raum, dann aufgestellt

Hinweise zur Flexibilisierung – für alle Sitzungen geltend:

- Je nach Spektrum der Schweregrade der Störungen der Teilnehmenden können für den Einstieg auch Möglichkeiten der Selbstvorstellung gewählt werden. Für Menschen, die größere Schwierigkeiten mit Gruppensituationen haben, sollte im Rahmen der Einzelsitzungen die Vorstellung vorgeklärt und ggf. durch Begleitung der Bezugspersonen und/oder die Trainer stellvertretend übernommen werden.
- Die gleiche Variationsbreite betrifft die Vorgabe der Gruppenregeln: je nach Schweregraden können diese gemeinsam erarbeitet, teilvorgegeben oder insgesamt vorgegeben werden.
- Wesentlich ist hier: wenn „Vielredner" dabei sind, muss im Rahmen der Einzelgespräche so wenig kränkend wie möglich vorthematisiert werden, dass Sprechzeiten – im Gruppenrahmen dann allerdings für alle – begrenzt werden.
- Ebenso muss im Rahmen der Einzelgespräche vorgeklärt sein, wie stark Gruppensituationen zu Spannungen führen können. Sind Teilnehmende dabei, bei denen wir zuvor wissen, dass sie dann nicht mehr reden können, erhalten alle für den Bedarfsfall, der Übererregung einen Aufsteller: „komme gleich wieder", auf die die Trainer reagieren können, ohne dass gesprochen werden muss.
- Die Erarbeitung des Themas Substanzmissbrauch bzw. Möglichkeiten der Konsumreduktion ist hier eingestellt auf Teilnehmende mit mittelschweren Beeinträchtigungen und muss daher als Thema wertend „gesetzt" und vorgegeben werden. Für Teilnehmende mit „High Function"- FASD sind auch andere Herangehensweisen, die ein höheres Maß an Reflexionsfähigkeit voraussetzen vorstellbar.

Ablaufbeschreibung:

Begrüßung durch den Trainer und die Trainerin, die die Teilnehmenden bereits an der Tür in Empfang nehmen. Die Teilnehmenden erhalten ein Namensschild mit ihrem Namen, das sie aufstellen oder aufkleben können. Zu Beginn der Stunde steht das Kennenlernen der Teilnehmenden im Vordergrund, sofern diese sich nicht bereits aus dem ersten Modulblock kennen. Die Teilnehmenden werden gebeten, sich kurz vorzustellen. Falls dies für Einzelne zu schwierig sein sollte, können sie auch von den Trainerinnen und Trainern vorgestellt werden. Je nach Gruppenzusammensetzung kann eine kurze Kennenlernübung durchgeführt werden. Das konkret sichtbare Angebot, für einige Teilnehmende bereits bekannt, wird vorgestellt: ein Trainer bietet auf einem schönen Teller die Handschmeichler und Gummis an. Auf den Happy-Chair, die Sonnenbrillen und Kopfhörer für Rückzugsbedarf wird hingewiesen. Es folgt je nach Gruppenzusammensetzung die Erarbeitung und oder Vorgabe der Gruppenregeln.

Im Anschluss bieten die Trainerinnen und Trainer Getränke und Snacks im Herumgehen mit Tellern und Getränke mit der Frage, was die einzelnen sich an Getränken wünschen, die ihnen dann serviert werden. Nonverbal wird damit auch die Funktion der Assistenz der Trainerinnen und Trainer deutlich.

Thematisiert wird am Flipchart, als Sammlung, auf Karteikarten und dann aufgeklebt oder anhand von Fragebögen:
- Haben Sie schon mal getrunken?
- Was waren das für Situationen?
- Auch, wenn Sie sich geärgert haben?

Vorbereitet ist im Anschluss auf dem Flipchart eine Ideensammlung: „Was Alkohol verhindert“. Je nach Gruppenzusammensetzung kann dies in der Gruppe erarbeitet werden, oder es werden einzelne Statements vorgeben:
Alkohol verhindert:
- dass ich eine Wohnung bekomme
- dass ich pünktlich zur Arbeit komme
- ....

Anschließend erfolgt die Ideensammlung (am Flipchart, die Trainerinnen und Trainer schreiben) zu dem Thema:
- „Wenn ich weniger trinke/alkoholfrei lebe, dann...“

Anschließend:

„Was kann ich stattdessen trinken?“ Beispiele sammeln. Das Rezeptbuch wird verteilt. Die Trainerinnen und Trainer erhalten die Hausaufgabe (wenn nötig in einem vorgegeben Rahmen) für alkoholfreie Mixgetränke den Wünschen der Teilnehmenden entsprechend zur nächsten Sitzung einzukaufen.

„Was könnte ich noch anders machen, was tut mir gut?“

Eine Viertelstunde vor dem Ende der Sitzung wird auf die Zeit hingewiesen. Ebenso wird auf dem Flipchart die Seite mit Tag, Datum und Uhrzeit der nächsten Sitzung aufgeschlagen.

Die Ausklangübung bildet eine kurze Achtsamkeitsübung, die hier für neu Teilnehmende eingeführt werden muss.

7.4.2 Wie geht's weiter – Wege

Ziele:

Globalziel: Herstellen einer positiven Gruppenatmosphäre, um für die weitere Teilnahme zu motivieren – Annäherungspriming, Förderung von Veränderungsmotivation (Annäherungsziele)
Teilziele:
- Ankommen
- Kommunikationsregeln festigen und bei Bedarf ergänzen
- Einführung in Gesundheitsförderndes Verhalten und die Aufklärung über Risiken von Alkoholkonsum vertiefen
- Achtsamkeitsübung fortsetzen und festigen

Materialien:

- „Herzlich willkommen“ im Raum aufhängen
- Gruppenregeln in einfacher Sprache (bei Bedarf mit Visualisierungen), mit Möglichkeit zur Ergänzung
- Die in der letzten Sitzung erarbeiteten Plakate: „Alkohol verhindert“; „Wenn ich weniger trinke...“; „Was könnte ich anders machen, was tut mir gut?“ sind an den Wänden angebracht
- Flipchart/Whiteboard

- Begrüßung der Teilnehmenden mit Namensaufklebern
- „Auswahl an Stiften
- Hufeisenförmige Anordnung der Tische
- Angebot an Handschmeichlern und Gummis zum Spannungsabbau(Igelbälle, Knautschbälle, ggf. schöne Steine) „etwas in der Hand, dann ist das Gehirn frei"
- Die von den Teilnehmenden bestellten Getränke und Utensilien zentral auf einem Tisch platzieren; Auswahl an Rezeptbüchern hinzufügen
- Informationsmaterialie in Visualisierungen, wie viel Alkohol in welchen Getränken ist, steht als Materialie zum Mitnehmen zur Verfügung
- gesunde Snacks auf einem Beistelltisch
- Waage mit vorbereiteten Gewichten, Kleber zum beschriften
- Optional: Fragebogen um die Entscheidungsfindungen zu personalisieren
- Achtsamkeitsübung in Kopie (siehe Anhang G: Materialien aus dem Internet)

Hinweise zur Flexibilisierung:

Bei einem geringen Grad der Beeinträchtigungen der Teilnehmenden könnte die Waage auch zur praktischen Visualisierung eines Annäherungs-Vermeidungskonfliktes, wie für die motivierende Gesprächsführung (Adaptionen von MI für FASD siehe Kapitel 3.5) zentral genutzt werden. Aufgrund der Fragilität der Veränderungsmotivation hat der Einsatz der Waage in dieser Sitzungsbeschreibung eher motivierend, orientierenden Charakter.

Ablaufbeschreibung:

Begrüßung durch den Trainer und die Trainerin, die die Teilnehmenden bereits an der Tür in Empfang nehmen. Die Teilnehmenden erhalten ein Namensschild mit ihrem Namen, das sie aufstellen oder aufkleben können. Das konkret sichtbare Angebot, für einige Teilnehmende bereits bekannt, wird vorgestellt: ein Trainer bietet auf einem schönen Teller die Handschmeichler und Gummis an. Auf den Happy-Chair, die Sonnenbrillen und Kopfhörer für Rückzugsbedarf wird hingewiesen. Es folgt bei Bedarf die Ergänzung der Gruppenregeln, die immer sichtbar im Raum hängen.

Der Bogen mit Visualisierung von Alkoholmengen in verschiedenen Getränken wird verteilt und besprochen.

Anschließend werden gemeinsam die alkoholfreien Drinks hergestellt.

Wenn alle wieder an ihrem Platz angekommen sind, wird die Waage zur Entscheidungsfindung eingeführt. Die Gewichte sind entsprechend den in der letzten Stunde erarbeiteten Themen beschriftet und dienen einer Visualisierung, die zur Konsumreduktion motivieren kann. Evtl. Verteilung eines Fragebogens auf dem die Einzelnen die Vorteile einer Veränderung/Reduzierung des Konsums notieren können.

Eine Viertelstunde vor dem Ende der Sitzung wird auf die Zeit hingewiesen. Ebenso wird auf dem Flipchart die Seite mit Tag, Datum und Uhrzeit der nächsten Sitzung aufgeschlagen.

Die Ausklangübung bildet eine kurze Achtsamkeitsübung.

7.4.3 Was könnte helfen – Teil I

[Herr C. Partielles FAS, lebt in einer vollstationären Einrichtung.]
Herr C: „Meistens gehe ich auch so, hört sich komisch an, in eine Parfümerie und ich sprüh' mich da ein."
Interviewerin: „Ja, und das hilft auch?"

Herr C: „Macht Spaß, also macht Spaß, und vielen anderen Leute gefällt's nicht, aber mir ist das egal."
Interviewerin: „Das wäre ja jetzt z. B. eine Idee, wenn Sie sagen Sie werden so angespannt oder so sauer, da vielleicht eine kleine Duftflasche dabei zu haben und wenn Sie sauer werden, einfach..."
Herr C: „Hab' ich auch schon überlegt. Diese kleinen Pro..." [findet das Wort nicht]
Interviewerin: „Diese Probefläschchen. Genau. Dann auf die Hand und dann bisschen riechen. Das wäre z. B. solche Methode, und das wären so Sachen, die würden wir dann in der Gruppe besprechen. Und auch mal ausprobieren, damit man weiß, wie das geht. Und dann könnte man sagen: ‚Ach, bis zur nächsten Sitzung, wenn ich nächstes Mal wütend werde, probiere ich das aus.' Und dann kann man berichten, ob das geklappt hat oder nicht."
Herr C.:! Also was ich wirklich noch empfehlen kann, mache ich z. B. auch ab und zu, wenn ich wirklich unbedingt eine kiffen möchte, dann rufe ich einfach egal, nehme mein Handy und rufe irgendeine Person an und sag: ‚Hey! Du musst jetzt mit mir reden! Ich werde jetzt eine rauchen!'"
Interviewerin: „Ja. Das sind doch schon mal gute Methoden."
Herr C.: „Es gibt schon Tricks auf jeden Fall."

Ziele:

Globalziel: Herstellen einer positiven Gruppenatmosphäre, um für die weitere Teilnahme zu motivieren, Annäherungspriming, Förderung von Veränderungsmotivation (Annäherungsziele)
Teilziele:
- Ankommen
- Kommunikationsregeln festigen und bei Bedarf ergänzen
- Einführung in Gesundheitsförderndes Verhalten und Aufklärung über Risiken von Alkoholkonsum vertiefen
- Vorbereitungen zu einer individualisierten Materialie für die Emotionsregulation – Ersatzverhalten – unter Einbezug der Bezugspersonen
- Achtsamkeitsübung fortsetzen und festigen

Materialien:

- „Herzlich willkommen" im Raum aufhängen
- Gruppenregeln in einfacher Sprache (bei Bedarf mit Visualisierungen), mit Möglichkeit zur Ergänzung
- Die in der letzten Sitzung erarbeiteten Plakate: „Alkohol verhindert"; „Wenn ich weniger trinke.."; „Was könnte ich anders machen, was tut mir gut?" sind an den Wänden angebracht
- Flipchart/Whiteboard
- Begrüßung der Teilnehmenden mit Namensaufklebern
- „Auswahl" an Stiften
- Hufeisenförmige Anordnung der Tische
- Angebot an Handschmeichlern und Gummis zum Spannungsabbau (Igelbälle, Knautschbälle, ggf. schöne Steine) „etwas in der Hand, dann ist das Gehirn frei"
- Auswahl von Fotokarten die positive Assoziationen erzeugen
- Getränke und gesunde Snacks auf einem Beistelltisch
- **Vorbereitung auf:** eine „Hausaufgabe" für Bezugspersonen und Teilnehmende (Williams u. Shellenberger, 2001 S. 158f) Materialie: „Was kann ich tun, damit mein Motor „genau richtig" läuft?"
- Arbeitsbogen „Ressourcenpool" aus dem Zürcher Ressourcen Modell® (siehe Anhang G: Materialien aus dem Internet)
- Achtsamkeitsübung in Kopie (siehe Anhang G: Materialien aus dem Internet)

Hinweise zur Flexibilisierung:

- Die „Hausaufgabe“ für Teilnehmende und Bezugspersonen aus dem Alert Programm© wird in einem detaillierten Fragebogen (Williams u. Shellenberger, 2001, S. 165f) beschrieben. „Sensomotorische Methoden zur Veränderung des Drehzahlbereichs“: verschiedene sensorische Bereiche (in den Mund nehmen, sich bewegen, berühren, sehen, hören) sollen daraufhin überprüft werden, ob sie den Teilnehmenden bei der Emotionsregulation helfen können; Alternativ sind auch Elemente aus Therapiemanualen der Dialektisch-Behavioralen Therapie denkbar (z. B. Freiburger Arbeitsgruppe DBT-A, 2009).

Die Bezugspersonen sind auf diese Aufgabe in der Begleitsitzung vorbereitet worden. Die Checkliste der sensomotorischen Präferenzen umfasst den mundmotorischen, vestibulären, taktilen, visuellen und auditiven Input. In positiven Formulierungen wird gefragt, ob eine Tätigkeit die Erregung erhöht oder senkt, z. B.:

- Etwas in den Mund nehmen: Einen Michshake trinken – auf einem harten Bonbon lutschen – die Zunge im Mund hin und herbewegen – auf einem Bleistift herum kauen – langsam und tief atmen – ein kaltes Eis am Stiel essen – eingelegte Gurken essen – Kaugummi kauen – Popcorn essen
- Sich bewegen: Die Beine übereinander schlagen und mit einem Bein schwingen – in einem Schaukelstuhl schaukeln – laufen/joggen, Fahrrad fahren – Gewichte heben – mit einem Stuhl kippeln
- Berühren: An den Haaren herumspielen – mit der Hand in einer Schüssel mit Münzen (Bohnen, etc.) herumspielen – kalte Dusche – warmes Bad – einen Hund oder eine Katze streicheln
- Sehen: In einen offenen Kamin sehen (alternativ auf Bildschirm) – gedämpftes Licht – Sonnenlicht – rosafarbenes Zimmer – Aquarium
- Hören: Klassische Musik – Hard Rock – in einem ruhigen Raum arbeiten – in einem lauten Raum arbeiten – singen oder Selbstgespräche

Aufgrund der Umfänglichkeit empfehlen wir die Reduzierung der Checkliste auf etwa 10 wesentliche Fragen pro Bereich, die wenn möglich innerhalb der nächsten zwei Wochen von Bezugspersonen und Teilnehmenden gemeinsam erarbeitet werden. Wir empfehlen zusätzlich die Ergänzung durch olfaktorische Reize. Anschließend werden diese Checklisten den Trainern zugesandt, die daraus personalisierte „Notfallkoffer“ für die Teilnehmenden gestalten, die gleichzeitig eine Basismaterialie auch für therapeutische Folgeeinrichtungen sind. Sollten keine Bezugspersonen zur Verfügung stehen, die dies gemeinsam mit Teilnehmenden erarbeiten können, muss dies durch Einzelsitzungen kompensiert werden.

- Ggf. kann mit Hilfe einer Befindlichkeitsskala ein emotionaler „Mittelwert“ als Ziel erarbeitet werden. In einem mittleren Spannungslevel kann Versuchungssituationen noch widerstanden werden.
- Das Einverständnis der Teilnehmenden, dass dieser „Notfallkoffer“ von den Bezugspersonen aufbewahrt werden darf, sollte erwirkt werden. Je nach Grad der Einschränkungen der Teilnehmenden betrifft dies alle wichtigen Materialien: da aufgrund der diversen Einschränkungen immer die Gefahr besteht sie zu verlieren oder zu verlegen. Um hier einen Stressfaktor herauszunehmen, verzichtet dieses Modellprojekt auf einen Projektordner, stellt jedoch bei Bedarf immer wieder Kopien zur Verfügung.
- Der Fragebogen aus dem Zürcher Ressourcen Modell®, „Ressourcenpool“ wird ohne die körperliche Verankerung mit dem Schwerpunkt „wer hilft mir“ genutzt.
- Geachtet werden muss darauf, dass die Veränderungsziele positiv formuliert werden: die Reduzierung des Alkoholkonsums ist der Weg dorthin.

Ablaufbeschreibung:

- Begrüßung durch den Trainer und die Trainerin, die die Teilnehmenden bereits an der Tür in Empfang nehmen. Die Teilnehmenden erhalten ein Namensschild mit ihrem Namen, das sie aufstellen oder aufkleben können. Das konkret sichtbare Angebot, für einige Teilnehmende bereits bekannt, wird vorgestellt: ein Trainer bietet auf einem schönen Teller die Handschmeichler und Gummis an. Auf den Happy-Chair, die Sonnenbrillen und Kopfhörer für Rückzugsbedarf wird hingewiesen. Es folgt bei Bedarf die Ergänzung der Gruppenregeln, die immer sichtbar im Raum hängen.
- Mit Verweis auf die Plakate, die in der ersten Sitzung erarbeitet wurden, auf denen (sicher) Äußerungen zu finden sind, die auf Emotionsregulation und Stressreduktion verweisen, wird dies herausgegriffen und direkt zum Thema. Starke Gefühle und Stress erhöhen das Risiko zu viel zu trinken – wie in der Gruppe bereits erarbeitet wurde. Es folgt die Ankündigung einer „Hausaufgabe“ gemeinsam mit den Bezugspersonen alles zu erarbeiten was helfen kann, die in der vorherigen Sitzung erarbeiteten Ziele (Veränderungsziele zu erreichen durch Konsumreduktion) auch wirklich realisieren zu können. Die verschiedenen Sinne, mit denen man sich „herunter regeln“ kann werden erklärt (und ggf. anhand einer DBT Materialie z. B. „Fertigkeiten zur Stresstoleranz“ oder mit Hilfe von Fotokarten, visualisiert) – und auch, dass es wichtig ist, dies genau zu wissen, damit man sich herunter regeln kann, solange es noch leicht geht. Zur Motivierung für diese Aufgabe wird erklärt, dass auch die Trainer viel zu tun bekommen: nämlich die Auswertungen in einen Bogen „Notfallkoffer“ („Wie kann ich mich runterregeln“) für jeden Teilnehmenden zu formulieren, der wenn möglich in der letzten Sitzung dieses Modulteils, als Materialie vorliegt.
- Anschließend wird den Teilnehmenden die Arbeitsmaterialie Ressourcenpool (aus Zürcher Ressourcen Modell®) verteilt und vorgestellt, die jeder für sich eintragen kann. Die Trainer bieten an, auch diesen Fragebogen für den „Notfallkoffer“ zu verwenden, wenn die Teilnehmenden damit einverstanden sind. Zusätzlich werden den Teilnehmenden Fotokarten gezeigt. Sie sollen herausfinden, welche ihnen gefallen, mit welchen sie sich wohlfühlen. Soweit möglich besteht das Angebot diese, oder ähnliche Fotos in den Notfallkoffer einzuarbeiten.
- Eine Viertelstunde vor dem Ende der Sitzung wird auf die Zeit hingewiesen. Ebenso wird auf dem Flipchart die Seite mit Tag, Datum und Uhrzeit der nächsten Sitzung aufgeschlagen.
- Die Ausklangübung bildet – wie in allen Sitzungen – eine kurze Achtsamkeitsübung.

7.4.4 Was könnte helfen – Teil II

Ziele:

Globalziel: Herstellen einer positiven Gruppenatmosphäre, um für die weitere Teilnahme zu motivieren, Annäherungspriming, Förderung von Veränderungsmotivation (Annäherungsziele)
Teilziele:
- Ankommen
- Kommunikationsregeln festigen und bei Bedarf ergänzen
- Einführung in Gesundheitsförderndes Verhalten und die Risiken von Alkoholkonsum vertiefen
- Emotionsregulation – Ersatzverhalten – vertiefen
- Einführung in Risikosituationen
- Achtsamkeitsübung fortsetzen und festigen

Materialien:

- „Herzlich willkommen“ Plakat hängt im Raum
- Gruppenregeln in einfacher Sprache (bei Bedarf mit Visualisierungen), mit Möglichkeit zur Ergänzung
- Die in der ersten Sitzung erarbeiteten Plakate: „Alkohol verhindert“; „Wenn ich weniger trinke..“; „Was könnte ich anders machen, was tut mir gut?“ sind an den Wänden angebracht
- Flipchart/Whiteboard
- Begrüßung der Teilnehmenden mit Namensaufklebern
- Ablehnungstraining (Lindenmeyer, 2005), wenn zugänglich Joysticktraining
- In Kopie, Fragebögen zu Risikosituationen in einfacher Sprache z. B. in DIDAK© (Kretschmann-Weelink, 2006)
- Auswahl an Stiften und Karteikarten
- Hufeisenförmige Anordnung der Tische
- Angebot an Handschmeichlern und Gummis zum Spannungsabbau(Igelbälle, Knautschbälle, ggf. schöne Steine) „etwas in der Hand, dann ist das Gehirn frei“
- Getränke und gesunde Snacks auf einem Beistelltisch

Flexibilisierung:

- Je nach Gruppenzusammensetzung und Zugang kann in ein Element eines Ablehnungstrainings (z. B. Lindemann, 2005), wenn möglich eines Internetbasierten Ablehnungstrainings (per Joystick, alkoholische Getränke in den Hintergrund rücken) eingeführt werden (muss gegenüber der Gefahr des Aufbaus einer Versuchungssituation abgewogen werden).
- Alternativ ist auch die Planung eines Stoppers für Versuchungssituationen: Brief, Film, etc. auf dem Handy, möglich. Hier soll die wichtigste Bezugsperson eindringlich den Teilnehmenden bitten, nicht zu trinken, weil sie sich Sorgen macht. Dies soll dann von Teilnehmenden vor dem Konsum abgespielt werden.
- Eine weitere Alternative ist ein generalisiertes Ablehnungstraining, ohne Alkoholkonsum zu erwähnen: genutzt wird ein einfaches Bild, wie z. B. „ein Pferd oder ein nasser Hund liegt in Ihrem im Bett“ oder „ein Auto steht in Ihrer Küche“ verbunden mit der Aufforderung an Teilnehmende, zu erklären, warum man das nicht möchte („nein sagen üben“).
- Aufgrund der leichten Suggestibilität bei Teilnehmenden mit FASD sind Ablehnungstrainings (Nein sagen, Situation sofort verlassen, Bezugsperson anrufen) für die Reduzierung von Konsum wesentlich und sollten auch im Transfer für die Durchführung mit Bezugspersonen empfohlen werden.

Ablaufbeschreibung:

- Begrüßung, Ankommen und Versorgung mit Getränken, wie in den Sitzungen zuvor ritualisiert.
- Das Thema Risikosituationen wird in Form einer Themensammlung (entweder direkt auf dem Flipchart, alternativ auf Karteikarten notiert und von den Trainern aufgeklebt) gesammelt. Ein Fragebogen zu Risikosituationen wird verteilt und besprochen. Anschließend wird ein Element eines Ablehnungstrainings (aufgrund der hohen Attraktivität, bevorzugt Joysticktraining) eingeführt und mit den Teilnehmenden durchgeführt.
- Eine Viertelstunde vor dem Ende der Sitzung wird auf die Zeit hingewiesen. Ebenso wird auf dem Flipchart die Seite mit Tag, Datum und Uhrzeit der nächsten Sitzung aufgeschlagen.
- Die Ausklangübung bildet – wie in allen Sitzungen – eine kurze Achtsamkeitsübung.

7.4.5 Was könnte helfen – Teil III

[Frau B. 23 Jahre alt, Fetales Alkoholsyndrom(Vollbild), lebt in einer spezialisierten Wohngemeinschaft.]
Frau B: „Man soll einander sagen: Hey – also offen sein – ich hab grade Druck zu saufen, ich brauche 'n Bier!, soll der andere sagen: Hey. Komm, wir gehen spazieren oder so!"
Interviewerin: „Super!"
Frau B: „Also, ablenken! Ablenken und dann vielleicht noch nen Therapeuten hinzufügen oder so. Um zu sagen, warum habe ich denn jetzt eigentlich diesen Druck zu saufen? Es muss ja 'n Hintergrund geben. Man hat es ja meist eigentlich nicht so."
Interviewerin: „Ja, das stimmt."
Frau B.: „Und so soll man es haben".
[Herr C., 24 Jahre alt, Partielles Fetales Alkoholsyndrom, lebt in einer vollstationären Einrichtung.]
Herr C: „Ich weiß halt nicht, ob meine Betreuer das halt auch mitkriegen. Oder nur ich. Mir ist wirklich alles egal".
Interviewerin: „Ja. Und sind Sie mehr alleine oder eher sozusagen in sozialen Situationen, mit Freunden?"
Herr C: „Also ich treffe, wir treffen ... also. Ich treffe mich dann mit Kumpels."

Ziele:

Globalziel: Herstellen einer positiven Gruppenatmosphäre, um für die weitere Teilnahme zu motivieren, Annäherungspriming, Förderung von Veränderungsmotivation (Annäherungsziele)
Teilziele:
- Ankommen
- Kommunikationsregeln festigen und bei Bedarf ergänzen
- Einführung in Gesundheitsförderndes Verhalten und die Risiken von Alkoholkonsum vertiefen
- Emotionsregulation – Ersatzverhalten – vertiefen
- Einführung in Risikosituationen, Verhaltensalternativen im sozialen Umfeld
- ggf. Notfallkoffer
- Achtsamkeitsübung fortsetzen und festigen

Materialien:

- „Herzlich willkommen" Plakat hängt im Raum
- Gruppenregeln in einfacher Sprache (bei Bedarf mit Visualisierungen), mit Möglichkeit zur Ergänzung
- Die in der ersten Sitzung erarbeiteten Plakate: „Alkohol verhindert"; „Wenn ich weniger trinke..."; „Was könnte ich anders machen, was tut mir gut?" sind an den Wänden angebracht
- Flipchart/Whiteboard
- Begrüßung der Teilnehmenden mit Namensaufklebern
- DVD zu Risikosituationen z. B. „in echt" zu beziehen bei der BzgA (siehe Anhang G: Materialien aus dem Internet)
- In Kopie, Fragebögen zu „einen Plan machen, der mir helfen kann" in einfacher Sprache z. B. bei DIDAK© (Kretschmann-Weelink, 2006)
- Auswahl an Stiften
- Hufeisenförmige Anordnung der Tische

- Angebot an Handschmeichlern und Gummis zum Spannungsabbau (Igelbälle, Knautschbälle, ggf. schöne Steine) „etwas in der Hand, dann ist das Gehirn frei“
- Getränke und gesunde Snacks auf einem Beistelltisch

Hinweise zur Flexibilisierung:

Je nach Gruppenzusammensetzung und Reflexionsfähigkeit können als Fragebogen auch andere Materialien, z. B. aus dem Zürcher Ressourcen Modell® oder aus anderen Programmen der Alkoholprävention eingesetzt werden.

Ablaufbeschreibung:

Begrüßung, Ankommen und Versorgung mit Getränken, wie in den Sitzungen zuvor ritualisiert.

Ein Film zu Risikosituationen wird gezeigt. Die Kommentare der Teilnehmenden werden ggf. aufgenommen und visualisiert. Der Fragebogen „einen Plan machen, der mir helfen kann“ (oder ein vergleichbarer) wird vorgestellt und verteilt (ggf. Hilfestellungen beim Ausfüllen). Wenn die Teilnehmenden einverstanden sind, wird für eine schwierige Situation (Ablehnung von Alkoholangeboten bei einem Date, bei Kumpeln etc.) im Rollenspiel (die Trainer führen dies als erste vor) geübt, wie man „Nein sagen“ kann, wenn einem Alkohol angeboten wird.

Soweit sie vorliegen werden im Anschluss die individualisierten „Notfallkoffer“ verteilt.

Eine Viertelstunde vor dem Ende der Sitzung wird auf die Zeit hingewiesen. Ebenso wird auf dem Flipchart die Seite mit Tag, Datum und Uhrzeit der nächsten Sitzung aufgeschlagen. Dies ist dann die erste Sitzung des Modulblocks III. Es wird nochmals erfragt, wer alles dabei sein wird.

Die Ausklangübung bildet – wie in allen Sitzungen – eine kurze Achtsamkeitsübung.

Teilnehmende, die den nächsten Modulblock nicht wahrnehmen, werden auf weitere Teilnahmemöglichkeiten hingewiesen.

7.5 Modulblock III: Wo kann es hingehen? Vermittlung weiterführender Angebote

Modulblock III dient der Vermittlung von Wissen und Empfehlungen zur möglichen Weiterbehandlung (Punktabstinenz, Abstinenz, Reduktion des riskanten Konsums etc.). Es sollen im dritten Modul nun weitere Hilfsangebote präsentiert, übersichtlich vermittelt und Ängste abgebaut werden. Der Transfer zwischen Information über Behandlungsmöglichkeiten und Annahme von Hilfsangeboten könnte durch die Einladung von Therapeuten/Beratern/Sozialpädagogen aus den Einrichtungen gegebenenfalls erleichtert werden, so dass Teilnehmende Gelegenheit haben, Fachkräfte kennenzulernen und diesen außerhalb ihres Settings Fragen zu stellen. Auf der anderen Seite muss jedoch bedacht werden, dass dies auch eine Überforderung von Teilnehmenden darstellen und „Fluchtreflexe“ auslösen könnte.

Die beiden letzten Sitzungen finden als Einzelsitzungen gemeinsam mit Bezugspersonen statt. Soweit nur eine Sitzung nötig ist, wird die zweite als Puffersitzung für einen späteren Bedarf „aufgehoben“.

7.5.1 Wo kann es hingehen – Informationen

Der Materialienbedarf und Ablauf erfolgen, wie jeweils in den ersten Sitzungen der vorherigen Modulblöcke beschrieben und ritualisiert. Wenn neue Teilnehmende hinzugekommen sind, wird ein Kennenlernspiel durchgeführt.

Zur Informationsvermittlung werden die Bereiche: ambulante Therapiemöglichkeiten, stationäre Therapiemöglichkeiten, Beratungsangebote und Medikamentöse Behandlung für die Teilnehmenden (je nach Gruppenzusammensetzung mit den Teilnehmenden) anhand von vier großen Plakaten gestaltet, die sichtbar aufgehängt werden können. Die Vor- und Nachteile der jeweiligen Settings, Methoden und die Intensität der Angebote können besprochen, mit Hilfe der Waage visualisiert oder mit Hilfe von Fragebögen (auf denen bspw. eine Waage abgebildet ist) individualisiert besprochen werden.

Eine Viertelstunde vor dem Ende der Sitzung wird auf die Zeit hingewiesen. Ebenso wird auf dem Flipchart die Seite mit Tag, Datum und Uhrzeit der nächsten Sitzung aufgeschlagen.

Die Ausklangübung bildet – wie in allen Sitzungen – eine kurze Achtsamkeitsübung.

7.5.2 Gespräch mit denen, die es „geschafft" haben

Der Materialienbedarf, Ablauf und Beendigung der Sitzung erfolgen, wie in den Sitzungen der vorherigen Modulblöcke beschrieben und ritualisiert. In der zweiten Sitzung sollen positive (motivierende) Vorbilder eine Rolle spielen. Wenn es möglich ist, können trockene Alkoholiker eingeladen werden, mit denen sich die Teilnehmenden identifizieren können oder an denen sie sich gut orientieren können. Denkbar wäre hier zum einen, Teilnehmende mit ähnlichen Beeinträchtigungen oder Personen, die aus ihrer Sicht schildern, wie sie es geschafft haben, ohne Suchtmittelkonsum auszukommen. Falls dies nicht möglich sein sollte, können stattdessen auch Filmbeispiele vorgestellt werden. Wichtig erscheint zum einen die Beleuchtung auch schwieriger Momente und zum anderen der Fokus auf Chancen, die eine Reduktion bzw. Abstinenz eröffnet.

7.5.3 Einladung von Fachkräften

Der Materialienbedarf (da dies die letzte Gruppensitzung ist: ggf. Zertifikat und kleine Abschlussfeier mit den Lieblingsdrinks aus Modulblock II; dafür Verlängerung um eine halbe Stunde, dies wird in der Sitzung zuvor angekündigt) und Ablauf der Sitzung erfolgen, wie in den Sitzungen der vorherigen Modulblöcke beschrieben und ritualisiert. Der Transfer zwischen Information über Behandlungsmöglichkeiten und Annahme von Hilfsangeboten könnte durch die Einladung von Fachkräften aus möglichen Folge- Einrichtungen (Beratungsstellen, auch Psychotherapeuten für Einzeltherapien sind denkbar) gegebenenfalls erleichtert werden, so dass Teilnehmende Gelegenheit haben, Fachkräfte kennenzulernen und diesen außerhalb ihres Settings Fragen zu stellen. Abhängig von der Gruppenzusammensetzung muss jedoch bedacht werden, dass dies auch eine Überforderung von Teilnehmenden darstellen könnte.

Den Abschluss bilden die Zertifikatsverleihung und alkoholfreie Lieblingsgetränke.

7.5.4 Einzelgespräche für personenbezogene Empfehlungen

Aus Sicht der Trainerinnen und Trainer, Bezugspersonen und weiterer Therapeuten wird auf der Grundlage des neuropsychologischen Profils und der Verhaltensbeobachtungen eine Empfehlung erarbeitet, die den Teilnehmenden empathisch vermittelt wird. Die Empfehlung kann mit den Wünschen und Zielen der Teilnehmenden kollidieren. Daher ist es wichtig zu betonen, dass die Entscheidungsfreiheit immer bei den Teilnehmenden liegt. Die Stärken der Teilnehmenden sollten erneut hervorgehoben werden. Die drei individualisierten Materialien: die in der Vordiagnostik erstellte Ressourcenkarte, das im Modulblock I erstellte Profil sowie der in Modulblock II erarbeitete Notfallkoffer werden in diesem Gespräch nochmals thematisiert und empfohlen, sie auch den Fachkräften einer Folgehilfe zur Verfügung zu stellen.

Die zweite Einzelsitzung kann bedarfsorientiert zu einem späteren Zeitpunkt genutzt werden.

Nachwort

Es konnte gezeigt werden, dass es für eine gar nicht so kleine Personengruppe von Menschen mit Störungen nach fetaler Alkoholexposition qualifizierte diagnostische Verfahren gibt, die sehr genau die persönlichen Bedingungen ermitteln können, die den Betroffenen in seinen Lebensvollzügen beeinträchtigen bzw. bisher so beeinträchtigt haben, dass er mit sich und der Welt und die Welt mit ihm nicht so ohne weiteres zurechtkommt. Das Ausmaß der Probleme reicht von leidlicher Anpassung an oftmals ganz speziell gestaltete Wohn- und Arbeitsbedingungen bis hin zum völligen Ausschluss von der gesellschaftlichen Teilhabe (soziale und dissoziale Verwahrlosung, seelisches Leiden unter einer psychischen Erkrankung und/oder einer Suchtstörung bis hin zum Suizid). Das individuelle Leid und das der betroffenen Familien ist oft immens stark und erfährt meist erst Linderung, wenn die Gründe für das Anderssein und das Nicht-Zurechtkommen im Alltag und mit dem Leben insgesamt deutlich werden. Dafür will das vorliegende Buch einen Meilenstein im deutschen Sprachraum leisten. Wir hoffen, dass die vielfältigen enthaltenen Anregungen auf längere Sicht in Forschung, Praxis, Versorgung und Politik aufgegriffen werden.

Es konnte auch über sehr elaborierte Interventionsprogramme berichtet werden, die nicht nur für die spezielle Personengruppe, sondern auch für Menschen mit ähnlichen Beeinträchtigungen, insbesondere für intellektuell eingeschränkte Personen, geeignet sind. Die Programme sind ebenfalls wissenschaftlich breit fundiert, teilweise aus anderen evaluierten Programmen übernommen. Die Normierung der Testverfahren wie auch die Evaluation der Interventionsangebote für deutsche Verhältnisse stehen allerdings noch aus. Auch hier zeigt sich, dass die deutsche Forschungslandschaft sich dem Thema der pränatal erworbenen Alkoholschädigungen noch nicht geöffnet hat.

Die Pilottestung des hier vorgestellten diagnostischen Modellprojektes, das zu einer besseren Versorgung und Fortschritten in den Hilfesystemen führen soll, hat beim Erscheinen dieses Buches im Rahmen des Sonnenhofs in Berlin-Spandau bereits begonnen, so dass bald erste Ergebnisse vorliegen werden. Dies wiederum wird nicht nur das Clearingmodell weiter differenzieren und vertiefen, sondern auch zu neuen Behandlungsansätzen bei FASD im Erwachsenenalter führen. Eine breit basierte Evaluation erscheint erst dann sinnvoll, wenn die Bedeutung dieser Behinderung in den Hilfefeldern der Behinderten- und Suchthilfe „angekommen" ist, so dass ausreichend große Gruppen für Diagnostik, Förderung und Therapie zusammengestellt werden können. Auf jeden Fall ist davon auszugehen, dass es genügend unentdeckte oder unterversorgte Menschen mit der Diagnose FASD oder FAS in diesen Feldern gibt. Ein Schritt, um diesen Weg weiter zu ebnen, könnte die Normierung des Life History Screenings (Grant et al., 2013), der in deutscher Übersetzung mit dem Titel FASD-Screening für Erwachsene (FSE) vorliegt, sein. Wünschenswert für eine Verbesserung der Versorgung von Erwachsenen mit FASD und vergleichbaren Beeinträchtigungen sind daher breite Kooperations- und Forschungsbemühungen, die helfen, diese Menschen frühzeitig zu identifizieren, um im nächsten Schritt hilfreiche Interventionen zu implementieren oder bestehende anzupassen. Dies sollte sowohl in spezialisierten als auch, sobald und überall, wo es möglich ist, in inklusiven Kontexten erfolgen.

Es geht also nicht um Stigmatisierung oder Ausgrenzung, sondern um die passende, nachhaltig wirksame und umfassende Hilfe. Vor allem aber geht es darum, eine größere Aufmerksamkeit in den verschiedenen Hilfefeldern zu bewirken, damit Menschen mit FASD früher erkannt und ihnen mit den entsprechenden Umgangsformen begegnet werden kann, damit sie nicht allzu schnell als „unkooperativ" stigmatisiert und vorschnell abgelehnt werden. Fachkräfte in den Feldern der Behinderten-, Eingliederungs- und Suchthilfe, aber auch in der Jugendhilfe und im Bildungsbereich sollen ein vertieftes Verständnis für FASD-typische Symptome und Probleme erhalten. Es geht im Grunde um eine breit angelegte Sensibilisierung für diese alles andere als seltene Behinderung, eine FASD-spezifische Empathie im interdisziplinären Kontext.

Damit diese Angebote auch in der schwierigen Realität der deutschen Finanzierungs- und Versorgungssysteme eine Chance haben, muss sehr intensiv und ohne die üblichen „Grenzstreitigkeiten" über die Finanzierungsmodalitäten nachgedacht werden und über die Einrichtungen, an denen diese Programme durchgeführt werden können.

Es handelt sich bei den Verhaltensbesonderheiten von Menschen mit FASD und vergleichbaren Beeinträchtigungen um „grenzüberschreitendes" Problemverhalten. Die üblichen Kategorisierungen und „Eintrittskarten" in die verschiedenen Behinderungsformen und Versorgungssysteme versagen bei diesem Personenkreis, wie in diesem Buch ausführlich belegt werden konnte. So ist häufig keine eindeutige Zuordnung zu den verschiedenen Hilfefeldern, der Suchthilfe, der Behindertenhilfe und der sozialpsychiatrischen Versorgung (einschließlich der forensischen Psychiatrie) möglich. Die Weiterentwicklung der Hilfen für diese Menschen in ihrer Not zwingt also dazu, Gemeinsamkeiten und Schnittstellen in den verschiedenen Hilfekulturen zu suchen und sie dem besonderen Bedarf entsprechend auszubauen. Gerade unter dem Aspekt der Inklusion im Sinne der UN-Konvention über die Rechte von Menschen mit Behinderungen müssen die vorhandenen Finanzierungs- und Versorgungsbarrieren dringend beseitigt werden. Es darf daran erinnert werden, dass die Leitprinzipien aller Versorgungssysteme für Menschen mit Behinderungen und andauernden Lebensproblemen ausnahmslos die gleichen sind, nämlich Autonomie, Selbstbestimmung, Empowerment, Sozialraumorientierung und Gewährleistung der gesellschaftlichen Teilhabe.

Nicht vergessen werden sollte bei allen notwendigen Bemühungen für Menschen mit FASD, dass die Prävention dieser komplexen Störung in Deutschland gestärkt werden muss. Es geht dabei darum, jeglichen Alkoholkonsum in der Schwangerschaft zu vermeiden. Dies kann durch Information, Aufklärung, Beratung und therapeutische Hilfen geschehen.

Gela Becker, Klaus Hennicke und Michael Klein

Danksagung

Zunächst danken wir der Bundesdrogenbeauftragten Frau Marlene Mortler, dass sie uns ermöglicht hat, dieses Modellprojekt in Angriff zu nehmen und damit auf die Versorgungsproblematik der Erwachsenen mit FASD und vergleichbaren Beeinträchtigungen insgesamt hinzuweisen.

Wir danken den Erwachsenen mit FASD, die sich zu einem Interview bereit erklärt haben und die auch an der Pilottestung teilnehmen wollen. Neben unseren hochengagierten, zumeist ehrenamtlich mitwirkenden Projektmitgliedern danken wir herzlich einer Vielzahl von ehrenamtlichen Mitarbeiterinnen und Mitarbeitern, die von der Recherche bis hin zum Korrekturlesen und verschiedenen Übersetzungstätigkeiten mitgeholfen haben, dieses Buch innerhalb eines halben Jahres zu erarbeiten. Namentlich danken wir besonders Frau Lina Schwerg und Frau Iryna Janke für ihre unermüdliche Mitarbeit.

Gefördert durch:

Die Bundesregierung

aufgrund eines Beschlusses
des Deutschen Bundestages

Anhang A
Interventionsmöglichkeiten im Überblick

Tab.: Interventionsmöglichkeiten im Überblick, *ZRM = Zürcher Ressourcen Modell®, **EF = Exekutive Funktionen.

Die Gewichtung der Beeinträchtigungen erfolgt innerhalb des FASD-Spektrums, sowie vergleichbaren Beeinträchtigungen. Typisch sind Mischformen des Grades der Beeinträchtigung in verschiedenen Funktionsbereichen, so dass eine Zusammenschau (siehe dazu auch Abb. Gewichtung der Beeinträchtigungen) für die Gesamtgewichtung erforderlich ist.
Wesentlich für die Wirksamkeit der Gruppensitzungen ist (graduell abgestuft je nach Beeinträchtigung) der Einbezug von Angehörigen und/oder Fachkräften, die als Co-Trainerinnen und Co-Trainer ausgebildet werden (siehe Kapitel 7).

Die folgenden Überkategorien und Einschränkungen wurden als Systematik aus dem DSM 5 entnommen und um weitere typische Beispiele ergänzt.	**Mögliche personenbezogene Interventionen zur Förderung von Informationsaufnahme und perspektivisch Verhaltensänderung** – exemplarisch bezogen auf den prätherapeutischen Kontext der Gruppensitzungen	**Bei leichten Beeinträchtigungen:** Interventionen des Verhaltensmanagements (Selbstinstruktionstechniken, Zielmanagement, wie bspw. ZRM*)	**Bei mittelschweren Beeinträchtigungen:** Infos in einfacher Sprache, Checklisten, (Interventionen des Verhaltensmanagements den Co-Therapeuten zur Verfügung stellen – anleiten)	**Bei erheblichen Beeinträchtigungen:** Modifikation der Umwelt. Einzelsettings sind vorzuziehen.
Beeinträchtigungen der neurokognitiven Funktionen (mit Folgen auch für Emotion und Interaktion)				
Beeinträchtigungen der globalen intellektuellen Leistungsfähigkeit				
	Zugang suchen – verbal: einfache Sprache, keine Metaphern, Scherze erläutern – visuell: bildlich, filmisch – Wiederholungen der Informationen – Häufig ist der Zugang zu unangenehmen Informationen nur über bestimmte Personen möglich, d. h. Herstellen einer tragfähigen Beziehung zu Trainern/Therapeuten.	Zugang suchen – Informationen werden in dem Sinneskanal zur Verfügung gestellt, der zugänglich ist. – Fragebögen zu Trinkmengen und/oder – Hilfestellungen für reduzierten Konsum können vorbesprochen und zur Verfügung gestellt werden.	Zugang suchen – Wiederholung der Informationen im zugänglichen Modus – Förderung – Initiative von außen	Überprüfen, ob Teilnehmende von Gruppenangebot profitieren können. Wenn ja – Begleitung durch Bezugsperson ggf. in die Gruppe hinein, – Einsatz positiver Verstärker (Lieblingssnack etc.) – Pausen bei Bedarf

Beeinträchtigungen	Mögliche personenbezogene Interventionen	Bei leichten Beeinträchtigungen	Bei mittelschweren Beeinträchtigungen	Bei erheblichen Beeinträchtigungen
1. Beeinträchtigungen der Exekutiven Funktionen (EF)**				
a) Vorausschau: unrealistische Erwartungen, Reizabhängigkeit, Unfähigkeit, Konsequenzen vorherzusehen	Störungsabhängiger Einsatz von Checklisten und Visualisierungen	Wiederholung eines Überblicks über Planungen in jeder Sitzung	Wiederholungen gemeinsam mit Betreuern/Bezugspersonen	Abhängig von dem Kontakt zu Trainern oder der Einstellung der Bezugspersonen
b) Planung: Entwicklung und Auswahl geeigneter Ziele und Methoden zur Zielerreichung → Ordnen und Organisieren, z. B. Durcheinander im Zimmer und weiteren Ordnungsbereichen wie Finanzen, Gesundheit, Arbeit etc.		Ausbau der bislang erarbeiteten hilfreichen Planungsmethoden Bsp: Termine des Gruppenangebotes sollen wahrgenommen werden. → Assistenz für Wegebeschreibung (Routenplaner) → Erinnerungsfunktion im Handy einrichten	– Persönliche Erinnerung an die Sitzungen – mehrfaches Wegetraining – Aufbewahrung der Materialien in Kopie bei Fachkräften und Bezugspersonen	– mehrfache Erinnerungen an den Termin – Begleitung zu den Sitzungen durch Bezugspersonen – positive Verstärker
→ Planen und Strukturieren (Sequenzieren) = die Fähigkeit, eine Idee zielgerichtet von ihrem Anfang bis zu ihrer vollendeten Durchführung in Lösungsschritte zu unterteilen, z. B. keine Vorausplanungen. Ausnahme: emotional wichtige Aktivitäten, Dinge.	Diese Fähigkeiten sind wesentlich für: – das Verständnis der eigenen Einschränkungen, – den Transfer sowie – die Auseinandersetzung mit der Suchtproblematik. → Entwicklung von Hilfestellungen für jedes dieser Felder – zentral: die Förderung von Veränderungsmotivation	Hilfestellungen durch Strukturierungshilfen/Checklisten im zugänglichen Sinneskanal	Teilschritte werden von Fachkräften und Bezugspersonen im zugänglichen Sinneskanal wiederholt.	Die Planung von Handlungsschritten wird stellvertretend übernommen und mit positiven Verstärkern verknüpft angeboten.
→ Befähigung zu komplexer Organisation von Handlungsabfolgen	Diese Fähigkeit ist die Voraussetzung für eigenständige Entscheidungsfindungen und Zukunftsplanungen mit Bezug auf die Frage von anschließenden Therapien.	Ziel der Teilnahme an allen drei Modulblöcken ist die Förderung von Entscheidungen zur Weiterbehandlung.	Zukunftsplanungen werden eher emotional getroffen.	Abhängig von Modifikation der Umgebung: Wahl zwischen zwei Angeboten oder Vorgabe – dennoch wesentlich: emotionale Zustimmung erarbeiten

Beeinträchtigungen	Mögliche personenbezogene Interventionen	Bei leichten Beeinträchtigungen	Bei mittelschweren Beeinträchtigungen	Bei erheblichen Beeinträchtigungen
→ Konzeptentwicklung Verständnis von Konzepten wie Zeit, Raum, Geld, Mengen, Humor	Bei Einschränkungen im Verständnis von größeren Konzepten auf einfache Sprache achten, komplexe Konzepte, die im Clearingprojekt genutzt werden wie Zeit, Sucht visualisieren und kleinschrittig erläutern. *Achtung:* keinen Transfer erwarten	Bsp: Zeitmanagement und Priorisierung → Assistenz bei der Einrichtung des Handys → Checklisten → einfache Diagramme für den Blick in die Zukunft	→ Stellvertretende Ausführung bei Einrichtung des Handys, des Weckers von Zeituhren → Betreuer müssen Hilfs-Ich-Funktionen übernehmen.	Personenbezogene mehrfach wiederholte Hilfen *Achtung:* Verständnis nicht erwarten → Die meisten Betroffenen reagieren auf emotionale Wärme: Kontakt und Akzeptanz in Gruppensituationen wesentlicher als Informationen
c) Ausführung: Initiative zeigen (Antrieb) = eine Aufgabe aus eigenem Antrieb beginnen, z. B. Teilnehmende beginnen nicht von sich aus oder sind ohne Bezug zur Situation und ihren Anforderungen tätig.	Im Rahmen von Gruppensitzungen Spektrum von Redefluss bis Vermeidung verbaler Aktivitäten möglich. → Sitzungsbeginn ritualisieren: – gleiche Einleitungsworte etc. – dito: geordnete Worterteilung	Bsp: ständiger Redefluss → Begrenzungen bspw. mit Sanduhren einführen	→ Eigene verbale Initiativen positiv verstärken	→ Beginn der Sitzung mit den gleichen Einleitungsworten deutlich machen (Routine) → Gruppenbeiträge des Klienten erleichtern, z. B. statt mündlichem Beitrag: Auswahl von Therapiekarten
→ Arbeitsgedächtnis = die Fähigkeit, mehrschrittige Anweisungen/Hinweise im Gedächtnis zu behalten; z. B. kurze Aufmerksamkeitsspanne	Informationsvermittlung an die Fähigkeiten der Teilnehmenden anpassen: – einfache Sprache – nur eine Information zur gleichen Zeit – keine Störungen	→ Checklisten	→ Einbezug von Bezugspersonen/Fachkräften → wiederholte Präsentation	→ Einbezug von Bezugspersonen, die Hilfs-Ich-Funktionen übernehmen, → wiederholte Präsentation mit langfristiger Perspektive
Selbstbeobachtung/Umstellen = die Flexibilität, sich gedanklich und verhaltensmäßig von einer Situation zu lösen und die Aufmerksamkeit auf neue Situationen zu lenken, z.B. Teilnehmende regen sich über neue Situationen auf.	Fähigkeit ist wesentlich für: – Transfer – Informationsaufnahme – Interaktionsfähigkeiten	→ Einsatz von Selbstbeobachtungstechniken kann im Rahmen von Einzelgesprächen erarbeitet werden.	→ Üben → eng gestützt durch Betreuer/Bezugspersonen	*Achtung:* Respekt vor den Eigenheiten der Teilnehmer → ggf. Setting anpassen

Beeinträchtigungen	Mögliche personenbezogene Interventionen	Bei leichten Beeinträchtigungen	Bei mittelschweren Beeinträchtigungen	Bei erheblichen Beeinträchtigungen
→ Überprüfen: Aufgaben und sich selbst überprüfen, z. B. Klient überprüft Aufgaben nicht auf Fehler; merkt nicht, dass gewisse Verhaltensweisen stören (eingeschränkte Fehlererkennung und Korrektur)	Routinen in Verhaltensstandards – freundliche Korrektur, – gleiche Worte – Vorrang von positiven Verstärkern vor Konsequenzen	Personenbezogene Hilfe	Personenbezogene Hilfe	Personenbezogene Hilfe
2. Lernschwierigkeiten				
Spezifische Lernschwierigkeiten	Bspw. Rechnen – mit Auswirkungen auf Verfahren des Verhaltensmanagements	Bsp: Schwierigkeiten, die Konsummenge von Alkohol und Anzahl an Jahren des Alkoholmissbrauchs realistisch einzuschätzen → behutsam externe Hilfen	→ Für den Einbezug externer Unterstützung motivieren	→ Kompensierende Hilfen
3. Gedächtnisstörungen				
	→ externe Gedächtnishilfen: Notizbücher, Kalender, Erledigungslisten, Notizzettel → Maßnahmen zur Verminderung der Gedächtnisanforderungen: Einbettung von Handlungen in regelmäßig wiederkehrende Routinen, Aufbewahrung von Gegenständen an gleich bleibenden Orten, feste Strukturierung des Tagesablaufs			
Kurzzeitgedächtnis	Keine Veränderungen des Settings, Routinen	Personenbezogene Hilfen	Ich-stützende Funktion der Bezugsperson	Kompensation der Beeinträchtigung durch das Hilfesetting
Auditives Kurzzeitgedächtnis	Visuelle Hilfen entwickeln – bei Konzipierung der Gruppensitzung darauf deutlich vorbereiten – Materialien für längerfristige Wiederholung zur Verfügung stellen	Personenbezogene Hilfen	Personenbezogene Hilfen	Kompensation der Beeinträchtigung durch das Hilfesetting
Visuelles Kurzzeitgedächtnis	Auditive Hilfen entwickeln – bei Konzipierung der Gruppensitzung darauf deutlich vorbereiten – Materialien für längerfristige Wiederholung zur Verfügung stellen	Personenbezogene Hilfen	Personenbezogene Hilfen	Kompensation der Beeinträchtigung durch das Hilfesetting
4. Störung des visuell-räumlichen Denkens				
Achtung: **Bei Betroffenen mit diesen Einschränkungen keine Verschriftlichung oder Zeichnung im Gruppenrahmen erwarten**				
Räumlich-visuelle Wahrnehmung	**Gruppensetting räumlich nicht verändern**	Personenbezogene Hilfen	Personenbezogene Hilfen	Personenbezogene Hilfen

Beeinträchtigungen	Mögliche personenbezogene Interventionen	Bei leichten Beeinträchtigungen	Bei mittelschweren Beeinträchtigungen	Bei erheblichen Beeinträchtigungen
Beeinträchtigung der Selbstregulation				
1. Störung der Affekt- oder Verhaltensregulation = die Fähigkeit, Emotionen in einem adäquaten Verhältnis zum Auslöser zu modulieren, z. B. Teilnehmende überreagieren bei kleinen Problemen	Negative Affekte, Gereiztheit, Impulsdurchbrüche – vorbesprochene Pausen – personenbezogene Hilfen/ Hilfekoffer – Reizreduktion – bspw. durch Kopfhörer → je nach Ursache – Rollenspiele – orale Stimulation – „Denkstuhl“ angewandt für selbstbestimmtes „Time-out“, ohne die Gruppe verlassen zu müssen	– Notfallstrategien – Emotionsmanagement (Förderung emotionsregulatorischer Kompetenzen) – Selbstachtsamkeits- und/oder Entspannungsübungen	– Rollenspiele – Krisensituationen im Rahmen der Einzelsitzungen vorbereiten	– Begleitung – evtl. Abbruch der Sitzung
	Achtung: Strategien, die nicht wirken, nicht massiver nutzen, sondern gemeinsam kreativ werden – etwas anderes versuchen!			
2. Aufmerksamkeitsdefizit	Aufmerksamkeitswechsel, Konzentrationsfähigkeit – Pausen mit personenbezogenen Hilfen wie kinesiologischen Übungen, Musik hören etc. Insgesamt sollten auch die Gruppensitzungen eine enge zeitliche Begrenzung haben.	→ Pausen	Personenbezogene Hilfe	Personenbezogene Hilfe
3. Störungen der Impulskontrolle = die Fähigkeit, einem Impuls zu widerstehen, z. B. Teilnehmende platzen mit Antworten heraus.		→ Selbstwahrnehmung von Auslösern – bevor sich Krisen aufbauen	→ Notfallplan vorbesprechen, „Was hilft ?“, „Notfallkoffer“, Hilfsmittel wie Igelbälle, Gummibänder etc. bereit halten.	→ Wahrnehmung durch Trainer und Bezugspersonen vorbesprechen, mitbringen, was hilft
a) Schwierigkeiten, abzuwarten, bis man an der Reihe ist	Verbalisierung mit den gleichen Worten	→ Rollenspiel	→ üben	→ Ggf. vorlassen → Pause

Beeinträchtigungen	Mögliche personenbezogene Interventionen	Bei leichten Beeinträchtigungen	Bei mittelschweren Beeinträchtigungen	Bei erheblichen Beeinträchtigungen
b) Schwierigkeiten, Regeln zu folgen	Regeln den Kanälen entsprechend visuell im Gruppenraum aufhängen und bei Bedarf verbal wiederholen	→ Ggf. Konsequenzen nur auf die Situation direkt beziehen	Personenbezogene Hilfe	Personenbezogene Hilfe
Beeinträchtigung adaptiver Funktionen				
1. Kommunikationsdefizit				
Sprachverständnis	Übergang auf andere Kanäle und dort Materialien dem kognitiven Niveau entsprechend anbieten: einfache Sprache, Piktogramme, andere Visualisierungen, in jeder Sitzung Wiederholung wichtiger Informationen	→ Einfache Checklisten	→ Wiederholungen in allen Kanälen → Fachkräfte/Bezugspersonen mit Hilfs-Ich-Funktionen	Überprüfen, ob Teilnahme an Gruppensitzungen sinnvoll ist
2. Störung der sozialen Kommunikation und Interaktion				
Suggestibilität= übermäßige Freundlichkeit gegenüber Fremden	Einsatz zur positiven Motivation für Gruppenangebot muss im psycho-edukativen Block intensiv als Rückfallgefährdung thematisiert werden.	→ Psychoedukation → Freundschaftstraining, z. B. „Good Buddies"	Personenbezogene Hilfe	Personenbezogene Hilfe
Schwierigkeiten, soziale Hinweise zu verstehen	→ Überdeutliche Visualisierung und Mimik → sofortige Erläuterung missverständlicher Mimik, Körperhaltung etc. *Achtung:* fehlenden Augenkontakt nicht als fehlende Motivation interpretieren	Übungen zur Verbesserung der Emotionserkennung, z. B. Einsatz von Mimikkarten	Personenbezogene Hilfe	Personenbezogene Hilfe
Schwierigkeiten, soziale Konsequenzen zu verstehen	Soziales Kompetenztraining, Rollenspiele verschiedener sozialer Situationen, positive Verstärker haben Vorrang	Materialien, Gespräche, Visualisierungen	Rollenspiele Übungen	Personenbezogene Hilfe

Beeinträchtigungen	Mögliche personenbezogene Interventionen	Bei leichten Beeinträchtigungen	Bei mittelschweren Beeinträchtigungen	Bei erheblichen Beeinträchtigungen
3. Beeinträchtigung von Fertigkeiten der alltäglichen Lebensführung				
Schwierigkeiten, Routinen einzuhalten = können nicht eigenständig den Tagesablauf organisieren	Externe Supervision Installieren von Hilfs-Ich-Funktionen	→ Hilfs-Ich-Funktionen können als Erinnerungsfunktionen auf Strukturierungsgespräche und Apparate übertragen werden.	→ Hilfs-Ich-Funktionen bei Betreuern	→ Umfeld muss Hilfs-Ich-Funktionen übernehmen.
4. Beeinträchtigung motorischer Fertigkeiten				
z. B. der Feinmotorik oder anhaltende Probleme mit der Grobmotorik, der Koordination oder Balance	keine schriftlichen Übungen in der Gruppensituation	Personenbezogene Hilfe	Personenbezogene Hilfe	Personenbezogene Hilfe
Motorische Unruhe	– Pausen – Bewegung anbieten	Hilfekoffer	– Igelball – Gummibänder	→ Bezugsperson geht bei Bedarf gemeinsam mit dem Teilnehmenden, Abbau der Spannung durch Bewegung
Ergänzungen				
Sensorisch bedingte Überreaktion: überstarke Reaktion bspw. auf – Berührungen – Licht – Wärme – Gerüche etc.	– Keine starken Lichtquellen im Raum – Aufsetzen einer Sonnenbrille – keine Berührungen zulassen – Lautstärke regulieren → Happy-Chair: nicht neben Viel- und Lautredner setzen – Gerüche minimieren – „Wohlfühl-Ecke“	Selbstmanagement und Verbalisierung → eigenständiges Verändern unangenehmer Situationen	Wahrnehmung und Lösungen trainieren	Bezugspersonen müssen darauf reagieren → Störreize entfernen
Sensorisch bedingte Unterreaktion (Analgesie), bspw. – eingeschränktes Kälte- und Wärmeempfinden – eingeschränktes Schmerzempfinden	Muss external im Gruppensetting mitbeachtet werden *Achtung:* Verletzungsgefahr	Personenbezogene Hilfe	Personenbezogene Hilfe	Personenbezogene Hilfe

Anmerkung: Die beschriebenen Steuerungs- und Leitungsfunktionen, die sogenannten Exekutiven Funktionen, steuern mehrere Unterprozesse, zu denen bspw. auch gehört, das Verhalten an die Umwelt anzupassen. Dies bedeutet zum Beispiel, dass Regeln bei der Ausführung von Aufgaben aufrecht erhalten werden jedoch bei Veränderungen der Umweltbedingungen das Verhalten flexibel angepasst werden muss. Es kommt dadurch zu vermeintlichen Widersprüchen, wie bspw. Antriebsminderung in Kombination mit Einschränkungen der Impulskontrolle. Ebenso kommt es zu Überschneidungen in Verhaltensbeschreibungen, die anderen Funktionen und damit anderen Interventionsstrategien zugeschrieben werden müssen.

Anhang B
Ressourcenkarte

Was kann ich gut? Was haben meine Bezugspersonen über mich gesagt?

Es gibt Menschen in meinem Leben, die mich sehr mögen.
Hier sind die Dinge, die sie an mir besonders gut finden:

Das finde *ich* an mir gut (das kann ich gut):

Am liebsten verbringe ich meine Zeit mit:

©Ellen Scholz

Anhang C
Hilfen in Stresssituationen

Mir hilft, wenn Sie
- erkennen, dass ich genervt bin.
- langsam und ruhig mit mir sprechen.
- mich sachte darauf hinweisen, dass ich kurz vor dem Ausrasten bin.
- mich zu einem ruhigen Ort bringen, wo ich wieder, ohne dass die anderen lästern, „runterkommen“ kann.
- verstehen, was mich wütend macht.

Wenn ich mich ganz doll aufrege, brauche ich jemanden, der mich in eine ruhige Umgebung bringt, damit ich meine Beherrschung wiedergewinnen kann. Mit mir zu reden oder zu diskutieren, wenn ich mitten in einem Ausraster bin, wird uns nur beide frustrieren.
Warten Sie, bis ich mich beruhigt habe, bevor wir über das sprechen können, was passiert ist.

©Ellen Scholz

Anhang D
Was ist manchmal schwer für mich?

Ich nehme alles sehr wörtlich und denke ganz direkt.	☐ trifft zu ☐ trifft nicht zu
Das bedeutet, dass ich Sätze nicht verstehen kann, wenn Sie nicht das sagen, was Sie meinen.	☐ trifft zu ☐ trifft nicht zu
„Pass auf, was du sagst“, „Kümmere dich um dein Zimmer“, „Du weißt ja, was du zu tun hast“. Ich weiß nicht, was diese Sätze bedeuten sollen!	☐ trifft zu ☐ trifft nicht zu

Auch wenn ich etwas schon öfter mal geschafft habe, kann es sein, dass das wieder weg ist. Jede Situation ist wieder total neu für mich, weil ich mich nicht erinnern kann, was ich vorher gemacht habe und wie ich das hingekriegt habe.	☐ trifft zu ☐ trifft nicht zu

Ich denke langsamer. Es kann sein, dass ich länger brauche, um Ihnen zu antworten, weil ich mehr Zeit brauche, um zu verstehen, was Sie gesagt haben.	☐ trifft zu ☐ trifft nicht zu

Ich kann manchmal nicht voraussehen und ahnen, was passieren wird. Das heißt, dass ich dadurch ganz schnell reagiere und mich dann darüber wundere, was plötzlich los ist, weil ich das so nicht meinte oder wollte.	☐ trifft zu ☐ trifft nicht zu

Wenn ich erst einmal etwas gelernt habe, bleibt das fest in meinem Kopf und ich kann dann nicht davon weg.	☐ trifft zu ☐ trifft nicht zu

Ich kann den Gesichtsausdruck der anderen oft nicht verstehen. Das bedeutet, dass ich oft nicht weiß, was sie wirklich meinen, und das macht es sehr schwer, mit anderen Menschen zurechtzukommen.	☐ trifft zu ☐ trifft nicht zu

Manchmal erinnere ich mich an Dinge, und manchmal gehen Dinge in meinem Kopf verloren. Es ist möglich, dass ich etwas wiederholen kann, wenn ich vor Ihnen stehe, aber es sofort vergesse, sobald ich mich umgedreht habe.	☐ trifft zu ☐ trifft nicht zu

Eine leichte Berührung kann mir wie ein Schlag vorkommen, oder normale Beleuchtung kann auf mich wie Flackerlicht wirken. Das macht mich manchmal nervös und nervt mich.	☐ trifft zu ☐ trifft nicht zu

©Ellen Scholz

Anhang E
Was löst bei mir Stress aus?

Wer füllt diesen Fragebogen aus?	
Selbsteinschätzung (das denke ich über mich)	
Fremdeinschätzung (das sagen andere über mich)	
Dieser Fragebogen ist über (Name)	
Ich werde sauer, wenn...	☐ ...ich etwas nicht verstehe.
	☐ ...Situationen zu schnell für mich ablaufen.
	☐ ...ich merke, dass ich nicht mehr weiß, wovon eigentlich geredet wird.
	☐ ...mir etwas nicht mehr einfällt.
	☐ ...jemand mich anfasst.
	☐ ...mir alles zu viel wird.
	☐ ...ich nicht weiß, welche Fragen ich stellen soll.
Und meine Reaktionen darauf: Ich reagiere dann, indem ich...	☐ ... frech werde und mich gegen alles wehren möchte.
	☐ ... laut werde.
	☐ ...nerve.
	☐ ... mich körperlich bewegen muss.
	☐ ... andere Sachen oder Menschen angreife.
	☐ ... aufgebe.
	☐ ...weggehe.
	☐ ... zu viel rede.

©Ellen Scholz

Anhang F
Was hilft mir im Alltag?

Ich reagiere am besten auf Menschen, die so sind:	☐ geduldig – keinen Druck auf mich ausüben
	☐ positiv – nicht dauernd meckern
	☐ klare Ansagen machen – nicht dauernd was anderes wollen
	☐ alles gut vorbereiten – mich nicht durcheinander bringen
	☐ ruhig – nicht unfreundlich mit mir reden
	☐ gleichbleibend – nicht unzuverlässig sind

Benutzen Sie eine genaue Sprache. Ich kenne mich mit schwierigen Worten nicht aus, daher verstehe ich oft gar nicht, was Sie meinen. Bitte achten Sie auf Ihre Worte und versuchen Sie, eine Sprache zu benutzen, die genau das meint, was sie sagt.	☐ trifft zu
	☐ trifft nicht zu

Mein Gedächtnis ist manchmal nicht besonders gut. Ich muss alles wieder und wieder lernen, bevor es sich in meinem Kopf festsetzen kann. Bitte werden Sie nicht böse oder ungeduldig wegen meines Vergessens. Ich möchte das ja nicht.	☐ trifft zu
	☐ trifft nicht zu

Helfen Sie mir, dass ich nicht ständig mein Gedächtnis anstrengen muss. Listen, Erinnerungen, Hinweiskarten – alles kann für mich hilfreich und unterstützend sein.	☐ trifft zu
	☐ trifft nicht zu

Sprechen Sie langsam, mit weniger Worten. Wenn Sie mir etwas erklären wollen und ich verstehe es nicht, versuchen Sie, weniger Worte zu benutzen. Ihre Informationen strengen mich an, und zu viele Worte überlasten mich.	☐ trifft zu
	☐ trifft nicht zu

Verändern Sie Ihre Worte für das, was ich tun soll, nicht. Wenn Sie mal sagen, „renne nicht“, mal „gehen, bitte“ und mal „langsam“ kann mein Kopf nicht verstehen, dass Sie jedes Mal dasselbe Verhalten meinen. Benutzen Sie genau die gleichen Wörter oder Sätze, damit mein Gehirn versteht, was Sie von mir erwarten.	☐ trifft zu
	☐ trifft nicht zu

Geben Sie mir genaue Anweisungen. Es fällt mir schwer, alle Einzelheiten zu behalten und auch, was ich wann machen soll. Helfen Sie mir bei der Planung und dabei, die Aufgaben in kleinere Schritte aufzuteilen. (Und erwarten Sie nicht, dass ich auf mein Gedächtnis zurückgreifen kann – schreiben Sie es mir auf!)	☐ trifft zu ☐ trifft nicht zu

©Ellen Scholz

Anhang G
Materialien aus dem Internet

Anhang G.1 Geschichte einer Mutter

- http://www.guttempler.de/dokumente/category/16-alkohol-in-schwangerschaft-und-stillzeit

Anhang G.2 FASD – und dann? Ein Handbuch für Jugendliche und junge Erwachsene

- Buchprojekt in Planung

Anhang G.3 Beispiele für Achtsamkeitsübung (übergreifend für alle Sitzungen)

- http://www.borderline-selbsthilfe-schwerte.de/index.php?option=com_content&view=article&id=101&Itemid=111
- http://www.borderline-selbsthilfe-schwerte.de/index.php?option=com_content&view=article&id=52&Itemid=75
- https://www.youtube.com/watch?v=wtFP9oZkC3o

Anhang G.4 Filmbeispiele für Modulblock I, erste und zweite Sitzung (Kap. 7.3.2)

Zu finden unter:
- https://www.youtube.com/watch?v=85KY4nr1fxk
- https://www.youtube.com/watch?v=NoPWkjLf6kM
- https://www.youtube.com/watch?v=r4qqFGeULdE
- https://www.youtube.com/watch?v=HZxgdRxceaA
- https://www.youtube.com/watch?v=8Cz9zPCxAnY
- https://www.youtube.com/watch?v=nLZ5odgdQlw

oder zu bestellen unter:
- http://www.filmsortiment.de; Titel: „Jetzt lieber nicht" und „Jetzt weiß ich, es war falsch".

Anhang G.5 Materialien für Modul I, Sitzung 1 (Kap. 7.3.1)

http://www.guttempler.de/dokumente/send/16-alkohol-in-schwangerschaft-und-stillzeit/687-kind-trinkt-mit

Anhang G.6 Beispiele für Rollenvorbilder für Modul I, Sitzung 4 (Kap. 7.3.4)

http://www.nacoa.de/images/stories/pdfs/Rollenmuster.pdf

Anhang G.7 Informationsmaterialien zum Thema Alkohol und Schwangerschaft für Modul I, Sitzung 5 (Kap. 7.3.5)

- www.bzga.de: hier u.a. Rezeptbuch für alkoholfreie Drinks (kostenlos zum Bestellen)
- Aufklärungsfilm zu Alkoholkonsum in der Schwangerschaft zu finden unter www.wigwamzero.de

Anhang G.8 Materialien für Modul II, Sitzung 3 (Kap. 7.4.3)

- Arbeitsbogen Ressourcenpool
  http://ismz.ch//daten/Arbeitsblaetter_ZRM-Jugend_2014.pdf (auf Seite 8 der pdf-Datei)

Anhang G.9 Materialien für Modul II, Sitzung 5 (Kap. 7.4.5)

DVD „Thema: Alkohol" mit z. B. fünf dokumentarischen Kurzfilmen. Im Kurzfilm „In Echt" berichten neun Jugendliche bzw. junge Erwachsene über ihren Umgang und ihre Erfahrungen mit Alkohol. Sie sprechen sowohl über Beweggründe zu trinken als auch über Einstellungen, Wirkungen und Folgen von Alkoholkonsum.

- http://www.bzga-avmedien.de/?uid=d894d22e627d37d9ce2405ec4282f3f3 &id=thema.suchtpraevention&idx=104

Anhang H Hilfreiche Adressen

Anhang H.1 Adressen für Beratung und Behandlung

Suchtberatung Lebenshilfe, Berlin
- Internet: http://www.lebenshilfe-berlin.de/de/unsere-angebote/beratung/suchtberatung.html

Heilpädagogische Ambulanz Berlin
- ambulante Suchtrehabilitation für Menschen mit geistiger Behinderung
- Internet: http://hpa-berlin-ev.de/de/Sucht

Fachklinik Oldenburgerland
- Entwöhnungsbehandlungen für Menschen mit Intelligenzminderung
- Internet: http://www.archiv.dw-ol.de/index.asp?ID=19537

Fachklinik Fischerhaus
- Entzugsbehandlungen für Männer mit Lernbehinderung und geistiger Behinderung – in Gaggenau Michelbach
- Internet: www.fischer-haus.de

Fachklinik Schloz in Freudenstadt
- Klinik für alkohol- und medikamentenabhängige Frauen im Alter von 18 bis 70 Jahren. Die Klinik arbeitet nach einem integrierten frauenspezifischen Ansatz. Es werden auch Frauen mit Doppeldiagnosen behandelt.
- Internet: http://www.bw-lv.de/fachkliniken/fachklinik-schloz

Evangelisches Krankenhaus Alsterdorf
- bietet qualifizierten Entzug für Menschen mit Lern- und geistiger Behinderung an
- Internet: http://www.evangelisches-krankenhaus-alsterdorf.de

Datenbank Geistige Behinderung und Sucht
- Vollerhebung, Sucht und Geistige Behinderung; LWL
- Internet: http://www.geistige-behinderung-und-sucht.de/projekt

Anhang H.2 Allgemeine Informationen zu FASD

Patienten- und Elternvertretung
- www.fasd-deutschland.de

Bundesdrogenbeauftragte
- http://drogenbeauftragte.de/drogen-und-sucht/alkohol/alkohol-und-schwangerschaft.html

Best Practice
- Leitlinien für Interventionsstrategien für Menschen mit FASD: Substance Abuse and Mental Health Services Administration (SAMHSA) has recently published a Treatment Improvement Protocol (TIP) #58, entitled "Addressing Fetal Alcohol Spectrum Disorders" (SAMHSA, 2014). This document offers best-practices guidelines based on an evidence base of scientific research findings and clinical practice theory and principles. Download verfügbar unter: http://store.samhsa.gov/product/TIP-58-Addressing-Fetal-Alcohol-Spectrum-Disorders-FASD-/SMA13-4803

Anhang H.3 FASD-Diagnostik für Erwachsene

FASD-Fachzentrum, FASD-Sprechstunde
Evangelischer Verein Sonnenhof e.V.
Internet: www.fasd-fachzentrum.de

Frau Dr. Hoff-Emden
Sozialpädiatrisches Zentrum Leipzig
E-Mail:spz@fhle.de

Prof. Dr. H.-L. Spohr
Internet: http://www.fas-spohr.de

FASD-Ambulanz für Erwachsene
Evangelisches Krankenhaus Königin Elisabeth Herzberge Berlin, im Aufbau

Literaturverzeichnis

Achenbach, T. M. and Rescorla, L. A. (2001). *Manual for the ASEBA School-Age Forms and Profiles. Burlington*. VT: University of Vermont, Research Center for Children, Youth, and Families.

Adams, M. u. Effertz, T. (2011). Volkswirtschaftliche Kosten des Alkohol- und Tabakkonsums. In M. V. Singer, A. Batra u. K. Mann (Hrsg.), *Alkohol und Tabak. Grundlagen und Folgeerkrankungen (S. 57–62)*. Stuttgart: Thieme.

Aichele, V. (2010). Behinderung und Menschenrechte: Die UN-Konvention über die Rechte von Menschen mit Behinderungen. *Aus Politik und Zeitgeschichte 23*, 13.

Alati, R., Clavarino, A., Najman, J. M. et al. (2008). The developmental origin of adolescent alcohol use: Findings from the Mater University Study of Pregnancy and its outcomes. *Drug Alcohol Depen, 98*, 136–143.

Alex, K. u. Feldmann, R. (2011). FAS und ADHS: Ähnlichkeiten und feine Unterschiede. *Kinder-Spezial, 40*.

American Psychiatric Association (APA). (1980). *Diagnostic and statistical manual of mental disorders* (3rd ed.; DSM-III). Washington, DC: APA.

American Psychiatric Association (APA). (1987). *Diagnostic and statistical manual of mental disorders* (3rd ed. rev.; DSM-III-R). Washington, DC: APA.

American Psychiatric Association (APA). (2000). *Diagnostic and statistical manual of mental disorders* (4th ed., text rev.). Washington, DC: APA.

American Psychiatric Association (APA). (2013). *Diagnostic and statistical manual of mental disorders* (5th ed.). Washington, D.C: APA.

Astley, S. J. (2004). *Diagnostic guide for fetal alcohol spectrum disorders: The 4-digit diagnostic code* (3rd ed.). Seattle: University of Washington Publication Services.

Astley, S. J. (2014). Twenty years of patient surveys confirm a FASD 4-Digit Code. Interdisciplinary diagnosis afforded substantial access to interventions that met patients' needs. *J Popul Ther Clin Pharmacol, 21*(1), e81–e105.

Astley, S. J., Bailey, D., Talbot, C. and Clarren, S. K. (2000). Fetal alcohol syndrome (FAS) primary prevention through FAS diagnosis: II. A comprehensive profile of 80 birth mothers of children with FAS. *Alcohol Alcoholism, 35*(5), 509–519.

Badry, D., Bell, M. and Walsh, C. (2014). Delivering housing and support interventions to chronically and episodically homeless with FASD. Retrieved Dezember 23, 2014, from http://www.interprofessional.ubc.ca/ AdultsWithFASD2014/A!cBadry.pdf

Baer, J. S., Barr, H. M., Bookstein, F. L., Sampson, P. D. and Streissguth, A. P. (1998). Prenatal alcohol exposure and family history of alcoholism in the etiology of adolescent alcohol problems. *J Stud Alcohol, 59*(5), 533–543.

Baer, J. S., Sampson, P. D., Barr, H. M., Connor, P. D. and Streissguth, A. P. (2003). A 21-year longitudinal analysis of the effects of prenatal alcohol exposure on young adult drinking. *Arch Gen Psychiatry, 60*(4), 377–385.

Barr, H. M., Bookstein, F. L., O'Malley, K. O., Connor, P. D., Huggins, J. E. and Streissguth, A. P. (2006). Binge drinking during pregnancy as a predictor of psychiatric disorders on the structured clinical interview for DSM-IV in young adult offspring. *Am J Psychiat, 163*(6), 1061–1065.

Beck, U. u. Beck-Gernsheim, E. (Hrsg.). (1994). *Riskante Freiheiten. Individualisierung in modernen Gesellschaften*. Berlin: Suhrkamp.

Becker, G. u. Hantelmann, D. (2013). Fetales Alkoholsyndrom. Oft fehldiagnostiziert und falsch betreut. *Deutsches Ärzteblatt, 110*(42), A 1944–5.

Beine, W. (2003). Suchtgefährdete Menschen mit geistiger Behinderung im Betreuungsalltag – ausgewählte Aspekte. In T. Klauß (Hrsg.), *Geistige Behinderung und Sucht* [Materialien der DGSGB], 7, 13–19.

Benkert, D., Krause, K.-H. u. Aidelsburger, P. (2010). *Medikamentöse Behandlung der ADHS (Aufmerksamkeitsdefizit-/Hpyeraktivitätsstörung) im Erwachsenenalter in Deutschland. HTA-Bericht 108.* Köln: Deutsches Institut für medizinische Dokumentation und Information. Zugriff am 16.01.2015. Verfügbar unter http://portal.dimdi.de/de/hta/hta_berichte/hta267_bericht_de.pdf

Bergmann, E. E., Bergmann, R. L., Ellert, U. u. Dudenhausen, J. W. (2007). Perinatale Einflussfaktoren auf die spätere Gesundheit – Ergebnisse des Kinder- und Jugendgesundheitssurveys (KiGGS). *Bundesgesundheitsblatt – Gesundheitsforschung – Gesundheitsschutz, 50*, 670–676.

Bertrand, J., Floyd, R. L., Weber, M. K., O'Connor, M., Riley, E. P., Johnson, K. A. et al. (2004). *Fetal Alcohol Syndrome: Guidelines for Referral and Diagnosis.* Atlanta, GA: Centers for Disease Control and Prevention. Retrieved December 3, 2014, from http://www.cdc.gov/ncbddd/fasd/documents/fas_guidelines_accessible

Bertrand, J. (2009). Interventions for children with fetal alcohol spectrum disorders (FASDs): Overview of findings for five innovative research projects. Research in Developmental Disabilities 30, 986–1006.

Bertrand, L. (2001). Förderdiagnostik bei Schülern mit spezifischem Förderbedarf. [Schriftlicher Beitrag für die Jahrestagung der Integrationsforscher, Eisenstadt (A), 27. Februar bis 02. März 2001]. Innsbruck: *bidok – behinderung inklusion dokumentation Bibliothek.* Zugriff am 21.03.2012. Verfügbar unter http://bidok.uibk.ac.at/library/bertrand-eisenstadt.html

Biederman, J., Wilens, T., Mick, E., Milberger, S., Spencer, T. J. and Faraone, S. V. (1995). Psychoactive substance use disorders in adults with attention deficit hyperactivity disorder (ADHD): Effects of ADHD and psychiatric comorbidity. *Am J Psychiat, 152*, 1652–1658.

Bielefeldt, H. (2009). *Zum Innovationspotenzial der UN-Behindertenrechtskonvention.* (3., aktualisierte und erweiterte Aufl.) [Essay No. 5] [PDF-Version]. Berlin: Deutsches Institut für Menschenrechte.

Bischof, C. (2012). Das "Community Reinforcement and Family Training" CRAFT. *SuchtMagazin, 1*, 30–32.

Boland, F. J., Burrill, R., Duwyn, M. and Karp, J. (1998). *Fetal Alcohol Syndrom: Implications for correctional service.* Corrections Canada, Corporate Development, Research Branch. Retrieved December 3, 2014, from http://www.csc-scc.gc.ca/research/forum/e143/e143s-eng.shtml

Braune, N. J., Schröder, J., Gruschka, P., Daecke, K. u. Pantel, J. (2008). Determinanten eines Therapieabbruchs während der stationären qualifizierten Entgiftungsbehandlung bei Patienten mit Alkohol- und Drogenabhängigkeit. *Fortschr Neurol Psychiat* 76, 217–224.

Brisch, K. H. (Hrsg.). (2011). *Bindung und frühe Störungen der Entwicklung*. Stuttgart: Klett-Cotta.

Brown, F. and Leon-Chisen, N. (Eds.). (2012). *ICD-9-CM coding handbook without answers* (2012 revised edition). Chicago: Central Office on ICD-9-CM of the American Hospital Association.

Brown, N. N., Gudjonsson, G. and Connor, P. (2011). Suggestibility and fetal alcohol spectrum disorders (FASD): I'll tell you anything you want to hear. *J Psychiatry Law, 39*, 39–71.

Brown, N. N., Connor, P. D. and Adler, R. S. (2012). Conduct-disordered adolescents with fetal alcohol spectrum disorder: Intervention in secure treatment settings. *Crim Justice Behav, 39*, 770–793.

Brunk, D. (2009). Should fetal alcohol spectrum disorder be included in DSM-5? *Clinical Psychiatry News, 26.*

Buckles, J., Luckasson, R. and Keefe, E. (2013). A systematic review of the prevalence of psychiatric disorders in adults with intellectual disability, 2003–2010. *Journal of Mental Health Research in Intellectual Disabilities, 6*(3).

Bühringer, G., Kräplin, A. and Behrendt, S. (2012). Universal characteristics and consequences of the addiction syndrome. In H. J. Shaffer (Ed.), *The APA Addiction Syndrome Handbook* (pp. 291–316). Washington, D.C.: American Psychological Association Press.

Bundesarbeitsgemeinschaft überörtlicher Sozialhilfeträger – BAgüS (Hrsg.). (2013). Kennzahlenvergleich der überörtlichen Träger der Sozialhilfe, Münster. Zugriff am 03.12.2014. Verfügbar unter http://www.dvfr.de/ fileadmin/download/Aktuelles/Kennzahlenvergleich_2012_31-01-14.pdf

Bundesärztekammer. (2010). Stellungnahme der Zentralen Kommission zur Wahrung ethischer Grundsätze in der Medizin und ihren Grenzgebieten (Zentrale Ethikkommission) bei der Bundesärztekammer: Die neue UN-Konvention für die Rechte von Menschen mit Behinderung als Herausforderung für das ärztliche Handeln und das Gesundheitswesen. *Dtsch Ärztebl, 107,* 7 A297.

Bundesverband evangelischer Behindertenhilfe e.V. (Hrsg.). (2015). *Fachexpertise. Geistige Behinderung und Sucht. Ergebnisse der verbandsübergreifenden Arbeitsgruppe.* Berlin: BeB.

Bundeszentrale für gesundheitliche Aufklärung – BzgA. (2012). *Die Drogenaffinität Jugendlicher in der Bundesrepublik Deutschland 2011. Teilband Alkohol.* Köln: BZgA.

Burd, L., Selfridge, R. H., Klug, M. G. and Juelson, T. (2003). Fetal alcohol syndrome in the Canadian corrections system. *Journal of FAS International, 1,* e14.

Buschkämper, S., Struck, D. u. Peter, K. (2009). Von der geschlossenen Wohngruppe zum Wohnen im Appartement: Ein abstinenz- und entwicklungsorientiertes Wohnangebot für Menschen mit geistiger Behinderung und erheblicher Sucht-/Substanzmissbrauchsproblematik. Normal berauscht? Geistige Behinderung und Sucht/Substanzmissbrauch. *Forum Sucht, 44,* 63–65.

Carroll K. and Rounsaville, B. (1993). History and significance of childhood attention deficit disorder in treatment-seeking cocaine abusers. *Compr Psychiat, 34,* 75–82.

Centers for Disease Control and Prevention (CDC). (2004). *Fetal Alcohol Syndrome: Guidelines for Referral and Diagnosis.* National Center on Birth Defects and Developmental Disabilities, National Task Force on Fetal Alcohol Syndrome and Fetal Alcohol Effect. Retrieved Dezember 23, 2014, from http://www.cdc.gov/ncbddd/fasd/documents/fas_guidelines_accessible.pdf

Chang, G. (2001). Alcohol screening instruments for pregnant women. *Alcohol Res Health, 25* (3), 204–209.

Chudley, A. E., Conry, J., Cook, J., Loock, C., Rosales, T. and LeBlanc, N. (2005). Fetal alcohol spectrum disorder: Canadian guidelines for diagnosis (5th Suppl.). *Can Med Assoc J, 1,* 172.

Chudley, A. E., Kilgour, A. R., Cranston, M. and Edwards, M. (2007). Challenges of diagnosis in fetal alcohol syndrome and fetal alcohol spectrum disorder in the adult. *Am J Med Genet C Semin Med Genet, 145C*(3), 261–72.

Clark, E., Lutke, J., Minnes, P. and Ouellette-Kuntz, H. (2004). Secondary disabilities among adults with fetal alcohol spectrum disorder in British Columbia. *Journal of FAS International, 2*(13), 1–12.

Clarren, S. K., Chudley, A. E., Wong, L., Friesen, J. and Brant, R. (2010). Normal distribution of palpebral fissure lengths in Canadian school age children. *Can J Clin Pharmacol, 17,* e67–e78.

Cook, J., Loock, Ch. and Conry, J. (2014). A new conversation: Canadian guidelines for adult diagnosis of FASD. FASD: Changing the Conversation. *6th national biennial conference on adolescents and adults with fetal alcohol spectrum disorder.* Vancouver: Interprofessional Continuing Education.

Cooper, S. A., Smiley, E., Morrison, J., Williamson, A. and Allan, L. (2007). Mental ill-health in adults with intellectual disabilities: prevalence and associated factors. *Brit J Psychiat, 190,* 27–35.

Der Senat von Berlin (Hrsg.). (2011). *Gesamtkonzept ‚Inklusive Schule'. Schlussbericht des Senats von Berlin. BildWiss II D* [Drucksache 16/3822 vom 31.01.2011].

Deutsche Gesellschaft für Neurologie. (2011). *S2e-Leitlinie Diagnostik und Therapie von exekutiven Dysfunktionen bei neurologischen Erkrankungen.* AWMF online. Zugriff am 02.12.2014. Verfügbar unter http://www.awmf.org/leitlinien/detail/ll/030-125.html

Deutsche Hauptstelle für Suchtfragen e. V. (Hrsg.). (2003). *Alkoholabhängigkeit.* Suchtmedizinische Reihe (Bd. 1). Hamm: Autor.

Deutsche Hauptstelle für Suchtfragen e. V. (Hrsg.). (2013). *Jahrbuch Sucht.* Lengerich: Pabst Science Publishers.

Deutsche Hauptstelle für Suchtfragen e. V. (Hrsg.). (2014). *Jahrbuch Sucht.* Lengerich: Pabst Science Publishers.

Deutscher Bundestag (Hrsg.). (2009). *Bericht über die Lebenssituation junger Menschen und die Leistungen der Kinder- und Jugendhilfe in Deutschland – 13. Kinder- und Jugendbericht.* [Drucksache 16/12860 v. 30.04.2009].

Deutsches Institut für Medizinische Dokumentation und Information – DIMDI – (Hrsg.). (2015). *Internationale statistische Klassifikation der Krankheiten und verwandter Gesundheitsprobleme* (10. Revision German Modification). Köln: Autor. Zugriff am 14.01.2015. Verfügbar unter: https://www.dimdi.de/static/de/klassi/icd-10-gm/

Die Vereinten Nationen (Hrsg.). (2008). *UN-Behindertenrechtskonvention. Übereinkommen über die Rechte von Menschen mit Behinderung.* Zugriff am 03.12.2014. Verfügbar unter http://www.institut-fuer-menschenrechte.de/menschenrechtsinstrumente/vereinte-nationen/menschenrechtsabkommen/behindertenrechtskonvention-crpd

Dilling, H. and Freyberger, H. J. (Hrsg.). (2012). Taschenführer zur ICD-10 Klassifikation psychischer Störungen. Nach dem Pocket Guide von J. E. Cooper (6., überarbeitete Aufl.). Bern: Huber.

Drechsler, R. u. Steinhausen, H.-C. (2013). BRIEF: Verhaltensinventar zur Beurteilung exekutiver Funktionen. Deutschsprachige Adaptation des Behavior Rating Inventory of Executive Function (BRIEF) von G. A. Gioia, P. K. Isquith, S. C. Guy and L. Kennworthy und der Self-Report-Version (BRIEF-SR) von S. C. Guy, P. K. Isquith and G. A. Gioia. Bern: H. Huber.

Drescher, R. u. Wessel, T. (2015). Geistige Behinderung und Sucht. In Bundesverband evangelischer Behindertenhilfe e.V. (Hrsg.), *Fachexpertise. Geistige Behinderung und Sucht. Ergebnisse der verbandsübergreifenden Arbeitsgruppe.* Berlin: BeB.

Döpfner, M., Lehmkuhl, G., Heubrock, D. u. Petermann, F. (2000). *Diagnostik psychischer Störungen im Kindes- und Jugendalter. Leitfaden Kinder- und Jugendpsychotherapie.* Göttingen: Hogrefe.

Dörner, K. (2007). *De-Institutionalisierung im Lichte von Selbstbestimmung und Selbstüberlassung.* [Vortrag Universität Hamburg, 27.11.2007]. Zugriff am 14.02.2015. Verfügbar unter http://www.zedis-ev-hochschule-hh.de/files/dorner_deinstitutionalisierung.pdf

Dubovsky, D. (2014). *Modifying FASD prevention. Strategies for individuals with an FASD.* [Arc prevention strategies webinar]. Retrieved December 2, 2014, from http://www.thearc.org/document.doc?id=4799 http://www.thearc.org/document.doc?id=4799

Ewing, J. A. (1984). Detecting alcoholism. The CAGE questionnaire. *JAMA, 252*(14),1905–7.

European Monitoring Centre for Drugs and Drug Addiction. (2011). *Cost and financing of drug treatment services in Europe: an exploratory study.* Luxembourg: Publications Office of the European Union.

Evangelischer Verein Sonnenhof e. V. (Hrsg.). (in Druck). *Fetale Alkoholspektrum-Störung (FASD) und dann? Ein Handbuch mit Strategien für Jugendliche und junge Erwachsene.*

Eyal, R. and O'Connor, M. J. (2011). Psychiatry trainees' training and experiences in fetal alcohol spectrum disorders. *Acad Psychiatr, 35*(4), 238–40.

Falkai, P., Wittchen, H.-U., Rief, W., Saß, H. u. Zaudig, M. (2014). *Diagnostisches und Statistisches Manual Psychischer Störungen – DSM-5* (deutsche Ausgabe). Göttingen: Hogrefe.

Famy, C., Streissguth, A. P. and Unis, A. S. (1998). Mental illness in adults with fetal alcohol syndrome or fetal alcohol effects. *Am J Psychiat, 155*(4), 552–554.

FASworld e.V. Deutschland (Hrsg.). (2005). Das Verhalten bei FASD und wie wird damit umgegangen im Alltag–Schule–Strafrecht. *FAS, (1),* 40–42.
Fast, D .K. and Conry, J. (2009). Fetal alcohol spectrum disorders and the criminal justice system. *Dev Disabil Res Rev, 15*(3), 250–257.
Frankel, F. and Myatt, R. (2003). *Children's friendship training.* New York: Brunner Routledge.
Freiburger Arbeitsgruppe DBT-A (Hrsg.). (2009). *Dialektisch-Behaviorale Therapie für Jugendliche (DBT-A)* [Arbeitsbuch]. Freiburg: Autor.
Fretz, S. (2012). *Menschen mit kognitiver Beeinträchtigung und problematischem Alkoholkonsum – Psychotherapeutische Interventionen und Konzepte zur Prävention und Behandlung.* Hamburg: Diplomica.
Freunscht, I. u. Feldmann, R. (2014). Junge Erwachsene mit Fetalem Alkoholsyndrom (FAS): Emotionale, soziale und berufliche Entwicklung. In K. Lepke, G. Michalowski u. R. Feldmann (Hrsg.), *FASD: Wenn Liebe allein nicht ausreicht* (1. Aufl.). (S. 149–162). Idstein: Schulz-Kirchner.
Gehrmann, J. (2014). FASD und ADHS: Was bringt die medikamentöse Therapie? In K. Lepke, G. Michalowski u. R. Feldmann (Hrsg.), *FASD: Wenn Liebe allein nicht ausreicht* (1. Aufl.). (S. 125–127). Idstein: Schulz-Kirchner.
Gelb, K. and Rutmann, D. (2011). *Substance using women with FASD and FASD prevention. A literature review on promising approaches in substance use treatment and care for women with FASD.* BC Canada, BC: School of Social Work, University of Victoria.
Glasenapp, J. u. Hennicke, K. (Hrsg.). (2013). *Intensivbetreuung in der Diskussion – Orientierungspunkte für Diagnostik und Therapie.* (Dokumentation der Arbeitstagung der DGSGB in Kooperation mit dem Netzwerk Intensivbetreuung am 15.03.2013 in Kassel). [Materialien der DGSGB, Bd. 30]. Selbstverlag: Berlin.
Goh, Y. I., Chudley, A. E., Clarren, S. K., Koren, G., Orrbine, E., Rosales, T. et al. (2008). Development of Canadian screening tools for fetal alcohol spectrum disorder. Canadian *J Clin Pharmacol, 15*(2), e344–366.
Grant, T. M., Huggins, J., Connor, P., Youngblood Pedersen, J., Whithey, N. and Streissguth, A. (2004). A pilot community intervention for young women with Fetal Alcohol Spectrum Disorders. *Community Ment Hlt J, 40*(6), 499–511.
Grant, T. M., Brown, N. N., Graham, J. C., Whitney, N., Dubovsky, D. and Nelson, L. A.(2013a). Screening in treatment programs for Fetal Alcohol Spectrum Disorders that could affect therapeutic process. *The International Journal of Alcohol and Drug Research, 2*(3), 37–49.
Grant, T. M., Brown, N. N., Dubovsky, D., Sparrow, J. and Ries, R. (2013b) The impact of prenatal alcohol exposure on addiction treatment. *Journal of Addiction Medicine, 7*(2), 87–95.
Grant, T. M., Brown, N. N., Graham, J. C. and Ernst, C. C. (2014). Substance abuse treatment outcomes in women with fetal alcohol spectrum disorder. *The International Journal of Alcohol and Drug Research, 3*(1), 43–49.
Grawe, K. (2004). *Neuropsychotherapie.* Göttingen: Hogrefe.
Grosse Holtforth, M. u. Grawe K. (2002). *Fragebogen zur Analyse Motivationaler Schemata (FAMOS). Manual.* Göttingen: Hogrefe.
Grüsser, S. M. u. Thalemann, C. N. (2006). *Verhaltenssucht. Diagnostik, Therapie, Forschung.* Bern: Huber.
Hellemans, K. G., Sliwowska, J. H., Verma, P. and Weinberg, J. (2010). Prenatal alcohol exposure: Fetal programming and later life vulnerability to stress, depression, and anxiety disorders. *Neurosci Biobehav R, 34*(6), 791–807.
Hennicke, K. (2005). Psychiatrische Diagnostik bei Menschen mit geistiger Behinderung. In B. Stahl u. D. Irblich (Hrsg.), *Diagnostik bei Menschen mit geistiger Behinderung – Ein interdisziplinäres Handbuch* (S. 349–366). Göttingen: Hogrefe.

Hennicke, K. (2008). Zur Versorgung von Menschen mit Intelligenzminderung und psychischen Störungen in den Kliniken für Kinder- und Jugendpsychiatrie/Psychotherapie in Deutschland – Ergebnisse einer Fragebogenuntersuchung. *Z. Kinder-Jugendpsychiat Psychother, 36*(2), 127–134.

Hennicke, K. (2013). Das Leistungsspektrum der ambulanten Kinder- und Jugendpsychiatrie für Kinder und Jugendliche mit Behinderung und die Probleme der Transition ins psychiatrische Versorgungssystem für Erwachsene. Medizin für Menschen mit geistiger oder mehrfacher Behinderung [Themenheft]. *Spezialisierte gesundheitliche Versorgung, 10,* 1, 36–41.

Hermanns, J. (2013). *Geistige Behinderung und Sucht.* [Fachseminarreihe Komorbidität]. Zugriff am 16.01.2015. Verfügbar unter: http://www.lssh.de/images/materialien/Folien%20Geistige%20 Behinderung%20und%20Sucht.pdf

Hoff-Emden, H. (2013). Fetale Alkoholspektrumstörungen. Eine interdisziplinäre sozialmedizinische Herausforderung. *Ärzteblatt Sachsen, 9,* 386–389.

Hörning, M. u. Kretschmann-Weelink, M. (2012). Ergebnisse der Vollerhebung NRW „Geistige Behinderung und Sucht". *Forum Sucht, 44,* 30–36.

Hoyme, H. E., May, P. A., Kalberg, W. O., Kodituwakku, P., Gossage, J. P., Buckley, D. G. et al. (2005). A practical clinical approach to diagnosis of fetal alcohol spectrum disorders: Clarification of the 1996 Institute of Medicine criteria. *Pediatrics, 115*(1), 39–47.

Huggins, J. E., Grant, T. M., O'Malley, K. and Streissguth, A. P. (2008). Suicide attempts among adults with fetal alcohol spectrum disorders: Clinical considerations. *Mental Health Aspects of Developmental Disabilities, 11*(2), 33–41.

Hurrelmann, K., Klotz, T. u. Haisch, J. (Hrsg.). (2007). *Lehrbuch Prävention und Gesundheitsförderung.* Bern: Huber.

Hutchinson, J. and Marquardt, T. P. (1997). Functional treatment approaches to memory impairment following brain injury. *Top Lang Disord, 18*(1), 45–57.

Immisch, P. (2004). *Bindungsorientierte Verhaltenstherapie. Behandlung der Veränderungsresistenz bei Kindern und Jugendlichen.* Tübingen: GVT-Verlag.

Ipsioglu, O. S. u. Veer, D. (2011). FASD und Schlafstörungen – ein transdisziplinärer Zugang. In FASD-Deutschland (Hrsg.). *FASD 2011. Facetten eines Syndroms.* [13. Fachtagung in Neumünster 23.–24.09.2011]. Dresden: kleanthes.

Jacobi, F., Höfler, M., Siegert, J., Mack, S., Gerschler, A., Scholl, L. et al. (2014). Twelve-month prevalence, comorbidity and correlates of mental disorders in Germany: The Mental Health Module of the German Health Interview and Examination Survey for Adults (DEGS1-MH). *Int. J. Methods Psychiatr. Res.*, Epub Apr 2011.

Jantzen, W. (2010). Integration und Exklusion. In A. Kaiser, D. Schmetz, P. Wachtel u. B. Werner (Hrsg.), *Bildung und Erziehung. Enzyklopädisches Handbuch der Behindertenpädagogik* (Bd. 3, S. 96–104). Stuttgart: Kohlhammer.

Jellinek, E. M. (1960). *The disease concept of alcoholism.* New Haven: Hillhouse Press.

Jones, K. L. and Smith, D. W. (1973). Recognition of the fetal alcohol syndrome in early infancy. *Lancet, 2*(836), 999–1001.

Jones, K. L., Smith, D. W., Ulleland, C. N. and Streissguth, P. (1973). Pattern of malformation in offspring of chronic alcoholic mothers. *Lancet, 1*(7815), 1267–1271.

Jost, A. u. Krause, J. (2008). FAS – die nicht gestellte Diagnose und die Konsequenzen für die Sozialpsychiatrie. *Sozialpsychiatrische Informationen, 38*(4), 31–33.

Juretko, K. (2006). *Das Muster kognitiver Funktionsstörungen bei Patienten mit fetalem Alkoholsyndrom und fetalen Alkoholeffekten. Schwerpunkt: Die Intelligenz.* Münster: Universitätsklinikum. Zugriff am 16.01.2015. Verfügbar unter: http://fasd-deutschland.de/cms/upload/ Fachbereich/ Veroeffentlichungen/dokserv.pdf

Kessler, R. C., Adler, L., Barkley, R., Biederman, J., Conners, C. K., Demler, O. et al. (2006). The prevalence and correlates of adult ADHD in the United States: Results from the National Comorbidity Survey Replication. *Am J Psychiat, 163*, 716–723.

Keupp, H. (2010). *Förderung von Inklusion – eine zentrale Leitlinie des 13. Kinder- und Jugendberichts.* [Vortrag anlässlich der Tagung des GEW-Arbeitskreises Inklusion „Profession braucht Inklusion" am 29./30. Oktober 2010 in Fulda. Zugriff am 03.01.2015. Verfügbar unter http://www.gew.de/Binaries/Binary78118/Pr%C3%A4sentation-Keupp.pdf

Kielholz, P. u. Ladewig, D. (1973). *Die Abhängigkeit von Drogen*. München: dtv.

Klein, M. (1992). *Klassifikation von Alkoholikern durch Persönlichkeits- und Suchtmerkmale*. Bonn: Nagel.

Klein, M. (2003). Praxisfeld Suchthilfe. In E. Badry, M. Buchka u. R. Knapp (Hrsg.), *Pädagogik. Grundlagen und Arbeitsfelder* (4., überarbeitete Aufl.). (S. 481–494). Neuwied: Luchterhand.

Klein, M. (2012). Die Bewältigungskompetenz der gesamten Familie stärken. In der Arbeit mit suchtbelasteten Eltern und ihren Kindern helfen die Ergebnisse der Resilienzforschung. *Partnerschaftlich, 3*, 7–10.

Klein, M. (in Druck). Geschichte der Suchtprävention. In T. Hoff u. M. Klein (Hrsg.), *Geschichte der Suchtprävention*. Berlin: Springer.

Klein, M. u. Bischof, G. (2013). Angehörige Suchtkranker – Der Erklärungswert des Co-Abhängigkeitsmodells. (Family members of addicts – the explanatory value of the concept of co-dependency). *Sucht, 59*, 65–68.

Kodituwakku, P. W. (2007). Defining the behavioral phenotype in children with fetal alcohol spectrum disorders: A review. *Neurosci Biobehav R, 31*(2), 192–201.

Kodituwakku, P. W. (2010). A neurodevelopmental framework for the development of interventions for children with fetal alcohol spectrum disorders. *Alcohol, 44*, 717–728.

Kodituwakku, P. W., Kalberg, W. and May, P. A. (2001). The effects of prenatal alcohol exposure on executive functioning. *Alcohol Res Health, 25*(3), 192–198.

Kolb, B. u. Wishaw, I. Q. (1993). *Neuropsychologie*. Heidelberg: Spektrum Akademischer Verlag.

Kraus, L., Pabst, A., Piontek, D. u. Gomes de Matos, E. (2013). Substanzkonsum und substanzbezogene Störungen: Trends in Deutschland 1980–2012. *Sucht 59*, 333–345.

Kretschmann-Weelink, M. (2006). *Didaktisches – handlungsorientiertes Präventionsprogramm DIDAK. Menschen mit geistiger Behinderung und einer Alkoholproblematik*. Münster: Westfalenfleiß GmbH Arbeiten und Wohnen.

Kretschmann-Weelink, M. (2013) *Prävalenz von Suchtmittelkonsum bei Menschen mit geistiger Behinderung in Nordrhein-Westfalen*. Gevelsberg: AWO Unterbezirk Ennepe-Ruhr.

Kretschmann-Weelink, M. u. Hörning, M. (2014). Menschen mit geistiger Behinderung und Suchtmittelkonsum – Ergebnisse der „Vollerhebung Sucht und geistige Behinderung in NRW". In Deutsche Hauptstelle für Suchtfragen – DHS (Hrsg.), *Jahrbuch Sucht 2014* (S. 248–257). Lengerich: Pabst.

Krishnan-Sarin, S. (2000). Heritability. In C. Zernig, A. Saria, M. Kurz and S. S. O'Malley (Eds.), *Handbook of alcoholism*. New York: CRC Press.

LaFrance, M. A., McLachlan, K., Nash, K., Loock, A. G., Oberlander, T. F., Koren, G. et al. (2014). Evaluation of the neurobehavioral screening tool in children with fetal alcohol spectrum disorders (FASD). *Journal of Population Therapeutics and Clinical Pharmacology, 21*, e197–210.

Lammers, C.-H. (2007). *Emotionsbezogene Psychotherapie: Grundlagen, Strategien und Techniken* (2. Aufl.). Stuttgart: Schattauer.

Landgraf, M. u. Heinen, F. (2013). *Fetales Alkoholsyndrom: S3-Leitlinie zur Diagnostik*. Stuttgart: Kohlhammer.

Landgraf, M. N., Nothacker, M., Kopp, I. B. u. Heinen, F. (2013). Diagnose des Fetalen Alkoholsyndroms. The Diagnosis of fetal alcohol syndrom. *Dtsch Arztebl Int, 110*(42), 703–710.

Lauth, G.W. u. Minsel, W.-R. (2014). *Kölner ADHS-Test für Erwachsene (KATE)*. Göttingen: Hogrefe.
Lemoine, P., Harousseau, H., Borteyru, J.-P. et Menuet, J.-C. (1968). Les enfants des parents alcooliques. Anomalies observées. A propos de 127 cas. [Children from alcoholic parents. Observed abnormalities. About 127 cases.] *Ouest-médical, 8,* 476–482.
Lemoine, P. (2003). The history of alcoholic fetopathies. *J FAS Int, 3,* e2.
Levin, F. R., Evans, S. M., McDowell, D. and Kleber, H. D. (1997). Methylphenidate treatment for cocaine abusers with adult attention-deficit/ hyperactivity disorder: A pilot study. *J Clin Psychiat, 58,* 1–21.
Löser, H., Bierstedt, T. u. Blum, A. (1999). Alkoholembryopathie im Erwachsenenalter. Eine Langzeitstudie. *Deut Med Wochenschr, 124*(14), 412–418.
Mäkelä, K. (2004). Studies of the reliability and validity of the Addiction Severity Index. *Addiction, 99*(4), 398–410, discussion 411–418.
Malbin, D. (2002). *Trying differently rather than harder: Fetal alcohol spectrum disorders.* Portland: Perfect paperback.
Mansfield, M. (2006). Accommodation the fetal alcohol spectrum disorders in the diagnostic and statistical manual of mental disorders (DSM V). *J FAS Int, 4,* e23.
Martinez-Raga, J., Marshall, E. J., Keaney, F., Ball, D. and Strang, J. (2002). Unplanned versus planned discharges from in-patient alcohol detoxification: retrospective analysis of 470 first-episode admissions. *Alcohol, 37,* 277–281.
Mattson, S. N. Goodman, A. M., Caine, C., Delis, D. C. and Riley, E. P. (1999). Executive functioning in children with heavy prenatal alcohol exposure. *Alcoholism: Clinical and Experimental Research, 23*(11), 1808–1815.
Mattson, S. N. and Riley, E. P. (2000). Parent ratings of behavior in children with heavy prenatal alcohol exposure and IQ-matched controls. *Alcohol Clin Exp Res, 24*(2), 226–231.
Mattson, S. N. Roesch, S. C., Fagerlund, A., Autti-Rämö, I., Jones, K. L., May, P. A. et al. (2010). Towards a neurobehavioral profile of fetal alcohol spectrum disorders. [NIH Public Access. Author manuscript]. *Alcohol Clin.Exp Res, 34*(9), 1640–1650.
Mattson, S. N. Crocker, N. and Nguyen, T. T. (2011). Fetal alcohol spectrum disorders: neuropsychological and behavioral features. *Neuropsychol. Rev., 21*(2), 81–101.
May, P. A., Fiorentino, D., Gossage, J., Kalberg, W. O., Hoyme, H. E., Luther, R. L. et al. (2006). Epidemiology of FASD in a province in Italy: Prevalence and characteristics of children in random sample schools. *Alcohol Clin Exp Res, 30*(9), 1562–1575.
May, P. A., Gossage, J. P., Kalberg, W. O., Robinson, L. K., Buckley, D., Manning, M. et al. (2009). Prevalence and epidemiologic characteristics of FASD from various research methods with an emphasis on recent in-school studies. *Developmental Disabilities Research Reviews, 15*(3), 176–192.
May, P. A., Fiorentino, D., Coriale, G., Kalberg, W. O., Hoyme, H. E., Aragón, A. S. et al. (2011). Prevalence of children with severe fetal alcohol spectrum disorders in communities near Rome, Italy: New estimated rates are higher than previous estimates. *Int J Environ Res Public Health, 8*(6), 2331–2351.
McLellan, A. T., Kushner, H., Metzger, D., Peters, R., Smith, I., Grissom, G. et al. (1992). The fifth edition of the addiction severity index. *Journal of Substance Abuse Treatment, 9*(3), 199–213.
Menzel-Begemann, A. (2010). *Handlungsorganisation und Tagesplanung (HOTAP). Testverfahren zur Erfassung der Planungsfähigkeit im Alltag.* Göttingen: Hogrefe.
Miller, W. R. (1983). Motivational Interviewing with problem drinkers. *Behavioural Psychotherapy, 11,* 147–172.
Miller, W. R. and Rollnick, S. (Eds.). (1991). *Motivational Interviewing: Preparing people to change addictive behavior.* New York: Guilford Press.

Miller, W. R. and Rollnick, S. (2002). *Motivational Interviewing. Preparing people for change* (2nd edition). New York: The Guilford Press.
Miller, W. R. u. Rollnick, S. (2004). *Motivierende Gesprächsführung. Ein Konzept zur Beratung von Menschen mit Suchtproblemen* (2. Aufl.). Freiburg im Breisgau: Lambertus.
Nash, K., Koren, G. and Rovet, J. (2011). A differential approach for examining the behavioral phenotype of fetal alcohol spectrum disorders. *Journal of Population Therapeutics and Clinical Pharmacology, 18*, e440–e453.
Nash, K., Rovet, J., Greenbaum, R., Gantus, E., Nulman, I. and Koren, G. (2006). Identifying the behavioural phenotype in fetal alcohol spectrum disorder: sensitivity, specificity and screening potential. *Archives of Women's Mental Health, 9*, 181–186.
National Institute on Drug Abuse (NIDA). (2011). *DrugFacts: Treatment Statistics.* National Institutes of Health, U.S. Department of Health and Human Services. Retrieved December 21, 2014, from http://www.drugabuse.gov/publications/drugfacts/treatment-statistics
National Institute of Mental Health (NIMH). (2012). *Results from the 2012 National Survey on Drug Use and Health: Mental Health Findings.* Retrieved December 21, 2014, from http://www.nimh.nih.gov/health/statistics/prevalence/any-mental-illness-ami-among-adults.shtml
O'Connor, M. J., Shah, B., Whaley, S., Cronin, P., Gunderson, B. and Graham, J. (2002). Psychiatric illness in a clinical sample of children with prenatal alcohol exposure. *The American Journal of Drug and Alcohol Abuse 28*(4), 743–754.
O'Connor, M. J., Frankel, F., Paley, B., Schonfeld, A. M., Carpenter, E., Laugeson, E. A. et al. (2006). A controlled social skills training for children with Fetal Alcohol Spectrum Disorders. *J Consult Clin Psych, 74*(4), 639–648.
O'Connor, M. J. and Paley, B. (2009). Psychiatric conditions associated with prenatal alcohol exposure. *Developmental disabilities research reviews, 15*, 225–234.
O'Connor, M. J. and Paley, B. (2011). Behavioral interventions for children and adolescents with fetal alcohol spectrum disorders. *Alcohol Res Health, 34*(1), 64–75.
O'Connor, M. J., Laugeson, E. A., Mogil, C., Lowe, E., Welch-Torres, K., Keil, V. et al. (2012). Translation of an evidence-based social skills intervention for children with prenatal alcohol exposure in a community mental health setting. *Alcohol Clin Exp Res, 36(*1), 141–152.
Ohlmeier, M. D., Peters, K., Te Wildt, B. T., Zedler, M., Ziegenbein, M., Wiese, B. et al. (2008). Comorbidity of alcohol and substance dependence with attention-deficit/hyperactivity disorder (ADHD). *Alcohol, 43* (3). 300–304.
Olson, H. C., Ohlemiller, M. M., O'Connor, M. J., Brown, C. W., Morris, C. A. and Damus, K. A. (2009). *Advancing essential services and research on fetal alcohol spectrum disorders: A report of the National Task Force on Fetal Alcohol Syndrome and Fetal Alcohol Effect.* Atlanta, GA: Centers for Disease Control and Prevention.
Ontario Neurotrauma Foundation (Ed.). (2001). *Brain injury and substance abuse. The cross-training advantage.* Ontario: ONF.
Paditz, E., Rißmann, A. u. Götz, D. (2012). *Alkoholgeschädigte Kinder und pränatale Alkoholexposition: Wie oft?* Dresden: kleanthes.
Paley, B. and O'Connor, M. J. (2009). Intervention for individuals with fetal alcohol spectrum disorders: Treatment approaches and case management. *Dev Disabil Res Rev, 15*, 258–267.
Pattison, E. M. (1982). The concept of alcoholism as a syndrome. In E. M. Pattison (Ed.), *Selection of treatment for alcoholics* (pp. 11–19). New Brunswick: Publications Division Rutgers Center of Alcohol Studies.
Pattison, E. M. and Kaufman, E. (1982). The alcoholism syndrome: Definitions and models. In E. M. Pattison and E. Kaufman (Eds.), *Encyclopedic handbook of alcoholism* (pp. 3–30). New York: Gardner Press.

Peadon, E., Rhys-Jones, B., Bower, C. and Elliott, J. E. (2009). Systematic review of interventions for children with fetal alcohol spectrum disorders. *BMC Pediatrics, 9*(35).

Peterander, F., Strasser, E., Städler, T. u. Kahabka, T. (2009). *Werdenfelser Testbatterie (WTB) zur Messung kognitiv-intellektueller Fähigkeiten bei Menschen mit Behinderung*. Göttingen: Hogrefe.

Pfinder, M. u. Feldmann, R. (2011). Die pränatale Alkoholexposition und ihre lebensbegleitenden Folgen. *Suchttherapie*, 12(3), 109–114.

Popova, S., Stade, B., Lange, S., Bekmuradov, D. and Rehm, R. (2012). *Economic impact of Fetal Alcohol Syndrome (FAS) and Fetal Alcohol Spectrum Disorders (FASD). A systematic literature review.* Toronto: Center for Addiction and Mental Health CAMH.

Price, J. M., Chamberlain, P., Landsverk, J., Reid, J. B., Leve, L. D. and Laurent, H. (2008). Effects of a foster parent training intervention on placement changes of children in foster care. *Child Maltreatment, 13*, 64–75.

Prochaska, J. O. and DiClemente, C. C. (1986). Toward a comprehensive model of change. In W. R. Miller and N. Heather (Eds.), *Addictive behaviors: processes of change* (pp. 3–27). New York: Plenum Press.

Prochaska, J. O. and DiClemente, C. C. (1992). Stages of change in the modification of problem behaviors. In M. Hersen, R. M. Eisler and P. Miller (Eds.), *Progress on behavior modification* (pp. 184–214). Sycamore: Sycamore Press.

Prouty, G., Pörtner, M. u. van Werde, D. (2011). *Prä-Therapie* (3. Aufl.). Stuttgart: Klett-Cotta.

Public Health Agency of Canada.(2002). *Congenital anomalies in Canada – A perinatal health report.* Retrieved January 5, 2015, from http://publications.gc.ca/collections/Collection/H39-641-2002E.pdf

Public Health Agency of Canada. (2011). *Assessment and diagnosis of FASD among adults: A national and international systematic review.* Retrieved January 5, 2015, from http://www.phac-aspc.gc.ca/hp-ps/dca-dea/prog-ini/fasd-etcaf/publications/ad-ed/index-eng.php

Rasmussen, C. (2005). Executive functioning and working memory in fetal alcohol spectrum disorder. *Alcohol Clin Exp Res, 29*(8), 1359–1367.

Remschmidt, H. (Hrsg.). (2000). *Kinder- und Jugendpsychiatrie. Eine praktische Einführung* (3. Auflage). Stuttgart: Thieme.

Remschmidt, H. u. Mattejat, F. (2003). *Integratives Denken und Handeln in der Kinder- und Jugendpsychiatrie.* Forum der Kinder- und Jugendpsychiatrie. Supplement zu H.2, 13. „Wege zur seelischen Gesundheit – integrative Versorgung in der Kinder- und Jugendpsychiatrie und Psychotherapie“ [Vorträge vom WHO-Symposium am 15.11.02 in Stuttgart]. Wiesbaden: Forum Verlag.

Reynolds, J. N., Weinberg, J., Clarren, S., Beaulieu, C., Rasmussen, C., Kobor, M. et al. (2011). Fetal alcohol spectrum disorders: Gene-environment interactions, predictive biomarkers, and the relationship between structural alterations in the brain and functional outcomes. *Pediatr Neurol, 18*(1). 49–55.

Rich, S. (2012). Shifting diagnostic paradigms for improved treatment and surveillance of fetal alcohol spectrum disorder in DSM-V. *Child and Adolescent Psychiatry Society of Greater Washington Newsletter.* 4–7.

Riley, E. P. and McGee, C. L. (2005).Fetal alcohol spectrum disorders: An overview with emphasis on changes in brain and behavior. *Experimental Biology and Medicine, 230*(6), 357–365.

Roebuck, T. M., Mattson, S. N. and Riley, E. P. (1999). Behavioral and psychosocial profiles of alcohol-exposed children. *Alcohol Clin Exp Res, 23*(6), 1070–1076.

Roosen-Runge, G. (2013). Psychotherapie mit geistig behinderten Kindern und Jugendlichen. Kooperationsbedingungen und Vernetzungen zwischen Schule und Praxis im „Möllner Modell“.

In K. Hennicke u. T. Klauß (Hrsg.), *Problemverhalten von Schülern mit geistiger Behinderung* (S. 220–249). Marburg: Lebenshilfe-Verlag.
Rovert, J., Nash, K., Skocic, J., Soh, D., Koren, G., Stevens, S. et al. (in press). *Self-regulation therapy induces neuroplastic changes in children with FASD.*
Russell, M. (1994). New assessment tools for drinking in pregnancy: T-ACE, TWEAK, and others. *Alcohol Health Res World, 18*, 55–61.
Sagorsky, L. and Skinner, W. J. (2005). Using motivational interviewing with clients who have concurrent disorders. In W. J. Skinner (Ed.), *Treating Concurrent disorders: A guide for counselors* (pp. 85–110). Toronto: Centre for Addiction and Mental Health.
Sanders, A. M. (2008). *Alcohol and drug use after traumatic brain injury: Why not? (TBI Community News)*. Houston: Institute for Rehabilitation and Research.Retrieved December 3, 2014, from http://www.tbicommunity.org/resources/newsletter/Spring2008.pdf
Sanders, J. (2013). "A window of opportunity": The proposed conclusion of fetal alcohol spectrum disorder in the DSM-5. *Journal of Developmental Disabilities,19*(3),8–4.
Sarimski, K. u. Steinhausen, H.-C. (2008). *Psychische Störungen bei geistiger Behinderung.* Göttingen: Hogrefe.
Saß, H., Wittchen, H.-U. u. Zaudig, M. (1996). *Diagnostisches und statistisches Manual psychischer Störungen DSM-IV.* Göttingen: Hogrefe.
Saß, H., Wittchen, H.-U., Zaudig, M. u. Houben, I. (2003). *Diagnostisches und statistisches Manual psychischer Störungen – Textrevision – DSM-IV-TR.* Göttingen: Hogrefe.
Schäfer, I. u. Krausz, M. (Hrsg.). (2006). *Trauma und Sucht – Konzepte, Diagnostik, Behandlung.* Stuttgart: Klett-Cotta Verlag.
Schäfer, I. u. Schulze-Thüsing, J. (2009). Trauma und Sucht. In M. Backmund (Hrsg.), *Sucht-Therapie: Grundlagen, Klinik, Standards* (XI–4) (IX–4) (S. 1–20). Heidelberg: Ecomed Verlag.
Schäfer, I., Stubenvoll, M., Dilling, A. u. Najavits, L. (2009). Traumatisierungen bei Suchtkranken – eine Herausforderung für das deutsche Hilfesystem. In L. Najavits (Hrsg.), *Posttraumatische Belastungsstörung und Substanzmissbrauch – Das Therapieprogramm „Sicherheit finden" (S. 15–18).* Göttingen: Hogrefe.
Scherbaum, N. (2003). Die komorbide Nikotinabhängigkeit bei Alkohol- und Opiatabhängigkeit. In Landschaftsverband Rheinland (Hrsg.), *Die Bedeutung der Suchtforschung für die Behandlung von Abhängigkeitserkrankungen. Dokumentation der gemeinsamen Fachtagung des Suchtforschungsverbundes NRW und der Koordinationsstelle Sucht des Landschaftsverbandes Rheinland am 2. Juli 2003.* Köln: Landschaftsverband Rheinland.
Scheurich, A. u. Brokate, B. (2009) *Neuropsychologie der Alkoholabhängigkeit.* Göttingen: Hogrefe.
Schindler, G. (2014). Recht auf Hilfe – Sozialleistungen und andere Ansprüche von Menschen mit FAS. In K. Lepke, G. Michalowski u. R. Feldmann (Hrsg.), *FASD: Wenn Liebe allein nicht reicht.* (1. Aufl.) (S. 113–118). Schulz-Kirchner: Idstein.
Schindler, G. u. Hoff-Emden, H. (2011). *Die Fetale Alkoholspektrum-Störung. Die wichtigsten Fragen der sozialrechtlichen Praxis.* [Gutachten im Auftrag der Bundesrepublik Berlin. Zugriff am 10.12.2014. Verfügbar unter http://www.drogenbeauftragte.de/fileadmin/dateien-dba/DrogenundSucht/Alkohol/Downloads/FASD_online_Juni14.pdf
Schrepfmann, L. and Snyde, J. (2002). Coercion: The link between treatment mechanisms in behavioral parent training and risk reduction in child antisocial behavior. *Behav Ther, 33*, 339–359.
Schretlen, D. J. (2011). *Modified Wisconsin Card Sorting Test (M-WCST).* Göttingen: Hogrefe.
Schubert, M. u. Theunissen, G. (2005). Alkoholkonsum von Menschen mit geistiger Behinderung. *Vierteljahresschrift für Heilpädagogik und ihre Nachbargebiete (VHN), 74*, 312–321.

Schubert, M. u. Theunissen, G. (2006). Alkoholismus und geistige Behinderung. In K. Hennicke (Hrsg.), *Psychologie und geistige Behinderung. Dokumentation der Fachtagung der DGSGB vom 29.09. bis 1.10.2005 in der Pädagogischen Hochschule Heidelberg* (Bd. 12). DGSGB: Berlin.

Schuckit, M. A. (1994). A clinical model of genetic influences in alcohol dependence. *J Stud Alcohol, 55*, 5–17.

Schuckit, M. A. and Smith, T. L. (1997). Assessing the risk for alcoholism among sons of alcoholics. *J Stud Alcohol, 58*, 141–145.

Schwarz, C. (2012). *Interventionen für Kinder mit fetalem Alkoholsyndrom (FAS): eine Literaturübersicht.* Zugriff am 13.01.2015. Verfügbar unter: http://fasd-netz.de/wp-content/uploads/2014/01/Pr%C3%A4sentation-Schwarz-Carla-BA-FAS-NN-20.11.13.pdf

Schwoon, D. R. (1992). Motivation – Ein kritischer Begriff in der Behandlung Suchtkranker. In G. Wienberg (Hrsg.), *Die vergessene Mehrheit – Zur Realität der Versorgung alkohol- und medikamentenabhängiger Menschen.* Bonn: Psychiatrie-Verlag.

Seidel, M. (2011). Gesundheitsleistungen für Menschen mit geistiger und mehrfacher Behinderung in der Eingliederungshilfe und in der Krankenversorgung – Rahmenbedingungen und Schnittstellen. In K. Hennicke (Hrsg.), *Praxis der Psychotherapie bei erwachsenen Menschen mit geistiger Behinderung* (S. 126–147). Marburg: Lebenshilfe-Verlag.

Senat von Berlin (Hrsg.). (2011). *Gesamtkonzept „Inklusive Schule" – Umsetzung der UN-Konvention über die Rechte von Menschen mit Behinderungen. (Schlussbericht des Senats von Berlin BildWiss – II D – an das Abgeordnetenhaus Berlin.* [Drucksache 16/3822 v. 31.1.2011]). Zugriff am 13.02.2015. Verfügbar unter http://www.eltern-beraten-eltern.de/wp-content/uploads/2011/02/Konzept-inklusive-Schule.pdf

Sennekamp, W. u. Scharlau, A. (2008). Evaluation eines Unterstützungsangebots für Menschen mit geistiger Behinderung und Suchtproblemen. *Geistige Behinderung, 47*(2), 148–158.

Sher, K. J. and Grekin, E. (2013). *The etiology of alcohol use disorders.* University of Missouri-Columbia and the Midwest Alcoholism Research Center.

Siedentopf, J.-P., Nagel, M., Büscher, U. u. Dudenhausen, J. W. (2004). Alkohol konsumierende Schwangere in der Schwangerenberatung. Prospektive, anonymisierte Reihenuntersuchung zur Abschätzung der Prävalenz. *Deutsches Ärzteblatt, 101*(39), A2623–A2626.

Sparrow, J., Grant, T. M., Connor, P. and Whitney, N. (2013). The value of the neuropsychological assessment for adults with fetal alcohol spectrum disorders: A case study. *The International Journal of Alcohol and Drug Research, 2*(3), 79–86.

Spohr, H.-L. (2014). *Das Fetale Alkoholsyndrom: Im Kindes- und Erwachsenenalter.* Berlin: De Gruyter.

Spohr, H.-L., Willms, J. and Steinhausen, H.-C. (1993). Prenatal alcohol exposure and long-term developmental consequences. *Lancet. 3* (11), 907–910.

Spohr, H.-L., Willms, J. and Steinhausen, H.-C. (2007). Fetal alcohol spectrum disorders in young adulthood. *Journal of Pediatrics, 150*, 175–179.

Spohr, H.-L. u. Steinhausen, H.-C. (2008). Fetale Alkoholspektrum-Störungen. Persistierende Folgen im Erwachsenenalter. *Deutsches Ärzteblatt, 105*(41), 693–698.

Stade, B., Clark, K. and D'Agostino, D. (2004). *Fetal alcohol spectrum disorder and homelessness. Training manual. FAS at Street Level.* Retrieved February 2, 2015, from http://www.motherisk.org/JFAS_documents/FAS_Street_Level.pdf

Stade, B., Ali, A., Bennett, D., Campbell, D., Johnston, M., Lens, C. et al. (2009). The burden of prenatal exposure to alcohol: revised measurement of cost. *Can J Clin Pharmacol, 16, e91–e102.*

Statistisches Bundesamt (Hrsg.). (2010): *Statistik der Sozialhilfe. Eingliederungshilfe für behinderte Menschen.* Zugriff am 14.12.2014. Verfügbar unter: https://www.destatis.de/DE/Publikationen/Thematisch/Soziales/Sozialhilfe/Eingliederungshilfe_Behinderte5221301107004.pdf?__blob=publicationFile

Steinhausen, H. C. (1996). Psychopathology and cognitive functioning in children with fetal alcohol syndrome. In H.-L. Spohr and H. C. Steinhausen (Eds.), *Alcohol, pregnancy and the developing child* (pp. 227–246). New York, N. Y.: Cambridge University Press.

Storch, M. u. Riedener A. (2005). *Ich packs! Selbstmanagement für Jugendliche. Ein Trainingsmanual für die Arbeit mit dem Zürcher Ressourcen Modell.* Bern: Huber.

Streissguth, A. P. (2007). Offspring effects of prenatal alcohol exposure from birth to 25 years: The Seattle Prospective Longitudinal Study. *Journal of Clinical Psychology in Medical Settings, 14*(2), 81–101.

Streissguth, A. P., Aase, J. M., Clarren, S. K., Randels, S. P., La Due, R. A. and Smith, D. F. (1991). Fetal Alkohol Syndrome in adolescents and adults. *Journal of the American Medical Association, 265*, 1961–1967.

Streissguth, A. P., Barr, H. M., Kogan, J. and Bookstein, F. L. (1996). *Understanding the occurrence of secondary disabilities in clients with Fetal Alcohol Syndrome (FAS) and Fetal Alcohol Effects (FAE). Final Report to the Centers for Disease Control and Prevention (CDC)* (Tech. Rep. 96-06). Seattle: University of Washington, Fetal Alcohol and Drug Unit.

Streissguth, A. P., Bookstein, F. L., Barr, H. M., Press, S. and Sampson, P. D. (1998). A fetal alcohol behavioral scale. *Alcohol Clin Exp Res, 22*(2), 325–333.

Streissguth, A. P., Bookstein, F., Barr, H., Sampson, P., O'Malley, K. and Young, J. (2004). Risk factors for adverse life outcomes in fetal alcohol syndrome and fetal alcohol effects. *Developmental and Behavioral Pediatrics, 25(4)*, 228–238.

Strömland, K., Chen, Y., Norberg, T., Wennerström, K. and Michael, G. (1999). Reference values of facial features in Scandinavian children measured with a range-camera technique. *Scand J Plast Reconstr Hand Surg 33*, 59–65. Retrieved December 23, 2014, from http://www.ncbi.nlm.nih.gov/pubmed/10207966

Substance Abuse and Mental Health Services Administration (SAMHSA). (2012). *Treatment Episode Data Set (TEDS) 2009. Discharges from Substance Abuse Treatment Services.* Retrieved December 3, 2014, from http://www.samhsa.gov/data/2k12/TEDS2009N/TEDS09DWeb.pdf

Substance Abuse and Mental Health Services Administration (SAMHSA). (2014). *Addressing Fetal Alcohol Spectrum Disorders (FASD). Treatment Improvement Protocol (TIP)* (Series 58). HHS Publication No. (SMA) 13-4803. Retrieved Dezember 23, 2014, from http://store.samhsa.gov/product/TIP-58-Addressing-Fetal-Alcohol-Spectrum-Disorders-FASD-/SMA13-4803

Substance Abuse and Mental Health Services Administration (SAMHSA) and Fetal Alcohol Spectrum Disorders. Center for Excellence (Hrsg.). (2014). *Das gemeinsame Auftreten von Fetalen Alkoholspektrum-Störungen und psychischen Störungen (Komorbidität).* Zugriff am 13.01.2015. Verfügbar unter http://www.ev-sonnenhof.de/ dokumente/Komorbiditaet.pdf

Thanh, N. X., Johnsson, E., Moffatt, J. and Dennett, L. (2013). Fetal alcohol spectrum disorder – poverty trap? *J Popul Ther Clin Pharmacol, 20*(1), e63–e66.

Theunissen, G. (2004). Alkoholgefährdung und Suchtprobleme bei Menschen mit geistiger Behinderung. Überhöhter Alkoholkonsum, Alkoholgefährdungen und Alkoholismus als soziales Problem – eine Protokollnotiz zur Einführung in die Thematik. In E. Wüllenweber (Hrsg.), *Soziale Probleme von Menschen mit geistiger Behinderung* (S.219–223). Stuttgart: Kohlhammer.

Theunissen, G. u. Schubert, M. (2006). Alkohol und Sucht. In K. Hennicke (Hrsg.), *Psychologie und geistige Behinderung.* Berlin: DGSGB.

Tretter, F. (2008). *Suchtmedizin kompakt: Suchtkrankheiten in Klinik und Praxis; mit 51 Tabellen.* Stuttgart: Schattauer.

Tretter, F. (2010). *Ist das Gehirn der Geist? Grundfragen der Neurophilosophie.* Göttingen: Hogrefe.

Uphoff, G., Kauz, O. u. Schellong, Y. (2010). Junge Menschen mit geistiger Behinderung am Übergang zum Erwachsenwerden – Bildungsprozesse und pädagogische Bemühungen. *Zeitschrift für Inklusion* [online] *4*, 1 (05.02.2010).

United Nations Office on Drugs and Crime (UNODC). *World Drug Report 2012*. United Nations publications. Sales No. E.12.XI.1. Retrieved December 3, 2014, from http://www.unodc.org/documents/data-and-analysis/WDR2012/WDR_2012_web_small.pdf

United Nations General Assembly Resolution (UNGAR). (1991). *United Nations principles for the protection of persons with mental illness and for the improvement of mental health care*. Retrieved December 23, 2014, from http://www.health.wa.gov.au/mhareview/reports/synthesis/15%20MHA%20Synthesis%20%20-%20Appendices%201.pdf

Vaurio, L., Riley, E. P. and Mattson, S. N. (2008). Differences in executive functioning in children with heavy prenatal alcohol exposure or attention-deficit/hyperactivity disorder. *Journal of the international neuropsychological society, 14*(01), 119–129.

Vaurio, L., Riley, E. P. and Mattson, S. N. (2011). Neuropsychological comparison of children with heavy prenatal alcohol exposure and an IQ-matched comparison group. *Journal of the international neuropsychological society, 17*(03), 463–473.

Vorbohle, C. (2009). *Wenn Systeme und Beziehungen nicht mehr halten. Zur besonderen Problematik von Menschen mit geistiger Behinderung und Verhaltensauffälligkeiten oder psychischen Störungen*. Unveröffentl. Diplomarbeit, Evangelische Fachhochschule RWL Bochum, Fachbereich Heilpädagogik.

Wacker, E., Wetzler, R. u. Frings, S. (2009). *Delphi-Studie zur Gesundheitsförderung und Gesundheitschancen von Kindern und Jugendlichen mit Behinderungen*. [Materialien zum 13. Kinder-Jugendbericht der Bundesregierung]. Zugriff am 23.12.2014. Verfügbar unter http://www.fk-reha.tudortmund.de/ Soziologie/ cms/de/Lehrgebiet/Publikationen/Publikationen_Frings.pdf

Wagner, J. (2014a). Neuropsychologische Diagnostik. In H.-L. Spohr (2014). *Das Fetale Alkoholsyndrom im Kindes- und Erwachsenenalter*. Berlin: De Gruyter.

Wagner, J. (2014b). Spät ist nie zu spät? Zu den Herausforderungen der FASD-Diagnostik im Erwachsenenalter. In R. Feldmann, G. Michalowski u. K. Lepke (Hrsg.), *FASD: Wenn Liebe alleine nicht ausreicht*. (1. Aufl.). (S. 61–74). Idstein: Schulz-Kirchner.

Waldschmidt, A. (2003). Selbstbestimmung als behindertenpolitisches Paradigma – Perspektiven der Disability Studies. *Aus Politik und Zeitgeschichte, 8*, 13–20.

Walloch, J. E., Burger, P. H. u. Kornhuber, J. (2012). Was wird aus Kindern mit fetalem Alkoholsyndrom (FAS)/fetalen Alkoholspektrumstörungen (FASD) im Erwachsenenalter? *Fortschr Neurol Psyc, 80*(6), 320–326.

Watson, S. M. R. and Westby, C. E. (2003). Strategies for addressing the executive function impairments of students prenatally exposed to alcohol and other drugs. *Communication Disorders Quarterly, 24*(4), 194–204.

Wegscheider, S. (1988). *Es gibt doch eine Chance: Hoffnung und Heilung für die Alkoholiker-Familie*. Wildberg: Bögner-Kaufmann.

Weinberger, J., Dolan, M. and Dolan-Templeton, L. (2009). *Returning to work after brain injury: A strategy guide for job coaches*. New Jersey: Brain Injury Association of New Jersey, North Brunswick.

Weiß, H. (2010). Kinder in Armut als Herausforderung für eine inklusive Perspektive. *Zeitschrift für Inklusion, 4*. Zugriff am 15.05.2012. Verfügbar unter http://www.inklusion-online.net/index.php/inklusion-online/ article/view/114/114

Wells, A. M., Chasnoff, I. J., Schmidt, Ch. A., Telford, E. and Schwartz, L. D. (2012). Neurocognitive habilitation therapy for children with fetal alcohol spectrum disorders: An adaption of the Alert Program. *Am J Occup Ther, 66*(1), 24–34.

Weltgesundheitsorganisation (WHO) (Hrsg). (2005). *Internationale Klassifikation der Funktionsfähigkeit, Behinderung und Gesundheit (ICF).* Köln: Deutsches Institut für Medizinische Dokumentation und Information (DIMDI). Zugriff am 23.12.2014. Verfügbar unter http://www.dimdi.de/static/de/klassi/icf/

Weltgesundheitsorganisation. (2011). *Taschenführer zur ICD-10-Klassifikation psychischer Störungen* (5., überarbeitete Aufl. unter Berücksichtigung der German Modification). (H. Dilling und H. J. Freyberger, Hrsg.) Göttingen: Huber.

West, D. D. and Niemeier, J. (2005). *Memory matters: Strategies for managing everyday memory problems.* Richmond: Virginia Commonwealth University, National Resource Center for Traumatic Brain Injury.

Wienberg, G. u. Drießen, M. (Hrsg.). (1992). *Auf dem Weg zur vergessenen Mehrheit. Innovative Konzepte für die Versorgung von Menschen mit Alkoholproblemen.* Bonn: Psychiatrie-Verlag.

Wilens, T. E., Biederman, J., Mick, E., Faraone, S. V. and Spencer, T. (1997). Attention deficit hyperactivity disorder (ADHD) is associated with early onset substance use disorders. *J Nerv Ment Dis, 85,* 475–482.

Williams, M.S. u. Shellenberger, S. (2001). *Wie läuft eigentlich dein Motor? Theorie und Praxis der Selbstregulierung für Menschen mit ADS/HKS – Das „Alert Program".* Dortmund: modernes lernen.

Wohlfahrt, N. (2014). Inklusion: sozialpolitische Realitäten in den Blick nehmen! *Teilhabe, 4,* 146–147.

Wocken, H. (2010). Über Widersacher der Inklusion und ihre Gegenreden. *Aus Politik und Zeitgeschichte, 23,* 25–31.

Wolf, B. (2014). *Geistige Behinderung, psychische Erkrankungen und Sucht – wenn alles zusammen kommt.* Zugriff am 03.12.2014. Verfügbar unter: http://www.berlin.de/imperia/md/content/bapankow/ga/sekretariat/wolf_geistige_behinderung_und psychische erkrankung_und_sucht.pdf

World Health Organization (Hrsg.). (2004). *ICF – Internationale Klassifikation der Funktionsfähigkeit, Behinderung und Gesundheit.* Köln: Deutsches Institut für Medizinische Dokumentation und Information.

World Health Organization (Ed.). (2005). Gender, health, and alcohol use. Retrieved December 12, 2014, from http://www.who.int/gender/documents/Alcoholfinal.pdf

Wüllenweber, E. u. Theunissen, G. (Hrsg.). (2001). *Handbuch Krisenintervention. Hilfen für Menschen mit geistiger Behinderung, Theorie, Praxis, Vernetzung.* Stuttgart: Kohlhammer.

Wüllenweber, E. u. Theunissen, G. (Hrsg.). (2004). *Handbuch Krisenintervention Band II. Hilfen für Menschen mit geistiger Behinderung. Praxiskonzepte.* Stuttgart: Kohlhammer.

Wunder, M. (2011). Psychotherapie für Menschen mit geistiger Behinderung – Ist dies eine Selbstverständlichkeit? In K. Hennicke (Hrsg.), *Praxis der Psychotherapie bei erwachsenen Menschen mit geistiger Behinderung* (S. 23–40). Marburg: Lebenshilfe-Verlag.

Yates, W. R., Cadoret, R. J., Troughton, E. P., Stewart, M. and Giunta, T. S. (2006). Effect of fetal alcohol exposure on adult symptoms of nicotine, alcohol, and drug dependence. *Alcohol Clin Exp Res, 22*(4), 914–92.

Register

Printed in Dunstable, United Kingdom

91338421R00121